杏林绝活
中医药特色疗法操作规范
（一）

陈达灿　杨志敏　主　编

中国中医药出版社
·北　京·

图书在版编目（CIP）数据

杏林绝活：中医药特色疗法操作规范．一 / 陈达灿，杨志敏主编．—北京：中国中医药出版社，2018.10（2019.3重印）

ISBN 978－7－5132－5245－4

Ⅰ．①杏…　Ⅱ．①陈…　②杨…　Ⅲ．①中医疗法—技术操作规程

Ⅳ．① R242-65

中国版本图书馆 CIP 数据核字（2018）第 225154 号

中国中医药出版社出版

北京市朝阳区北三环东路 28 号易亨大厦 16 层

邮政编码　100013

传真　010-64405750

北京玺诚印务有限公司印刷

各地新华书店经销

开本 787×1092　1/16　印张 17.5　字数 254 千字

2018 年 10 月第 1 版　2019 年 3 月第 3 次印刷

书号　ISBN 978－7－5132－5245－4

定价　98.00 元

网址　www.cptcm.com

社 长 热 线　010-64405720

购 书 热 线　010-89535836

维 权 打 假　010-64405753

微信服务号　zgzyycbs

微商城网址　https://kdt.im/LIdUGr

官 方 微 博　http://e.weibo.com/cptcm

天猫旗舰店网址　https://zgzyycbs.tmall.com

如有印装质量问题请与本社出版部联系（010-64405510）

《杏林绝活》编委会

序

广东省中医院在探索办好中医院之路的过程中，始终把提高中医药临床疗效作为自己的战略重点。因此，这么多年来我们奋力追求把中医药的临床疗效发挥到极致。为了实现这个理想，我们的一个重要举措，就是围绕着临床问题挖掘、整理中医学宝库中的精华，包括历代经典文献和古今研究成果、全国名中医学术思想和临证经验、本院临床实践经验和规律、中医药特色疗法和适宜技术，以及安全、有效的民间单方、验方，从而充分占有和梳理古今文献、名医经验、自身实践、特色疗法、单方验方等。通过文献的系统性评价、回顾性研究、比较研究、专家共识等方法，把以往以中医个体为主的医疗实践整合形成现代以群体为主的医疗实践；充分运用中医药精华，形成目前解决临床问题的最佳中医思路和方法。

中医外治法是中医学伟大宝库中的一朵奇葩，和内治法一样历史悠久，源远流长。中医药特色疗法，是中医外治法中最能体现传统医学体系的一部分，也是进一步提高中医药临床疗效的重要途径，许多令人拍案叫绝的“一招鲜”，往往来自这些特色疗法。在大量的医疗实践中，针药联用，外治内调，内治外调，形成组合拳，在维护健康及其与疾病作斗争的过程中屡建奇功。

2005年，在国家中医药管理局的支持下，我们建立了全国第一个“中医适宜技术推广基地”，开始了大江南北中医药特色疗法的寻宝历程，并逐步将医院打造成为中医药特色疗法活的博物馆，适宜技术的“集散地”。2009年，我们在中国中医药科技开发交流中心、中央电视台《中华医药》的支持下，举办了首届“杏林寻宝——全国中医药特色技术演示会”，广邀有一技之长、掌握特色疗法的名家能人到现场展示交流。此后，每年举办1次，至今已走过10年的征程，“杏林寻宝”成为我们挖掘中医药特色疗法的重要渠道，抢救散落在民间濒临失传中医绝活的有效途径。在挖掘继承的基础上，我们组建传统疗法中心，承接这些特色疗法，并且对这些特色疗法加以整理、提高，进行规范化、标准化，以及开展相关的研究并加以推广。

本着“安全、有效、体现中医特色优势”的原则，我们首批遴选了40种中医药特色疗法，邀请特色疗法的创始人及其徒弟对疗法进行了总结和提升，汇集成《杏林绝活——中医药特色疗法操作规范》，其内容涵盖理论基础、操作步骤、适应证、禁忌证、注意事项、临床应用举例等。

希望本书有助于中医药特色疗法的推广和普及，为提高中医药临床疗效做出贡献。中医药特色疗法的繁荣，必将为中医药事业的发展与造福人民群众的健康发挥着越来越重要的作用，广东省中医院也将继续寻宝，为传承和发展中医药事业贡献力量。

广东省中医药学会会长

广东省中医院名誉院长

2018年10月18日

内容简介

本书为广东省中医院10年来开展“杏林寻宝”工作引进与传承的40种中医药特色诊疗技术的操作规范汇编，涵盖了针、砭、灸、药、导引、按摩以及诊法等多个技术门类。该书充分体现我国传统中医学在多个领域内的独特技术内涵，内容丰富多彩、真实可靠，入选技术兼顾了安全性和有效性。近年来，这些特色技术经过了临床实践的验证，编写单位有关同仁也在一定程度上进行了总结和提升，具有较为可观的推广价值。为了便于传播，本书采用了相对统一的编写体例，适配相应的视频内容，适合从事中医临床、教学与科研的读者使用，具有一定的参考价值。

主编简介

陈达灿，教授，主任中医师，博士生导师，广东省名中医。现任广东省中医院（广州中医药大学第二附属医院、广州中医药大学第二临床医学院、广东省中医药科学院）院长，中华中医药学会副会长、中国医院协会副会长、广东省中医药学会副会长、广州中医大学中西医结合学科带头人、世界中医药学会联合会皮肤科专业委员会会长、中华中医药学会皮肤科分会副主任委员、广东省中西医结合学会皮肤性病专业委员会主任委员。

现被澳大利亚皇家墨尔本理工大学聘为客座教授，被香港浸会大学聘为荣誉教授。先后师从 2 位国医大师——禤国维教授及朱良春教授，从事医院临床、教学、科研及管理等工作 30 多年。先后主持及参与国家级课题 6 项，国家级重大专项协作课题 1 项、省部级和厅局级课题 40 余项。

在国内外发表学术论文 130 余篇，担任高等中医药院校教材主编、副主编各 2 部，主编专著 14 部，副主编专著 6 部。获得省部级科技进步二等奖 4 项、三等奖 4 项，厅局级科技进步三等奖 1 项。担任《中国中西医结合皮肤性病学杂志》《新中医》《中国真菌学杂志》《广州中医药大学学报》《皮肤性病诊疗学杂志》等编委。

主编简介

杨志敏，主任医师，教授，博士生导师，博士后合作导师，广东省中医院副院长。广东省名中医，广东省医学领军人才，中国中医科学院中青年名中医。第三批全国老中医药专家学术经验继承人，先后师从2位国医大师——颜德馨教授及邓铁涛教授。

现任世界中医药联合会睡眠医学专业委员会副会长，中华中医药学会养生康复委员会荣誉顾问，中华中医药学会亚健康专业委员会副主任委员等多个社会职务。

先后主持了国家“十五”攻关课题3项，“十一五”科技支撑计划课题1项、973课题2项，省部级课题7项，获得多项国家级奖项。在国内外核心期刊以第一作者或通讯作者共发表论文100余篇，主编或副主编专著19部。

主持广东省中医院历届杏林寻宝工作，把中医药特色诊疗技术的引进和传承工作做成了全院各部门整合的系统工程，有力地促进了特色诊疗技术的挖掘和应用，形成了“寻宝”、“献宝”、“鉴宝”和“用宝”的标准操作规范流程。临证当中灵活运用汤药、膏方，结合药膳、刮痧、艾灸、刺血、脐针等传统疗法，不断学习并应用“杏林寻宝”新技术，在省内外广大患者中拥有良好的声誉。

目录

一、疏肝调神针灸技术

疏肝调神针灸技术是以“从肝论治、调气为先”为治疗原则。符文彬教授全面继承司徒玲教授学术思想，总结与发扬中医经典理论，为提高临床疗效、解决疑难病证而发明的，选取肝经或与肝经相关的穴位及督脉穴位以治疗疾病的一种特色针灸技术。《读医随笔》云：“医者善于调肝，乃善治百病。”针灸治病亦如此，善于调肝才能随手见功，应针取效。

（一）理论基础

1. 肝与其他脏腑的关系　中医认为，人体脏腑经络的功能活动，如肺气的宣发与肃降，肝气的升发与疏泄，脾气之升清和胃气之降浊，心火下降与肾水上升等，都是脏腑气机升降运行的具体表现。而气机升降方面，肝的升发与疏泄起了重要作用。肺之宣降，心之主血，脾主运化，膀胱和肾之气化，胃气之通降，小肠之分清别浊，大肠之传导，胆汁的分泌，无不赖以肝气之枢转，气机的通畅。所以，《读医随笔》说：“故凡脏腑十二经之气化，皆必籍肝胆之气化以鼓舞之，始能调畅而不病。凡病之气结、血凝、痰饮、浮肿、鼓胀、痉厥、癫狂、积聚、痞满、眩晕、呕吐、哕呃、咳嗽、哮喘、血痹、虚损，皆肝气之不能舒畅所致也。”

2. 肝与经络的关系　肝脏是通过经络与其他脏腑联系的，所以肝与经络有密切关联。

（1）经络与肝的关系

①足厥阴肝经：其循行“挟胃，属肝，络胆”“上注肺”“与督脉会于颠”。

②足少阴肾经：“其直者，从肾上贯肝。”

③足少阳胆经："其支者，络肝，属胆。"

④足少阳经别："散之上肝。"

从以上可知，肝通过经络与肺、肾、胃、胆以及督脉直接相连。

（2）肝经与形体的关系

①肝经与头面五官的关系：足厥阴肝经与督脉会于巅，连目系，下颊里，环唇内，络于舌本，循喉咙之后，上入咽喉上部。

②肝经与躯体下肢关系：足厥阴肝经，布胁肋，抵小腹，络于膻中，行于腿内侧。

3. 督脉的作用 督脉为阳脉之海，总督一身之阳气，统领诸经，对各经脉脏腑病变均有调整作用。正如《针灸大成》所言："以人之脉络，周流于诸阳之分，譬犹水也，而督脉为之督纲，故名曰海焉。"

从经脉循行上看，督脉与脑有直接联系。《素问·骨空论》云："督脉者……与太阳起于目内眦，上额交巅上，入络脑。"《难经·二十八难》曰："督脉者，起于下极之俞，于脊里，上至风府，入属于脑。"

此外，督脉下络于肾，上通于脑，将脏腑精微上输于脑，养脑益髓，以奉元神。督脉空虚致脑髓失养，髓海不足，可见头重晕眩、失眠健忘、心神不宁等症。故督脉经穴有补益脑髓、醒脑开窍、安神定志的作用。

4. 四关穴的应用 四关穴因以合谷、太冲两对穴在临床上相互配伍使用而得名。"四关"一词首见于《灵枢·九针十二原》，其云："十二原出于四关，四关主治五脏。"张介宾在《类经》注解时说："四关者，即两肘、两膝，乃周身骨节之大关也。故凡井、荥、输、原、经、合穴，皆手不过肘，足不过膝，而此十二原者，故可以治五脏疾也。"杨继洲在《针灸大成》中说："四关者，五脏有六腑，六腑有十二原，出于四关太冲、合谷是也。"进一步明确了四关为合谷、太冲相配得名。《经穴性赋·气门》说："合谷泄肺气之郁结。"《医学入门》称："合谷主中风、痹风、筋急疼痛、诸般头痛、水肿。"《循经》云："合谷主狂邪癫厥。"《铜人腧穴针灸图经》亦云："合谷主寒热症，鼻衄不止，耳聋，目视不明，唇吻不收，不能言，口噤不开。”太冲为足厥阴肝经输穴、原穴，肝经为多血少气之经。肝为脏为阴，肝藏血，主疏泄。《经穴性赋·血门》谓太冲有“通经行瘀，尤有清血、凉血、固血”之功。《马丹阳天星十二穴治杂病歌》载太冲：“能除惊痫风，咽喉肿心胀，两足不能行，七疝偏坠胀，眼目似云朦，亦能疗腰痛，针下有神功。”合谷属阳主气，清轻升散；太冲属阴主血，重浊下行。二穴相合，一阳一阴，一气一血，一升一降，相互制约，相互为用，调和气血，调整机体，相得益彰。它们的配伍如同中医方剂一样，辅佐为用。由于合谷、太冲相配具有调整气机功能，又是阳经、阴经代表性原穴，故根据《难经·六十六难》“五脏六腑有病，皆取其原”之说，四关穴可以治疗因五脏六腑气血失和、气机升降失常而致疾病。《针灸集成》云：“关格针合谷、太冲。”《席弘赋》载：“手连肩背痛难忍，合谷针时要太冲。”《杂病穴法歌》说：“鼻塞、鼻痔及鼻渊，合谷、太冲随手取……手指连肩相引痛，合谷、太冲能救苦。”这是古人运用四关穴治病的例子。临床上，四关穴可单独使用或配伍其他穴位应用。

（二）操作步骤

1. 针具选择 选用（0.25 ～ 0.30）mm×25mm 不锈钢一次性针灸针。

2. 选穴 选取肝经穴位或其他与肝有关的穴位及督脉穴位，依照选取的穴位安排合适的体位。

3. 消毒 以安尔碘常规消毒局部穴区皮肤，医者手指消毒。

4. 针刺操作 以百会、印堂、四关穴为例。先针四关，四穴均采取均匀提插捻转至得气为止。再针百会，针与头皮呈 30°夹角，快速刺入头皮下，进针约 0.5 寸，再针印堂穴，提捏局部皮肤平刺，百会、印堂穴均采取均匀捻转，得气即止。针刺完后留针，配合导气法，嘱患者行鼻深呼吸，直至出针。

5. 留针、出针 留针 30 分钟后出针，以压手将消毒干棉球压在针尖旁，右手缓慢地将针拔出，待针尖将要脱出时，急以干棉球按压针孔，防止出血。

（三）适应证

1. 焦虑症、抑郁症、失眠、颞下颌关节紊乱、情志类疾患。

2. 头痛、颈腰痛、胃脘痛、胁痛、心痛等疼痛类疾患。

3. 颤证、中风等神经系统疾患。

（四）禁忌证

同“毫针技术”。

（五）注意事项

1. 同“毫针技术”。

2. 针刺过程中应注意调气。

（六）临床应用举例

1. 抑郁症

适应证：适用于轻中度抑郁症。

主穴：百会、印堂、合谷、太冲。

操作方法：针刺四关穴行均匀提插捻转手法，以得气为度。百会、印堂穴均采取均匀捻转，得气即止。留针期间配合导气法。可配合艾灸：四花（双侧膈俞、胆俞）进行艾柱直接灸，心俞、肝俞以锹针埋针。

2. 缺血性中风

适应证：适用于缺血性中风中经络。

主穴：水沟、太冲、合谷。

操作方法：先刺水沟穴向鼻中隔方向，用雀啄手法，以眼球湿润为度；后刺四关穴，行均匀提插捻转手法，以得气为度。百会、印堂穴均采取均匀捻转，得气即止，留针期间配合导气法。

3. 帕金森病

适应证：适用于帕金森病各期。

主穴：百会、印堂、风池、合谷、太冲。

操作方法：先取坐位针刺双侧风池穴，捻转至得气后即出针，再以平卧位针刺四关穴，行均匀提插捻转手法，以得气为度。百会、印堂穴均采取均匀捻转，得气即止，留针期间配合导气法，百会、风池可用艾炷灸。

（符文彬）

二、岭南陈氏针法治疗原发性失眠

“岭南陈氏针法”历经陈氏三代逾百年的发展、传承与创新。第一代创始人是陈宝珊，于1895年在广州西关开设中医馆，在实践中摸索形成了陈氏针法的雏形。第二代传承人是陈宝珊之子陈锦昌，子承父业，博采众长，诊治病种扩大到内、外、妇、儿等各科疾病，在两广地区声名鹊起，港澳台及周边地区求医者络绎不绝。第三代传承人陈全新传承祖业，在岭南针灸名家司徒铃教授的指导下，进一步丰富完善了“岭南陈氏针法”。在第四代代表性传承人陈秀华主任医师和第五代传承人团队的共同努力下，陈全新针灸学术思想及针法体系得到系统继承和推广。

首创以“阴阳互济、通调和畅”为学术思想，遵循“远近取穴通经络、俞募配穴调脏腑、上下配伍和阴阳、左右思变畅六经”为原则的“岭南陈氏针法”学术流派，使其成为我国岭南针法学术流派的重要组成部分之一。

“岭南陈氏针法”包含了“岭南陈氏飞针法”“岭南陈氏分级补泻手法”和“岭南陈氏导气手法”，其中独创的“岭南陈氏飞针法”以“无痛、准确、快速旋转”为特点，深受欢迎，奠定了我国“无痛针灸技术”的里程碑；“陈氏分级补泻手法”受明代杨继洲“刺有大小”之启发，将手法分为补法、泻法和平补平泻三类，首次对补法和泻法进行量化，分轻、平、重三级，乃针刺手法规范化的重要学术进步。

近年来，该针法体系广泛应用于临床，形成原发性失眠、颈椎病、面瘫、多囊卵巢综合征、特应性皮炎五个诊疗方案，临床疗效较显著。

原发性失眠以睡眠障碍为唯一症状，其他症状均继发于失眠，包括难以入睡、易醒、多梦、早醒、醒后不易再睡、醒后感不适、疲乏或白天困倦。上述睡眠障碍每周至少发生3次，并持续1个月以上；失眠引起显著苦恼，或精神活动效率下降，或妨碍社会功能；不属于任何一种躯体疾病或心理障碍疾病的一部分。参照《中国精神疾病分类方案与诊断标准》第三版（CCMD-3）。

（一）物品选择

1. 一次性针灸针，规格为 0.30mm×25mm。

2. 75%的酒精或安尔碘，无菌棉签。

（二）操作方法

2. 配方

（1）主穴：三阴交（双）、安眠（双）、神门（双）。

（2）配穴

①心脾两虚证，配足三里（双）、内关双。

②阴虚火旺证，配大陵（双）。

③心胆气虚证，配足临泣（双）。

④肝郁化火证，配太冲（双）、太溪双。

⑤痰热内扰证，配丰隆（双）。

⑥瘀扰心神证，配神门（双）、内关（双）。

3. 操作手法 包括岭南陈氏针法的操作、取穴部位、针刺深度和方向、施术手法、量学标准等。

（1）岭南陈氏飞针法："陈氏飞针"的操作只有经过针法练习后，才能在患者身上操作，具体练习步骤如下：

①徒手练习：主要是锻炼腕、指的配合，上肢肌肉放松，拇指指腹平放在稍弯曲的食、中指指腹前端，当拇指向后拉的同时，食、中指则向前推（这是推动针旋转的动作），腕随着惯性向前后伸展，如鸟展翅飞状。练习至如指及腕动作协调，则可转入第二阶段捻针练习。

②捻针：将针先插在纸垫或结实的棉垫上，刺手的拇、食、中三指如上法将针柄转动，目的是增强指力，使动作协调。这是进针的基本功，必须坚持训练。

③持针垂直旋转刺入：这是飞针的初级动作。开始时，可选用 0.5 寸毫针，针尖距刺入点 0.2 ～ 0.3 寸垂直旋转刺入，抵刺入点前加速旋转并放针（如放针过早则刺入力量不足，难以刺透皮肤，放针太慢则形成反弹力或弯针），以后可随熟练程度改用 1 寸毫针，垂直旋转刺入主要是锻炼指、腕力的进一步配合及控制刺入点的准确。

④摆动旋转刺入：这是利用腕、指摆动的惯性，增强刺入的力量。操作时，持针斜放在刺入点旁，当手向刺入点移动时，持针指即搓动，针旋转至高速并抵刺入点时，随着刺手向前移动的惯性，用指、腕将针弹刺入穴内。

（2）岭南陈氏分级补泻法：根据病情虚实，进行补泻手法的练习。

①补刺手法：在针刺得气的基础上，运针以慢按轻提（缓慢按入，轻快提出），小角度（180°～ 270°）捻针为主，留针 15 ～ 20 分钟，根据不同病情及针下气至情况，可分为 3 级。

a. 轻补：慢按轻提运针，并结合刮（拇指或食指指甲在针柄上下刮动）或弹针。

b. 平补：慢按轻提运针，同时结合小角度轻捻针。

c. 大补：慢按轻提运针，结合快速小角度捻针及提插。

②泻刺手法：在针刺得气的基础上，运针以速按慢提（较快而重地按入，提针较慢），较大角度（360°或以上）捻针为主，留针 20 ～ 30 分钟或根据病情需要适当延长，根据不同的病情及针下气至情况，可分为 3 级。

a. 轻泻：速按慢提运针，结合较大角度捻针及提插。

b. 大泻：速按慢提运针，结合大角度捻针及较重力提插。

c. 平泻：行针操作介于轻泻与大泻手法之间。

③平补平泻：在针刺得气的基础上，运针以缓进缓退为主，以中等度捻针（不超过 360°），施用手法后以患者有较强针感而无明显不适为度。

（3）岭南陈氏导气法

①针向行气：针刺达到一定深度，行针得气后，将针尖朝向病所（或欲传导之方向），再次刺入或按针不动，常可促使经气朝该方向传导。

捻转提插：以针向行气为基础，施小幅度快速提插捻转，可促使针感循经传导。

②按压关闭：充分运用押手，按压针柄或针穴上下，以使针感向预定方向传导。

a. 按压针柄法：术者用中指和无名指放在针柄之下，食指按压针柄，持续按压 10 ～ 20 分钟，此法需在针向行气基础上进行，其用力大小可根据得气感应的强弱程度来决定。

b. 按压针穴法：用左手拇指按压针穴上下，关闭经脉的一端，并向经脉开放的一端缓缓揉动，向针尖加力的方法。

③循摄引导：本法可在进针前或进针得气后应用。在进针前，先循经脉路线用拇指指腹适当用力按揉 1 ～ 2 遍，再用左手拇指指甲切压针孔，直至出现酸、麻、胀感沿经传导后，再行进针。在进针得气后，可将左手四个手指（拇指除外）垂直放在欲传导经脉上，呈一字形排开，在行针（捻转提插）同时一起加力揉动，或逐次反复加力。各指位置在经脉路线上亦可以不固定，在其适当部位（如较大穴区或针感放散受阻部位）进行循摄按揉。前者可用于头面及距病较近的针穴处，后者则用于距病较远的穴位。

（4）操作步骤

针刺前准备工作：患者平躺，让患者尽量放松，辨证选定针刺处方和穴位消毒，并固定针刺部位。

持针：放松上肢肌肉，拇指指腹平放在稍弯曲的食、中指指腹前端。

捻针：持针状态下，拇指向后拉的同时，食、中指则向前推（这是推动针旋转的动作），腕随着惯性向前后伸展，如鸟展翅飞。

刺入穴位：针尖距刺入点 0.2 ～ 0.3 寸处垂直旋转刺入，针旋转至高速并抵刺入点时，随着刺手向前移动的惯性，用指、腕将针弹刺入穴内。

针刺入穴后施用提插捻转导气法，患者自觉针下微凉、麻或酸胀感，采用陈氏平补平泻手法及导气手法；留针 20 ～ 30 分钟。

治疗时间及疗程：每日治疗 1 次，6 次为 1 疗程；皮内针留针，3 天换 1 次。

疗程间隔为1天，连续治疗2个疗程。

（5）主穴

首刺双侧神门：神门位于腕部，腕掌侧横纹尺侧端，尺侧腕屈肌腱的桡侧凹陷处。用1寸毫针沿心经向上斜刺，通里导气，针刺后采用平补平泻。

再刺双侧安眠穴：安眠位于翳风穴与风池穴连线的中点，耳垂后的凹陷与枕骨下的凹陷连线的中点处。直刺0.5～1寸，针刺后采用平补平泻。

续刺双侧三阴交：三阴交位于小腿内侧，当足内踝尖上3寸，胫骨内侧缘后方。采用直刺0.5～1寸，以局部酸胀为度，针刺后采用平补平泻。

以上针刺均留针20～30分钟。

（6）配穴

①心脾两虚证：失眠多梦，心悸健忘，神疲乏力，食纳减少，或食后腹胀，面色少华，大便溏稀，舌质淡，舌体胖，苔薄白，脉细弱。

配穴：双侧足三里（位于外膝眼下四横指、胫骨边缘），直刺0.5～1寸；双侧内关（曲泽与大陵的连线上，腕横纹上2寸，掌长肌腱与桡侧腕屈肌腱之间），45°角斜向上针刺0.3～0.5寸。

②阴虚火旺证：心烦不寐，或多梦易醒，头晕耳鸣，口干咽燥，五心烦热，心悸汗出，健忘，或腰膝酸软，遗精，月经不调，舌质红，脉细数。

配穴：双侧大陵（在腕掌横纹的中点处，当掌长肌腱与桡侧腕屈肌腱之间），直刺0.3～0.5寸。

③心胆气虚证：失眠多梦，时易惊醒，胆怯怕声，心悸，胸闷气短，舌质淡，苔薄白，脉细弱或弦细。

配穴：双侧足临泣（足背外侧，第四趾、小趾跖骨夹缝中），直刺0.5～0.8寸。

④肝郁化火证：失眠，烦躁易怒，口渴喜饮，目赤口苦，小便黄，大便结，舌质红，苔黄，脉弦数。

配穴：双侧太冲（足背侧，第一、二跖骨结合部之前凹陷处），直刺0.5～0.8寸；双侧太溪（内踝尖与跟腱之间的凹陷处），直刺0.5～1寸。

⑤痰热内扰证：睡眠不实，心烦懊憹，胸脘痞闷，痰多，头晕目眩，口苦，舌苔黄腻，脉滑数。

配穴：双侧丰隆（小腿前外侧，当外踝尖上 8 寸、条口外，距胫骨前缘二横指），直刺 1 寸。

⑥瘀扰心神证：失眠，头部有刺痛，可有外伤史，舌质紫暗，或有瘀斑，脉涩。

配穴：双侧内关，45°角斜向上针刺 0.3 ～ 0.4 寸。

（三）适应证

1. 年龄 15 ～ 65 岁。

2. 人群范围 符合中西医诊断标准的睡眠障碍人群。经研究证实，本疗法治疗睡眠障碍无性别差异。

3. 辨证分型 基于对陈全新教授的临床经验总结，本疗法治疗的中医证型主要适用于以下几个证型：①心脾两虚证；②阴虚火旺证；③心胆气虚证；④肝郁化火证；⑤痰热内扰证；⑥瘀扰心神证。

（四）禁忌证

本法治疗原发性失眠的安全性较高，但在诊治合并下列情况的患者时，需要医生谨慎处理，结合患者具体情况制定适宜的治疗方案。

1. 血友病患者及患有其他出血倾向疾病者禁用。

2. 有皮肤感染溃疡、瘢痕或肿瘤的部位禁用。

3. 妊娠妇女禁用。

4. 合并心血管、脑血管、糖尿病、肝肾等严重原发性疾病或全身衰竭者忌用。

5. 长期应用皮质类固醇或免疫抑制剂者忌用。

6. 过于饥饿、疲劳、精神紧张及身体瘦弱、气血亏虚的患者慎用。

7. 给位于神经干或神经根部位的腧穴进行针刺时，如患者出现电击样放射感，应立即停针或退针少许，不宜再做大幅度地反复捻转提插，以免损伤神经组织。

8. 精神病患者不能配合治疗者慎用。

9. 哺乳期的妇女慎用。

10. 大血管及重要脏腑器官周围慎用针刺。

（五）可能的意外情况及处理方案

1. 晕针 针刺过程中患者发生晕厥现象时，应立即将针全部取出，让患者平卧，头部稍低，必要时应用急救措施。

2. 弯针和断针 进针时，针身在体内形成弯曲甚至折断的现象。宜出针，并妥善取出体内折断部分。

3. 血肿 针刺部位出现皮下出血而引起肿痛的现象，宜采用止血措施。

4. 感染 针刺部位局部感染时，应做抗感染处理。

（六）注意事项

1. 患者在疲劳、精神过度紧张状态下，不宜立即进行针刺。

2. 对于身体虚弱，气虚血亏的患者，针刺的强度与频率不宜过强。

3. 患者应尽量选用卧位。

（七）临床应用举例

梁某，男，27 岁，因“入睡困难 4 年，加重 1 周”就诊。

病史：患者于 1 周前因工作劳累，出现入睡困难、多梦、易醒，每晚可睡 3～4 小时，醒后自觉头部胀痛，神疲肢倦，纳呆，二便调，舌质淡，舌苔薄腻，脉稍数。

中医诊断：不寐（心脾两虚型）。

西医诊断：睡眠障碍。

治疗原则：健脾益气，养心安神。

主穴：神门（左）、三阴交（右）、安眠（双）、足三里（左）、内关（右）。

治法：三阴交、足三里、内关用补法，进针得气后，运针以慢按轻提为主，配合小角度捻针；余穴用平补平泻法。留针 20 分钟，神灯照足三里，留针期间每隔 10 分钟运针催气 1 次，以加强经络气血调和。左右交替取穴，连续针刺 3 日，每日 1 次。

二诊：患者入睡困难明显好转，每晚可睡 6 ～ 7 小时，纳可，二便调，舌质淡，舌苔薄白，脉细。取穴：百会、安眠（右）、神门（右）、内关（右）、照海（左）（用补法）、阴陵泉（右）。针刺照海得气后，运针以慢按轻提为主，配合小角度捻针。余穴刺法，平补平泻。留针 20 分钟，照海左照神灯。

三诊：患者神情舒缓，面露喜色，眠佳，每晚可睡 7 ～ 8 小时，纳可，二便调，舌质淡红，舌苔薄白，脉缓。取穴：安眠（左）、足三里（左）、三阴交（右）。针刺足三里得气后，用补法，运针以慢按轻提为主，配合小角度捻针。余穴刺法用平补平泻，留针 20 分钟。

四诊：患者神清气爽，喜诉夜可睡，舌脉平。为巩固疗效，仍旨原意，隔日 1 次，连续治疗 3 次后，诸症平，病愈矣。

按：患者本次发病是因劳倦太过伤脾，脾气虚弱，运化失调，气血生化乏源，不能上奉于心，心神失养所致不寐；脾虚运化功能减弱则纳呆。治疗以健脾益气，宁心安神为原则。神门为心经原穴，针刺可益气镇惊、安神定智；三阴交为足三阴经交会穴，可调理脾肾气机，使三阴之经得以平衡，协调阴阳，如《针灸甲乙经》云：“惊不得眠……三阴交主之。”安眠为经外奇穴，具有宁心安神之效。辨证交替选用上穴，可收安神益智之效。治疗期间嘱患者注意调理神志，合理安排生活作息，增加户外运动，可收全功之效。

（陈全新、陈秀华、李颖）

三、子午流注针法

子午流注针法技术属于传统中医针灸学的范畴，是以“五运六气、脏腑经络、天人相应”为理论依据，以“子午流注”学说为根本，按时辰或辨证归经取五输穴施针的针灸方法。“子”是指时辰计时的子时，“午”是指时辰计时的午时，“子午”特指所在地域的地理位置、相应的农历年月日期时的干支。“流注”是指人体经络气血流行灌注的规律。

子午流注针法始于秦汉，源于《内经》，发展于金元，成熟于明代。子午流注针法技术主要包括辨证选穴、按时选穴、施针手法和针灸工具。按时选穴指纳甲法，即子午流注 24 分钟开穴的时间算法。辨证选穴指归经辨证选穴、以痛为腧选穴和五输穴“经梗”选穴。施针手法采用古发针法。针灸工具使用仿西汉方医用方柄带孔金针、银针。

（一）用物准备

1. 常用针具 首选“仿西汉方医用方柄带孔金针、银针”医用针灸工具（图 3–1），临床多选用针形为“员利针”“鍉针”“毫针”。此医用针为可循环利用的针灸针，具体如下：

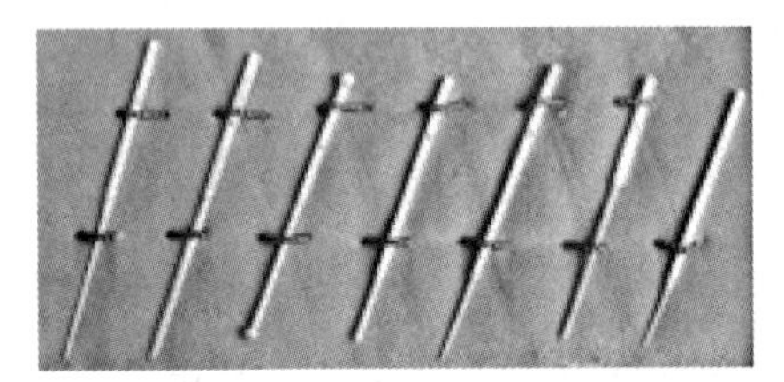

图 3–1 仿西汉方医用方柄带孔金针、银针

（1）员利针

针质：金或银的合金，针柄为扁方带孔。

针长：6.6 ～ 7.3mm。

直径：0.06 ～ 0.18cm。

针形：针身稍粗，状如马尾，针尖又圆又尖，因其细坚，可稍深刺。

主治：痈肿、郁痹等症。经曰："病痹气暴发者，取以员利针。"

（2）鍉针

针质：金或银的合金，针柄为扁方带孔。

针长：6.6 ～ 7.3mm。

直径：0.06 ～ 0.18cm。

针形：其锋如黍粟之锐，圆而微尖。

主治：脉气虚少诸证，常用补法。经曰："病在脉气少当补之者，取之鍉，针与井荥分输。"

（3）毫针

针质：金或银的合金，针柄为扁方带孔。

针长：6.6 ～ 8.0mm。

直径：0.06 ～ 0.18cm。

针形：状如毫毛，针尖如蚊虻嘴，直细而锐。

主治：寒热痛痹诸证。经曰："病痹气痛而不去者，取以毫针。"

2. 子午流注针法计算机辅助运算系统 临床需借助该系统（图 3-2）进行纳甲法开穴，其辅助运算功能如下：

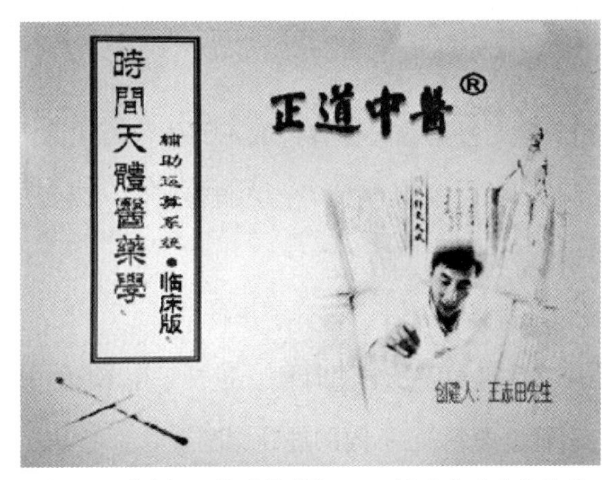

图 3-2 "时间天体医药学" V1.0 辅助应用系统软件

（1）按北京时间换算成农历时间，推算出农历时间的年、月、日时干支。

（2）世界不同地域的子午流注用法换算。

（3）依据北京时间换算成当地“上中天”真太阳时间，推算出时间干支五行。

（4）依据纳甲法，养子时刻注穴一日干开穴法，即子午流注 24 分钟开穴的时间算法，计算出五输穴开穴。

（5）按医者需求，能快速精准地运算出相应经络五输穴开穴时间；按辨证归经应穴要求，运算出相应腧穴的开穴时间。为临床按时、候时选穴、施针提供辅助。

（6）输出指定五腧穴开穴时间表。

（二）操作方法

1. 施针部位的选择 首先根据就诊时间应用“子午流注针法计算机辅助运算系统”进行开穴取穴，按时施针；其次，根据病情进行经络辨证，辨别疾病所属经络，循经选取五输穴，或依据五输穴的痛点选穴，再应用“子午流注针法计算机辅助运算系统”运算开穴时间候时施针。具体取穴的规律包括：按时间取穴、辨证归经应穴取穴、“以痛为腧”取穴、“输穴经梗”取穴、“补泻”取穴等。

2. 系统操作流程 录入患者基本信息，按时间运算出所开五输穴及其开穴时间。

3. 体位选择和消毒 根据取穴位置选取不同体位，如仰卧位、侧卧位、俯卧位、仰靠坐位、侧伏坐位、俯伏坐位等；穴位确定后，以安尔碘消毒穴位局部皮肤，医者消毒手指。

4. 操作步骤 包括进针、行针、留针、出针。

（1）进针：临床多采取单手捻转进针法。进针采用不同的进针方向、不同的进针角度（直刺、斜刺、平刺）、不同的进针深度。

（2）行针：根据患者与病情选择不同行针手法。一是最基本的行针手法，有提插法及捻转法；二是补泻手法，有迎随、呼吸、男女经络时间补泻等；三是辅助手法，有“古友针法”，此法即以得气为始，施针采用针刺、针缠、针剥、针切、针友等手法，根据时机，用针体拔带出少量筋膜、纤维物（经梗物）为度（图 3–3）。

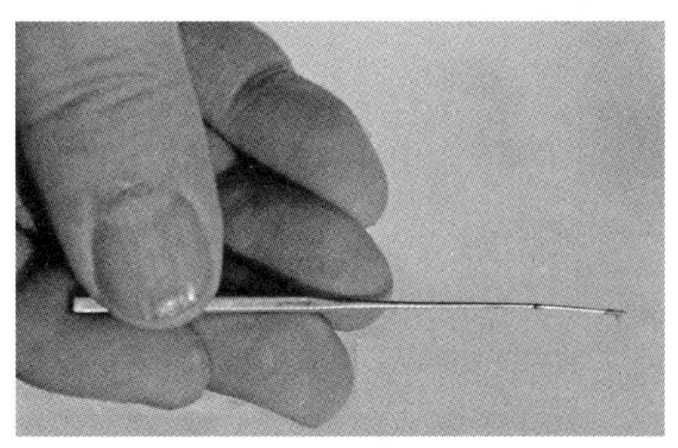

图 3–3　针体拔带出少量筋膜、纤维物（经梗物）

施针要点：开始至行针的前 10 分钟，应避免强刺激，以基本手法为主；10 ～ 15 分钟后逐步加强，施用补泻手法、辅助手法。

（3）留针：一般留针时间为 24 ～ 48 分钟。

（4）出针：左手把持消毒干棉球待用，右手缓慢地将针直提、斜提、平提以牵拔而出；待针尖将拔出时，急以干棉球按压针孔，防止出血。

（三）适应证

子午流注针法技术适应证广泛，涉及急证、痛证、心脑病证、肺系病证、肝胆脾胃病证、肾膀胱病证、气血津液病证、皮肤外科病证、妇儿科病证、五官病证等各科病证。尤其适用于十二经系统所主的病证，如痛证、咳证、郁证、热证、时证等五大主证。

1. 急证　如晕厥、虚脱、昏迷、抽搐、内脏绞痛、中暑等。

2. 痛证　头痛、面痛、牙痛、咽喉肿痛、项痹、腰痛、胃痛、关节扭伤、纤维肌痛综合征、痛经、癌性疼痛等。

3. 心脑病证　中风、眩晕、颤病、郁病、癫狂、面瘫、心悸等。

4. 肺系病证 感冒、咳嗽、哮病、喘病、肺胀等。

5. 肝胆脾胃病证 黄疸、鼓胀、痞满、呕吐、呃逆、便秘等。

6. 肾膀胱病证 水肿、淋证、癃闭、不育症等。

7. 气血津液病证 消渴、瘿病等。

8. 皮肤外科病证 痄腮、乳痈、丹毒、肠痈等。

9. 妇儿科病证 月经不调、经前期综合征、围绝经期综合征等。

10. 五官病证 目赤肿痛等。

11. 其他病证 失眠、痰证等。

（四）禁忌证

1. 晕针或不愿意接受针灸治疗的患者不宜针刺。

2. 3 岁以下儿童及孕妇不宜。

3. 常有自发性出血，或损伤后出血不止者，不宜。

4. 皮肤有感染、溃疡、瘢痕或肿瘤的部位，不宜针刺。

5. 患甲乙丙类传染性疾病的患者慎选针刺。

6. 施针可能出现晕针、滞针、弯针、断针、血肿等异常情况，当注意预防及处理。

（五）注意事项

患者在过于饥饿、疲劳、精神过度紧张时，不宜立即进行针刺；对于身体瘦弱、气虚血亏的患者，针刺手法不宜过强，并应尽量选用卧位。

（六）临床应用举例

1. 中风

适应证：中风急性期、恢复期、后遗症期。

证穴：中封、侠溪及肝胆经有“经梗”症状的五输穴。

时穴：按发病季节归经取穴或按就诊时间运算取开穴。

配穴：足厥阴肝经中封穴，多配手厥阴心包经大陵穴；足少阳胆经侠溪，多配手少阳三焦经中渚穴；经梗取穴配穴多选肝胆经腧穴。

操作方法：临床首选“鍉针”，次选“员利针”与“毫针”，施针主要采用“古友针法”，行针注意控制节奏；前10分钟应避免强刺激，以基本手法为主；10分钟后逐步增加强度，施用辅助手法，应时或候时施针。

注：在肘膝关节以下经络（输、经、合）腧穴位置上，隔皮肤探压有“经梗”症状：具有较明显压痛感；触及皮下有圆条形大小不等的“梗节”；症状部位相对固定；物理刺激该部位容易起痧泛红；对银针拔出的“经梗”物质多为纤维质，呈“簇线丛”状，有血性和非血性结构；“经梗”部位的表面皮肤颜色、温度与周围比较具有一定差异；患者自主描述此处易有痛、麻、凉、酸、胀等感觉。

由于五输穴中“井、荥”穴部位的限制，“经梗”表现不显著，故未被纳入“经梗”的范畴。

2. 疼痛

适应证：头痛、腰痛、腿痛、背痛、腹痛。

证穴：侠溪、阳陵泉、阳辅、足三里、束骨、通谷；循经络归经，以痛为腧（五输穴）取穴。

时穴：按就诊时间运算开穴。

配穴：单经病，配六经手足经穴；双经病与多经病，配穴多选十二经“阳经”的腧穴。

操作方法：临床首选“员利针”，以“辨证选穴”取穴，应时或候时施针为主；肢体取穴，多选患侧；基本手法采用提插及捻转法；6级以上疼痛采用“古友针法”。

（王忠文、徐逸生）

四、立新七针

“立新七针疗法”是重庆陈立新先生穷经皓首、潜心研究，打造出的符合《内经》原义的九针。该首创以“天地自然，四时阴阳”为学术思想，遵循“九针各有所宜，营卫各有循行，上下游调虚实，背俞五输调脏腑，九宫调平衡”为原则的“立新七针疗法”学术流派，使其成为《内经》针法学术流派的重要组成部分。“立新七针疗法”包含了“九针除五痹”“ 四时调阴阳”，其中独创的“九针除五痹”以“快速起效、疗效稳定”为特点，深受患者欢迎。近年来，该针法体系广泛应用于临床，形成颈椎病、腰椎间盘突出症、中风后遗症、股骨头坏死、膝骨关节炎等多个疾病的诊疗方案，临床疗效显著。本文就治疗腰椎间盘突出症的诊疗规范进行介绍。

腰椎间盘突出症是以腰痛或伴有下肢疼痛为主要症状，并排除神经损伤体征。参照“腰椎间盘突出症”的诊断标准。

（一）物品选择

1. 一次性针灸针，规格为 0.30mm×25mm；员利针，规格 1.6mm。

2. 75%酒精或安尔碘，无菌棉签。

（二）操作

1. 配方

（1）主穴

员利针：环跳（双侧）、腰阳关。

毫针：攒竹（双侧）、太溪（双侧）。

（2）配穴

太阳膀胱经证：配京骨、飞扬（患）。

少阳胆经证，配丘墟、光明（患）。

阳明胃经证，配冲阳、丰隆（患）。

2. 操作方法 员利针的操作需要经过针法练习后才能在患者身上进行。患者平躺，尽量放松。医者辨证选定针刺处方，并进行穴位消毒，固定针刺部位。

（1）员利针除五痹（环跳、腰阳关）

持针：医者放松上肢肌肉，拇指指腹平放在稍弯曲的食、中指指腹前端。

进针：医者在持针状态下，针尖抵住皮肤，缓慢进针，突破皮肤后有落空感。针刺入穴位后，针尖向下探，感知筋紧之处，刺 3 ～ 5 下。当医者感觉针下松、患者感觉针下有麻或酸胀感时，下肢疼痛立刻轻松。

首先针刺患侧环跳（环跳位于髋，股骨大转子附近按压疼痛感或者紧张的地方），用 1.6mm 员利针垂直进针，寻找筋紧的地方挤松它；再刺腰阳关，为卫气循行的主要关口，同理“员利针处理”。

注：症状单一或气血较差的患者，不能重复治疗。

（2）毫针调营卫气血：根据既定穴位寻找附近反应点，先刺双侧攒竹穴（位于面部，眉毛内侧边缘凹陷处），向上平刺 0.1 ～ 0.2 寸，针刺后采用微以久留；续刺双刺太溪穴（位于足内侧，内踝与跟腱之间的凹陷处），采用直刺 0.1 ～ 0.2 寸，以四时为原则（上午筋膜层、下午真皮层），针刺后采用微以久留，以上针刺留针 55 分钟。

（3）加减

①太阳膀胱经证：疼痛部位在足外侧，小腿后侧为主。

配穴：患侧京骨（在足外侧第 5 跖骨粗隆下方、赤白肉际处）、患侧飞扬（位于小腿后外侧，外踝尖与跟腱水平连线之中点直上 7 寸，当腓骨后缘处；或于承山斜下外开约 1 寸处取穴）直刺 0.1 ～ 0.3 寸；微以久留 55 分钟。

②少阳胆经证：疼痛在下肢外侧、足外侧。

配穴：患侧丘墟（位于足外踝的前下方，当趾长伸肌腱的外侧凹陷处）、光明（位于人体的小腿外侧，当外踝尖上 5 寸、腓骨前缘），直刺 0.1 ～ 0.3 寸，留针 55 分钟。

③阳明胃经证：疼痛位于小腿前外侧。

配穴：患侧冲阳（在足背最高处，当拇长伸肌腱和趾长伸肌腱之间，足背动脉搏动处）、丰隆穴（位于人体的小腿前外侧，外踝尖上 8 寸，条口穴外 1 寸，距胫骨前缘二横指（中指）），直刺 0.1 ～ 0.3 寸。

（4）治疗时间及疗程：3 天治疗 1 次，7 次为 1 个疗程。

（三）适应证

1. 年龄 15 ～ 65 岁。

2. 人群范围符合中西医诊断标准的腰椎间盘突出症。

3. 基于对陈立新老师的临床经验总结，痛证以经络辨证为主，腰椎间盘突出症主要分为太阳膀胱经证、少阳胆经证、阳明胃经证。

（四）禁忌证

本法治疗腰椎间盘突出症的安全性较高，但在诊治合并下列情况时需要医生谨慎处理，结合患者具体情况制定适宜的治疗方案。

1. 血友病患者及患有其他出血倾向疾病的患者禁用。

2. 有皮肤感染溃疡、瘢痕或肿瘤的部位禁用。

3. 妊娠的妇女禁用。

4. 合并心血管、脑血管、糖尿病、肝肾等严重原发性疾病或全身衰竭者忌用。

5. 长期应用皮质类固醇或免疫抑制剂者忌用。

6. 患者在过于饥饿、疲劳及精神紧张时以及身体瘦弱、气血亏虚的患者慎用。

7. 对位于神经干或神经根部位的腧穴进行针刺，患者如出现电击样放射感，应立即停针或退针少许，不宜再做大幅度反复捻转提插，以免损伤神经组织。

8. 精神病患者不能配合治疗者慎用。

9. 哺乳期妇女慎用。

10. 大血管、重要脏腑器官周围慎用针刺。

（五）可能的意外情况及处理方案

1. 晕针 是指针刺过程中患者发生晕厥现象。处理：晕针出现后应立即将针全部取出，让患者平卧，头部稍低。轻者可饮用热茶水或糖水；重者用指掐或针灸人中、内关、足三里，或灸百会、关元等穴，必要时应用其他急救措施。

2. 弯针 是指进针时或将针刺入腧穴后，针身在体内形成弯曲的现象。处理：拔出弯曲的针，更换针具。

3. 断针 又称“折针”，是指针体折断在人体内。处理：如果是柔软组织，直接用镊子提出断针。如果是骨组织，比如头部穴断针且在头骨内，可请外科大夫在断针处做个创面，露出断针再提出。

4. 血肿 是指针刺部位出现的皮下出血而引起肿痛的现象。处理：起针后长按三分钟，24 小时冷敷，过后热敷。

5. 感染 针刺部位局部感染。处理：局部化脓性感染的处理，宜嘱患者患部休息少动，以减少疼痛及炎症扩散；抬高肢体，促进回流，减轻肿胀。不要挤压患部。可外敷鱼石脂软膏等，适当应用消炎止痛、清热解毒的中西药物，配合理疗、热敷等以促进吸收。一旦脓肿成熟，应立即切开引流排脓，并辅以去腐生肌之中药。

（六）注意事项

1. 患者在疲劳，精神过度紧张状态下，不宜立即进行针刺。

2. 对于身体虚弱，气虚血亏的患者，针刺的强度与频率不宜过强。

3. 患者应尽量选用卧位以便接受治疗。

（七）临床应用举例

李某，男，35 岁，因“腰痛伴左下肢疼痛 1 周”就诊。

病史：患者于 1 周前因工作劳累，出现腰痛，并有左下肢外侧放射痛，站立行走明显，二便调，舌质淡，舌苔薄腻，脉弦。

中医诊断：痹证（足少阳胆经证）。

西医诊断：腰椎间盘突出症。

治疗原则：舒经活络、通络止痛。

主穴：环跳（左）、腰阳关。

治法：在腰阳关、股骨大转子环跳附近寻找压痛或筋紧的地方，1.6mm 员利针进针，寻找痛或紧的地方刺 3 ～ 5 下出针。

即时效果：患者即可觉左下肢放射痛减轻，下地敢出力行走。但腰仍有疼痛。

二诊（三天后）：患者左下肢疼痛明显好转，站立行走疼痛不明显，但弯腰腰仍有疼痛，且下肢有少许牵扯痛，纳可，二便调，舌质淡，舌苔薄白，脉细。取穴：双攒竹，太溪、丘墟、光明附近反应点，留针 55 分钟。

三诊（一周后）：患者腰痛明显减轻，左下肢在久行久坐后才会有少许酸痛不适，继续前方留针 55 分钟。

四诊（10 天后）：患者神清气爽，诉腰腿已无不适。为巩固疗效，仍旨原意，三日 1 次，续治疗 3 次后，诸症平，病愈矣。

按语：患者本次发病是因劳倦太过，导致经络不通加重，气血供应受阻。治疗以舒经活络、通络止痛为原则。环跳为承上启下的要穴，也为枢纽，腰腿痛活动受限，枢纽不利，此处为《内经》五痹之筋痹，员利针针对筋痹，很快可使筋痹舒缓，气血得复，下肢得以濡养，疼痛症状可立解。

后续以调整卫气循环为原则，寻找卫气循环路线上原穴、络穴附近的反应点，加强卫气功能，达到修复机体的目的。

治疗期间嘱患者注意调理神志，合理生活作息，增加户外运动，可收事半功倍之效。

（陈立新、熊家轩）

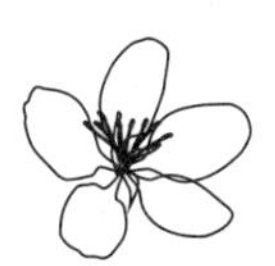

五、心胆论治针灸技术

心胆论治针灸技术是选用心经、心包经、胆经相关的腧穴或心、胆、心包的俞募穴配合，并运用整合针灸思维，即“一针二灸三巩固”的模式治疗疾病的针灸技术。其理论基础是根据明朝著名医家李梴《医学入门·脏腑》中《五脏穿凿论》:“心与胆相通，肝与大肠相通，脾与小肠相通，肺与膀胱相通，肾与三焦相通，肾与命门相通。此合一之妙也。”心胆论治针灸技术是符文彬教授在继承岭南针灸大师司徒铃教授学术的基础上，为解决疑难病、疾病难点、提高临床疗效而提出的一种针灸技术。

（一）理论基础

足少阳胆经经别“循胸里，属胆，散之上肝，贯心”；足少阳胆经“是动则病，口苦，善太息，心胁痛”，而手少阴心经，“是主心所生病者，目黄，胁痛，臑臂内后廉痛厥，掌中热痛”，说明心胆有经络相通的物质基础。

1. 心胆论治痹 《灵枢·经脉》云胆经“主骨所生病者”，明·张景岳《类经·十二经之厥》有“少阳厥逆，机关不利，机关不利者，腰不可以行，项不可以顾。足之少阳，胆经也；机关者，筋骨要会之所也；胆者筋其应，少阳厥逆则筋不利，故为此机关腰项之病”。说明少阳胆经有调节骨关节筋脉功能。《素问·至真要大论》中病机十九条指出:“诸痛痒疮，皆属于心。”《素问·五常政大论》又有“其发痛，其脏心”，王冰注解时指出“痛由心所生”，即疼痛是情志活动的一种，是神不安的表现。

2. 心胆论治神 心为“五脏六腑之大主”，通过心来调控各脏腑的功能活动；同时心主神明，主宰精神意识思维及情志活动，如《灵枢·本神》“所以任物者心”,《素问·灵兰秘典论》有“心者，君主之官，神明出焉”。由于心主神明，主明则下安，主不明则十二官危，诸症丛生；胆为中正之官，主决断，其气通于心，正如《素问·六节藏象论》所述:“凡十一藏，取决于胆也。”若胆气不和，则五脏难安，故在神志方面，心胆二者往往相辅相成，相互为用。《灵枢·邪气脏腑病形》指出:“胆病者，善太息，口苦，呕宿汁，心下澹澹，恐人将捕之。”就是胆病及心的最好例证。一方面胆主决断功能的正常发挥是在心主神明的统率下进行的，否则会出现主不明则十二官危的病变；另一方面，胆属木，心属火，木火相生，故心的任物功能又需要胆的决断作用才能正常行使，由此可见心胆统一于神志。

3. 心胆论治风 哮喘、过敏性鼻炎、荨麻疹、湿疹等过敏性疾病，发病机制较为复杂，但均存在过敏源及先天禀赋不足两方面因素，过敏源通常具有明显的季节性和地域性，发作前常有鼻、咽、肺、肌肤瘙痒等症状，具有急性发作与缓解交替进行的发病过程，与中医所谓“风”之表现相类似。中医认为“治风先治血，血行风自灭”，选与心相关的穴位有行血祛风之功，即《素问·至真要大论》所谓“诸痛痒疮，皆属于心”。此外，过敏性疾病之所以反复发作，每每是由于痰饮瘀血内停所致，归根结底则是气机运行不畅引起，故疏调气机为根本治法之一。因肝主疏泄，肝胆相表里，且少阳主枢，针灸与胆相关的穴位可疏调气机。

（二）取穴原则

1. 心及心包经腧穴 神门、少海、内关、郄门等。

2. 胆经腧穴 阳陵泉、绝骨、丘墟、阳纲、足窍阴等。

3. 背俞穴 心俞、胆俞、厥阴俞。

4. 募穴 日月、巨阙、膻中。

（三）操作步骤

1. 一针 选穴定位后常规消毒（同“毫针技术”），辨证地运用补泻手法。

2. 二灸 将陈年艾绒制成麦粒大小艾灸炷，以万花油标记穴位后，将艾炷置于腧穴上点燃，以皮肤潮红、患者能耐受为度，一般灸 2 ～ 5 壮。

3. 三巩固 选取背俞穴，将颗粒型皮内针向脊柱方向平刺入穴位，并以胶布覆盖固定，留针时间 3 ～ 5 天，也可埋耳针。

（四）适应证

1. 痛证 颈椎病、腰椎间盘突出症、膝骨性关节炎、痛风性关节炎、类风湿性关节炎等关节痛症。

2. 心脑疾病 抑郁症、强迫症、焦虑症、中风、帕金森病、面瘫等。

3. 过敏性疾病 哮喘、过敏性鼻炎、荨麻疹、过敏性湿疹等。

4. 耳疾 耳鸣、突发性耳聋、中耳炎等。

（五）禁忌证

1. 中、重度精神疾病无法配合针灸治疗者禁用。

2. 有出血倾向者禁用。

（六）注意事项

1. 可酌情使用麦粒灸以增强疗效。

2. 背部埋针后，如出现皮肤局部发红或感觉疼痛时，应及时检查。有感染征象者，应立即取针，并进行局部处理。

（七）临床应用举例

1. 类风湿性关节炎

主穴：内关、阳陵泉。

配穴：水分、中脘、膈俞、胆俞、心俞。

操作方法：先针刺双侧内关、阳陵泉，行捻转泻法 1 分钟，留针 30 分钟；

出针后再直接灸水分、中脘、膈俞、胆俞，每穴5壮；灸后在心俞、胆俞埋皮内针。

2. 颈椎病（颈肩综合征）

主穴： 内关、阳陵泉、百会、承浆。

配穴： 百劳、肩中俞、肩井、心俞、胆俞。

操作方法： 先针对侧阳陵泉，得气后行捻转提插泻法，同时嘱患者缓慢活动患侧肩关节；次针患侧内关，针尖朝上，得气后行捻转泻法1分钟；再针百会、承浆，行平补平泻，留针30分钟。针后直接灸双侧百劳、肩中俞、肩井各5壮。灸后在心俞、胆俞埋皮内针。

3. 焦虑症

主穴： 神门、丘墟。

配穴： 百会、印堂、心俞、胆俞、肾俞、足窍阴。

操作方法： 毫针针刺百会、印堂、神门、丘墟，用调气法。操作时，在快速进针后行小幅度捻转的平补平泻手法，留针30分钟。针后直接灸双侧肾俞、胆俞、足窍阴各3～5壮；继而在心俞、胆俞埋皮内针。

（符文彬）

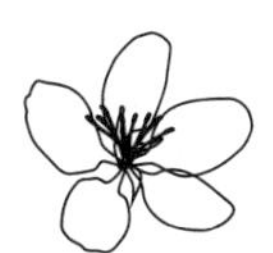

六、刺血疗法

刺血疗法，又称“刺络放血疗法”，是以刺血疗法、梅花针、毫针、注射器针头或其他工具刺破人体某些腧穴或病灶处或病理反应点或浅表异常小静脉后，放出适量的瘀血以治疗疾病的方法，是传统的针灸方法之一。《内经》中称之为“刺留血”，是一种历史悠久、方法独特的中医治疗手段。“血气不和，百病乃变化而生”是其理论基础；“菀陈则除之”则是刺血疗法的应用大法。《内经》认为其作用机制就在于出恶血、通经脉、理血气、调虚实，使经脉通畅，营复阴阳，从而改变经络中气血运行不畅的病理变化，以此达到调整脏腑气血功能的作用。

（一）针具选择

1. 四肢、躯干部　选择针柄直径 2mm，针长 7 ～ 10cm 的粗刺血针，或者一次性 8 ～ 9 号针头。

2. 头面、手足部　选择针柄直径 1mm，针长 5 ～ 7cm 的细刺血针，或者一次性 6 ～ 7 号针头。

随着操作方法的改进，一次性注射针头和安全卡锁式采血针应用更广泛。

（二）操作方法

1. 体位选择和消毒　根据取穴位置选取不同体位，如仰卧位、侧卧位、俯卧位、坐位、仰靠坐位、侧伏坐位、俯伏坐位等。穴位确定后，以安尔碘消毒穴位局部皮肤，医者消毒手指。

2. 施术部位的选择　选穴正确与否是决定疗效好坏的关键之一，如果选穴不当，不但起不到治疗作用，反而会增加患者痛苦。操作前，应安置好患者体位，医者必须将施术的部位准确定位。可用手指在腧穴处进行揣摸、按压进行选穴，并在操作处轻轻压下一个记号，以确定操作的具体位置。

3. 操作方法

（1）进针角度：一般采用垂直进针。若针刺部位为静脉怒张处或局部血络，可采用斜向进针，针体与血管呈一定的角度，针尖朝上，针尾朝下，这样既不容易针刺贯穿血管壁而发生水肿，又可使血液顺势自然流下。进针之时要控制适当的进针深度，过浅则达不到治疗效果，过深则伤及诸多血管而发生血肿。

（2）针刺手法：根据不同的操作部位和病情，合理选择正确的操作针法。左手固定需要操作的部位，右手持针在已经消毒的穴位、部位、瘀络上点刺，动作要求快、稳、准，迅速穿过皮层。

（3）治疗反应：在操作过程中，要随时询问和掌握患者在治疗过程中的反应，尤其要注意患者的正常反应和异常反应（反应不及或反应太过）。

正常反应：通过刺血疗法治疗后所出现的两种反应：一种是治疗后患者立即感到轻松，痛苦消失；另一种是治疗后症状反而加重，但 2 ～ 4 天后不适症状逐渐缓解、消失。

反应不及：治疗后患者未出现任何反应，说明刺血疗法未能收到预期的治疗效果，应及时调整针刺操作手法，必要时可改变治疗处方和治疗方案，再次进行施术。

反应太过：治疗过程中所出现的异常情况，一是按照不良反应的处理进行防治；二是改变针刺操作手法和治疗处方。

（三）适应证

刺血疗法可适用于全身各个部位的不同病症，用于治疗内、外、妇、儿、骨科病症及部分顽症旧疾等。

1. 内科疾病 高血压性眩晕、上呼吸道感染、三叉神经痛、面瘫、失眠、痛风等。

2. 外科、骨科疾病 膝关节炎、颈椎病、肩周炎、坐骨神经痛、肋间神经痛等。

3. 神经、精神类疾病 帕金森病、面肌痉挛等。

4. 妇科疾病 痛经、盆腔炎、围绝经期综合征等。

5. 儿科疾病 疳积、小儿高热、小儿哮喘等。

6. 五官科疾病 咽喉肿痛、结膜炎等。

7. 皮肤科疾病 痤疮、湿疹、黄褐斑、带状疱疹、特应性皮炎、慢性特发性荨麻疹等。

（四）禁忌证

1. 凡属正气极度虚弱、气血亏损、阴阳俱虚的患者慎用。

2. 体虚久病、久泻、贫血、低血压、虚脱患者慎用。

3. 孕妇、产后、习惯性流产者禁用，月经期间慎用。

4. 合并严重的心血管、肝肾和造血系统功能障碍，或凝血机制障碍等严重并发症及精神病患者应禁用。

5. 皮肤有瘢痕、血管瘤者禁用；皮肤感染、溃疡者，必要时在局部周围选穴散刺。

6. 严重传染病和创伤大出血患者禁用。

7. 脑出血不稳定及重度静脉曲张者禁用。

（五）注意事项

1. 对于初次接受刺血疗法者，在刺血前要对患者做耐心细致的解释工作，消除患者不必要的顾虑及对刺血的恐惧和紧张感。

2. 对于饥饿、疲劳及高度紧张的患者不宜实施刺血疗法；体质虚弱者，刺激不宜过强，并尽可能采取卧位。

3. 术中注意无菌操作，针具及刺血部位应进行严格消毒，注意无菌观念，防止感染及出血过多，一般以出血数滴或 1 ～ 2mL 为宜。

4. 注意随时观察患者反应，避免意外发生。如果出现晕针，应立即停针止血，让患者平卧休息，适当饮温开水；严重者可用艾条悬灸百会、神阙穴，也可针刺水沟、合谷、内关、中冲、足三里、涌泉等穴。

5. 刺血疗法不宜作为常规、长期的治疗方法，急症可隔日 1 次，一周 1 ～ 3 次。治疗 3 ～ 5 次仍不见效者，应考虑换用其他方法，或考虑同时使用其他疗法，以免延误治疗时机。

（六）临床应用举例

1. 内科疾病

（1）上呼吸道感染

选穴：风门、肺俞、少商。

操作方法：少商点刺出血 3 ～ 5 滴，风门、肺俞点刺出血后拔罐。

配穴：风寒型，加刺风池、曲池各出血 0.5mL；风热型，加刺大椎、曲池各出血 0.5mL；高热，加耳尖放血 3 ～ 5 滴；咽痛，加刺商阳或天突出血 3 ～ 5 滴；鼻塞，加刺素髎，出血 3 ～ 5 滴；咳嗽，加刺尺泽出血 3 ～ 5 滴。

（2）面瘫

①急性期

选穴：完骨、翳风、耳尖。

操作方法：先针刺风池、阳白、瞳子髎、攒竹、地仓、颊车、四白、颧髎、合谷、足三里、太冲，留针 30 分钟，用刺血疗法点刺放血 3 ～ 5 滴。

②恢复期

选穴：太白、阳白、颧髎、地仓、颊车。

操作方法：以刺血疗法点刺出血后拔罐。

③顽固性面瘫

选穴：雀啄灸，配合“内地仓”（患侧）点刺放血。

操作方法：患侧口角内 0.5 寸，对应地仓穴上下推按，使瘀血积聚于此，常规消毒后，用刺血疗法迅速刺入 1 ～ 2 分，轻压针孔周围，使之出血。雀啄灸则选穴地仓、颊车、下关、翳风、合谷等，以面颊潮红、自觉发热为佳。

2. 骨科疾病（肩凝症）

选穴：肩髃、肩髎、阿是穴。

操作方法：患者取端坐位，露出患者的肩部，在肩髃穴周围寻找局部显现的静脉血管。有时可在肩髃的前下方看见很清晰的静脉血管，必要时可揉按穴位 5 分钟，促进局部的血液循环。常规消毒后，用刺血疗法快速直刺血管，血止后可用小、中号罐吸拔。肩髎穴不易见到静脉血管，可直接点刺穴位后拔罐。

3. 妇科疾病（痛经）

选穴：三阴交、地机、次髎。

配穴：气滞血瘀配肝俞、膈俞；寒湿凝滞配气海、关元、阴陵泉；湿热阻络配蠡沟；气血虚弱配脾俞、肾俞、足三里；阳虚内寒配关元、肾俞、命门；肝肾亏虚配肾俞、肝俞。

操作方法：常规消毒后，施术者左手在挑刺的纵行线上，用力做快速的由上向下滑擦，在擦过的部位常可看到皮肤呈潮红色改变；然后右手持针，对准泛起的红晕部位进行快速挑刺，随入随出，挑毕后消毒，保护伤口。

4. 儿科疾病（小儿高热）

选穴：大椎、少商、商阳、耳背紫筋（耳尖下外 8 分处）。

操作方法：先令患儿俯卧，胸部垫一薄枕，嘱助手及家长按压住患儿头枕部及四肢，暴露大椎穴，常规消毒后，刺押手配合迅速刺入 1 ～ 2 下，深 1 ～ 2mm，出针后即刻拔罐。留罐同时，迅速消毒双侧少商、商阳穴和耳背紫筋处，以稳、准、快的手法快速点刺，深约 1mm，双侧少商和商阳各挤出 10 滴血左右，耳背紫筋处让其自然留血，待血色变淡或不出血 2 ～ 5 分钟后，在大椎处起罐，一般出血 2 ～ 5mL。

5. 皮肤科疾病（慢性特发性荨麻疹）

选穴： 胆俞、膈俞。

操作方法： 运用直接点刺法，用一次性注射器针头迅速刺入穴位后立即出针，刺血后在上述穴位加拔玻璃火罐，以帮助血液排除及控制出血量。每次留罐5分钟，出血量控制在1～2mL。

（陈秀华、奎瑜、王聪、李颖、马碧如）

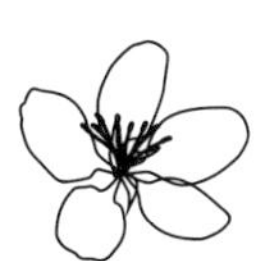

七、腹针技术

腹针技术是以中医理论为基础，神阙调控系统为核心，通过针刺腹部穴位调节脏腑、经脉和局部以治疗全身疾病的一种针刺技术。它是由著名针灸专家薄智云教授经过20多年的临床实践，逐渐发展、完善的一种针法。

（一）穴区的划分及定位

1. 腹部穴位的取穴方法

（1）腹部分寸的标定：比例寸取穴法。

①上腹部分寸的标定：中庭穴至神阙穴确定为8寸。

②下腹部分寸的标定：神阙穴至曲骨穴确定为5寸。

③侧腹部分寸的标定：从神阙经天枢穴至侧腹部外缘确定为6寸。

（2）腹部分寸的测量（水平线法，图7–1）。

①上腹部中庭穴至神阙穴确定为8寸，是指患者平卧时中庭至神阙两个穴位点之间的水平线上的直线距离。

②下腹部神阙穴至曲骨穴确定为5寸，是指患者平卧时神阙至曲骨两个穴位点之间的水平线上的直线距离。

③侧腹部从神阙通过天枢穴至侧腹部外缘确定为6寸，是指患者平卧时侧腹部的外缘至神阙穴两个穴位点之间水平线上的直线距离。

水平线比例寸取穴法是为了避免人体因为胖瘦形成的个体差异而采取的取穴方法。

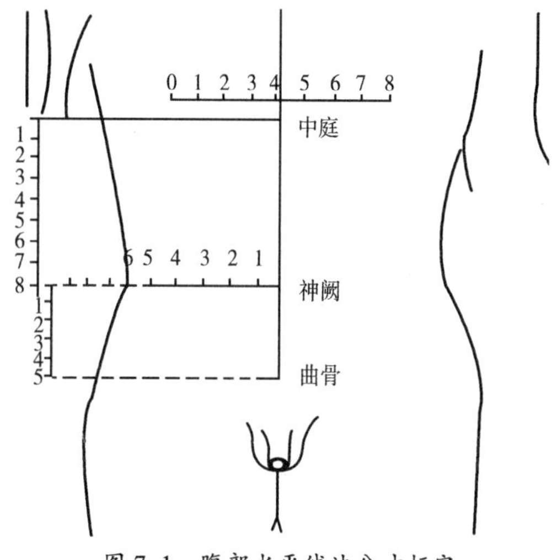

图 7–1 腹部水平线法分寸标定

2. 任脉的定位 任脉位于腹白线的下边，是否能够准确地对任脉的位置进行判断是影响正确取穴的主要因素。分辨任脉的定位有两种方法：①观察毛孔的走向。②分辨任脉的色素沉着。

3. 腹部的分层 人体的腹部既有腹壁的厚度，也有腹腔的深度。相对背部而言，有称“腹部深似井，背部薄似饼”。腹壁组织解剖具有不同的结构，从皮肤、浅筋、深筋、腹外斜肌、腹内斜肌、腹直肌、腹横肌、腹横筋膜、腹膜外组织直至腹膜壁层。腹壁中有丰富的神经、血管、淋巴位于其中，为人体内脏的生理功能及向全身运行气血提供了丰富的物质基础，同时也为腹针对全身的调节提供了多层次的穴位结构，使医者施治时可采用不同的深度去刺激与影响不同的外周系统，从而达到调节局部和整体的作用。其中深层距离内脏组织最近，通过刺激以调节脏腑的功能为主，对应的是腹部八廓图（图 7–2）；中层是经脉循行层，以调节经脉中的气血运行，对应的是腹部经穴图（图 7–3）；薄智云教授发明的“神龟图”与全身具有明确的应答关系，又称“全息图”（图 7–4），位于腹壁的浅层，通过刺激以治疗局部疾病。

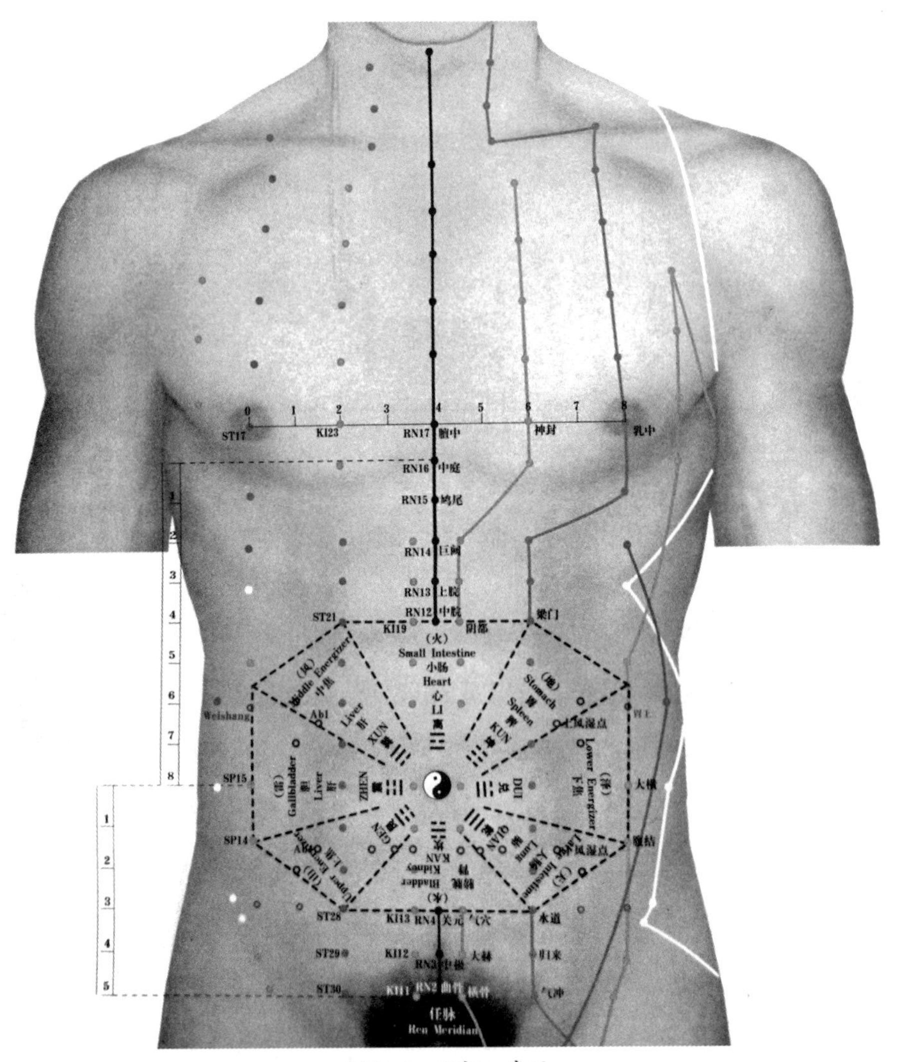
ST17
KI23
RN17 膻中
神封
乳中
RN16 中庭
RN15 鸠尾
RN14 巨阙
RN13 上脘
RN12 中脘
ST21
KI19
阴都
梁门
（火）
Small Intestine
小肠
Heart
心
LI
离
Middle Energizer
中焦
Ab1
Liver
肝
XUN
Stomach
胃
Spleen
脾
KUN
Weishang
SP15
Gallbladder
胆
Liver
肝
ZHEN
震
DUI
兑
Lower Energizer
下焦
大横
SP14
GEN
艮
Upper Energizer
上焦
KAN
坎
Kidney
肾
Bladder
膀胱
（水）
QIAN
乾
Lung
肺
Large Intestine
大肠
腹结
ST28
KI13
RN4 关元
气穴
水道
ST29
KI12
大赫
归来
RN3 中极
ST30
KI11
RN2 曲骨
横骨
气冲
任脉
Ren Meridian
1
2
3
4
5
6
7
8

图 7-2 腹部八廓图

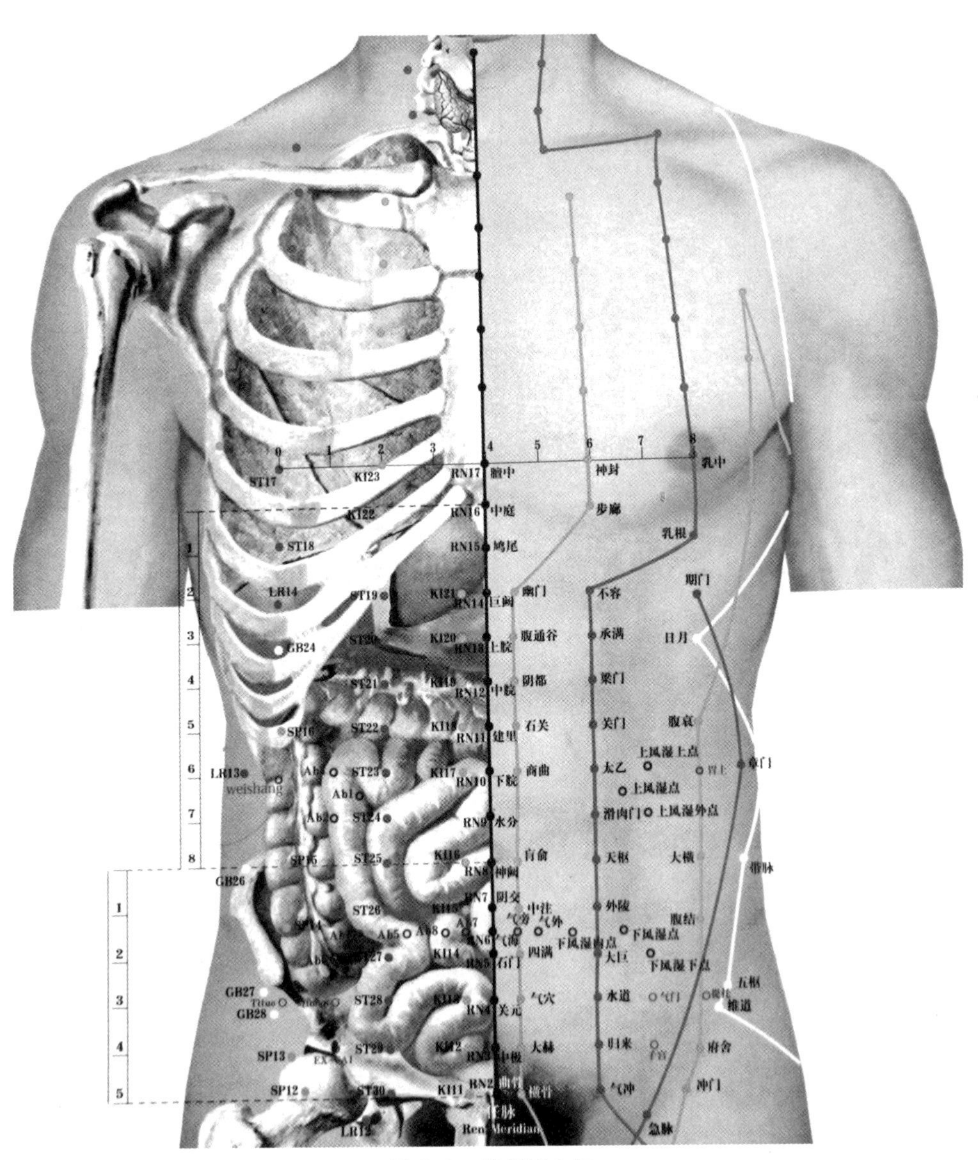

ST17
KI23
RN17 膻中
神封
乳中
KI22
RN16 中庭
步廊
ST18
RN15 鸠尾
乳根
LR14
ST19
KI21
RN14 巨阙
幽门
不容
期门
GB24
ST20
KI20
RN13 上脘
腹通谷
承满
日月
ST21
RN12 中脘
阴都
梁门
SP16
ST22
RN11 建里
石关
关门
腹哀
上风湿上点
LR13
weishang
ST23
KI17
RN10 下脘
商曲
太乙
章门
Ab1
上风湿点
Ab2
RN9 水分
滑肉门
上风湿外点
ST25
KI16
RN8 神阙
肓俞
天枢
大横
带脉
GB26
ST26
阴交
中注
外陵
腹结
Ab5
气海
气外
下风湿内点
下风湿点
KI14
RN5 石门
四满
大巨
下风湿下点
GB27
GB28
ST28
RN4 关元
气穴
水道
五枢
维道
SP13
ST29
RN3 中极
大赫
归来
府舍
SP12
KI11
RN2 曲骨
横骨
气冲
冲门
LR12
任脉
Ren Meridian
急脉

图 7-3 腹部经穴图

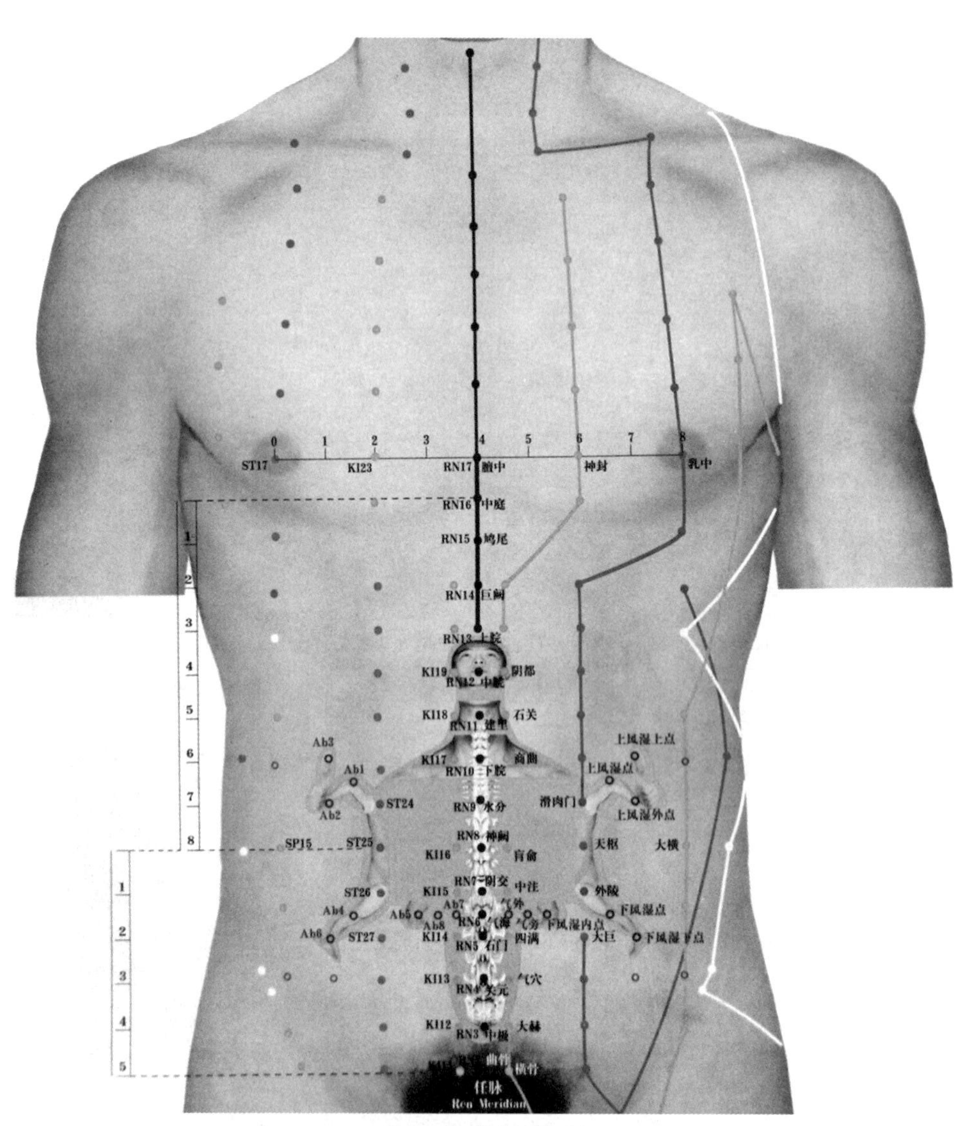
ST17
KI23
RN17 膻中
神封
乳中
RN16 中庭
RN15 鸠尾
RN14 巨阙
RN13 上脘
KI19
RN12 中脘
阴都
KI18
RN11 建里
石关
KI17
RN10 下脘
商曲
RN9 水分
滑肉门
RN8 神阙
KI16
肓俞
天枢
大横
SP15
ST25
ST24
RN7 阴交
中注
外陵
KI15
ST26
RN6 气海
KI14
RN5 石门
四满
大巨
ST27
KI13
RN4 关元
气穴
KI12
RN3 中极
大赫
曲骨
横骨
Ab1
Ab2
Ab3
Ab4
Ab5
Ab6
Ab7
Ab8
上风湿上点
上风湿点
上风湿外点
下风湿点
下风湿内点
任脉
Ren Meridian

图 7-4　腹部全息图

（二）穴位的定位和主治作用

1. 中脘

定位：神阙穴上 4 寸的任脉上。

功能：①中刺可治疗胃炎、胃溃疡、胃下垂、胃痛、消化不良、呕吐、腹胀、腹泻便秘、痢疾、高血压、神经衰弱、精神病、虚劳吐血、气喘等疾病。②浅刺可治疗口、鼻、牙部及头面部的各种疾病。③深刺可治疗心、小肠疾病。

2. 下脘

定位：神阙穴上 2 寸的任脉上。

功能：①中刺可治疗消化不良、胃痛、胃下垂、腹泻、反胃等疾病。②浅刺治疗第七颈椎部位疾病。

3. 水分

定位：神阙穴上 1 寸的任脉上。

功能：中刺可治疗腹水、呕吐、腹泻、肾炎、肠鸣泄痢、小便不通等疾病。

4. 神阙

定位：脐之正中。

功能：禁刺，艾灸可治疗急慢性肠炎、慢性痢疾、小儿乳痢脱肛、肠结核、水肿、鼓胀、中风脱症、中暑、妇人血冷不受胎气等疾病。

5. 气海

定位：神阙穴下 1.5 寸的任脉上。

功能：①中刺可治疗下焦虚冷、呕吐不止、腹胀、腹痛、肠麻痹、遗尿、尿频、尿潴留、遗精、阳痿、赤白带下、月经不调、虚阳不足、惊恐不卧、神经衰弱、四肢厥冷等疾病。②浅刺可治疗第二、三腰椎的疾病。

6. 石门

定位：神阙穴下 2 寸的任脉上。

功能：中刺可治疗腹胀坚硬、水肿、尿潴留、小便不利、小腹痛、泄泻、身寒热、咳逆上气、呕血、疝气疼痛、产后恶露不止、崩漏、闭经、乳腺炎、妇人绝孕等疾病。孕妇慎用。

7. 关元

定位：神阙穴下 3 寸的任脉上。

功能：①中刺可治疗诸虚百损、脐下绞痛、腹痛腹泻、肾炎、月经不调、妇女不孕、痛经、盆腔炎、血崩、子宫脱垂、遗精、阳痿、遗尿闭经、带下、尿路感染、产后恶露不止、疝气等疾病。②浅刺可治疗第四、五腰椎疾病。③深刺治疗肾与膀胱疾病。

8. 商曲

定位：下脘旁开 5 分。

功能：①中刺可治疗腹中切痛、积聚不嗜食、目赤痛从内眦始、腹膜炎等。②浅刺可治疗第七颈椎椎旁疾病。

9. 气旁

定位：气海旁开 5 分。

功能：①中刺可治疗腰肌劳损、腰膝酸软等疾病。②浅刺治疗第二、三腰椎椎旁疾病。

10. 气穴

定位：关元穴旁开 5 分。

功能：①中刺：奔豚痛引腰脊、月经不调、带下、不孕、尿路感染、泻痢、腹泻等疾病。②浅刺可治疗四、五腰椎椎旁疾病。

11. 滑肉门

定位：水分穴旁开 2 寸。

功能：①中刺可治疗癫痫、呕逆、吐血、重舌、舌强、胃脘痛等疾病。②浅刺可治疗肩关节周围疾病。

12. 天枢

定位：脐正中旁开 2 寸。

功能：①中刺：呕吐、泄泻、赤白痢、消化不良、水肿、腹胀肠鸣、冷气绕脐切痛、烦满便秘、赤白带下、月经不调、淋浊、不孕、癫痫等疾病。②浅刺可治疗腰部侧面疾病。

13. 外陵

定位：阴交穴旁开 2 寸。

功能：①中刺可治疗腹痛心下如悬、下引脐痛、疝气、月经痛、股髀疼痛等疾病。②浅刺可治疗髋关节及股骨头疾病。

14. 大横

定位：脐正中旁开 3.5 寸。

功能：①中刺可治疗中焦虚寒、腹痛、便秘、下痢、多恐善悲、关节疼痛，周身困重等。②深刺左大横可治疗下焦疾病；深刺右大横可治疗肝胆疾病。

15. 上风湿点

定位：滑肉门穴外 5 分、上 5 分。

功能：①浅刺可治疗肘关节周围疾病。②深刺左上风湿点可治疗脾、胃疾病；深刺右上风湿点可治疗中焦与胆疾病。

16. 上风湿外点

定位：滑肉门穴外 1 寸。

功能：浅刺可治疗腕关节疾病。

17. 下风湿点

定位：外陵穴下 5 分、外 5 分。

功能：①浅刺可治疗膝关节的各种疾病。②深刺左下风湿点，可治疗肺与大肠疾病；深刺右下风湿点，可治疗上焦疾病。

18. 下风湿下点

定位：下风湿点下 5 分、外 5 分。

功能：浅刺可治疗踝关节疾病。

（三）取穴原则

腹针技术的取穴原则是以脏腑经络辨证为基础的。

1. 定位取穴 根据腹部全息特点与人体病变部位相对应的取穴，如口腔疾病取中脘浅刺、肩周炎取滑肉门浅刺等。

2. 循经取穴 根据病变部位所在的经络取相应的穴位，如阳明头痛取滑肉门或外陵、膝关节病取外陵穴等。

3. 八廓辨证取穴 根据病变部位与脏腑相关八廓取穴，如膝关节病变取左侧大横、感冒或咳嗽取双侧下风湿点等。

（四）操作步骤

1. 针具的选择 根据患者的体型选择针具，常选用直径 0.18 ～ 0.22mm、长 25 ～ 40mm 的一次性不锈钢针灸针。为了避免针刺意外的发生，便于医者控制进针的深度，要求同一患者使用同一规格的针具。

2. 体位与穴位定位 患者平卧位，四肢放松，双腿自然伸直。将疾病处方中的穴位在腹部准确定位。

3. 消毒、进针 以安尔碘消毒患者局部穴区皮肤，医者手指消毒。进针时应避开毛孔、血管，根据疾病处方的要求，依序对穴位针刺，并对穴位的深浅进行调整。

4. 行针 每隔 10 分钟可行针 1 次，行针时只捻转不提插或轻捻转慢提插。

5. 留针和出针 留针 20 ～ 30 分钟。出针时可根据针刺顺序依序起针，从原来针刺的深度缓慢捻转出针，用消毒棉签按压针孔 3 ～ 5 秒。

（五）适应证

一般而言，腹针的适应证为内因性疾病，即以内伤性疾病或久病及里的疑难病、慢性病为主要的适应证。

1. 内科疾病 如头痛、眩晕、中风病、肥胖病、焦虑性神经病、失眠、外感发热、面瘫、原发性面肌痉挛、抑郁病、慢性肠胃炎、风湿性关节炎、类风湿性关节炎、帕金森综合征、三叉神经痛、慢性疲劳综合征等。

2. 骨伤科疾病 如颈椎病、落枕、肩周炎、手腕痛、腰背痛、腰椎间盘突出症、膝关节痛、肌肉关节扭挫伤、肌筋膜炎、关节炎、强直性脊椎炎等。

3. 妇科疾病 如继发性闭经、更年期综合征、月经不调、老年性尿频、黄褐斑、慢性盆腔炎、痛经、乳腺增生、良性卵巢囊肿等。

4. 儿科疾病 如小儿腹泻、小儿多发性抽动综合征、小儿肠胃炎、小儿遗尿等。

5. 皮肤科疾病 如慢性荨麻疹、带状疱疹及后遗神经痛、黄褐斑等。

6. 五官科疾病 如电光性眼炎、特发性眼睑痉挛、耳鸣耳聋、咽喉炎、失声、扁桃体炎等。

（六）禁忌证

1. 具有出血倾向的疾病，如血小板减少、凝血功能障碍等禁用。

2. 原因不明的急腹症禁用。

3. 急性腹膜炎、肝脾肿大引起的脐静脉曲张、腹腔内部肿瘤并广泛转移等禁用。

4. 孕妇禁用。

5. 患慢性病而致体质衰弱的患者慎用。

（七）注意事项

1. 仔细询问、检查病情，并做好记录。

2. 做好患者思想工作，消除患者紧张心理。

3. 过饥、过劳、过度紧张者暂不针刺。

4. 避开腹部血管，快速进针，不能将针尖刺入腹腔内，以防损伤内脏器官。

5. 留针时注意腹部保暖。

6. 出针后保持针孔清洁干燥，以防感染。

7. 针刺后禁食生冷、辛辣之品。

（八）临床应用举例

1. 落枕

处方：中脘、商曲（患）、滑肉门（患）。

随证加减：颈项双侧疼痛用商曲（双）、滑肉门（双）；颈项后正中疼痛用下脘、商曲（双）。

2. 肩周炎

处方：中脘、商曲（健）、滑肉门（患）。

随证加减：肩部疼痛的范围较大时，加大患侧滑肉门三角（滑肉门三角，即以滑肉门为顶点，顺神厥与滑肉门的放射线方向，距滑肉门各 2 分取两穴，使其与滑肉门形成一个小的正三角）；肩部疼痛的范围较局限时，减小患侧滑肉门三角。

3. 肱骨外上髁炎

处方：中脘、商曲（健）、滑肉门（患）、上风湿点（患）。

随证加减：肘部疼痛较剧者，加上风湿点三角（患）。

4. 颈椎病

处方：中脘、关元、商曲（双）、滑肉门（双）。

随证加减：神经根型，加双侧石关（取石关时，依颈项部疼痛的部位而变动。如在疼痛两侧项肌的外侧时，取穴离腹白线稍宽；如在两侧项肌的内侧时，取穴离腹白线略窄）；椎动脉型，加下脘；上肢麻木、疼痛，加患侧滑肉门三角；头痛、头晕、记忆力下降，加气穴（双）；耳鸣、眼花加气旁（双）。

5. 腰椎间盘突出症

处方：水分、气海、关元。

随证加减：急性腰椎间盘突出，用人中、印堂；陈旧性腰椎间盘突出，用气穴（双）；以腰痛为主者，用外陵（双）、气穴（双）、四满（双）；合并坐骨神经痛者，用气旁（健侧）、外陵（患侧）、下风湿点（患侧）、下风湿下点（患侧）。

6. 腰背痛

处方：中脘、气海、关元、大横（双）。

随证加减：腰背痛较甚者，用滑肉门（双）、太乙（双）、石关（双）、风湿点（双）；腰背俱痛者，用商曲（双）、天枢（双）；腰背痛较甚者，用外陵（双）、气旁（双）；寒湿型腰背痛者，用上风湿点（双）、下风湿点（双）；劳损型腰背痛者，用商曲（双）、四满（双）、气穴（双）；肾虚型腰背痛者，用下风湿点（双）、水道（双）。

7. 慢性胃炎

处方：中脘、下脘、气海、关元、天枢（双侧）。

随证加减：消化不良，加天枢下（右侧）；便秘，加天枢（左侧、）；虚寒型，加神阙温灸。

8. 上呼吸道感染

处方：中脘、下脘、上风湿点（双侧）。

随证加减：咽部疼痛，加下脘下；高热不退，加气海、关元。

9. 脑血管病及其后遗症　出血性脑血管病在病情稳定后即可开始腹针治疗；脑干或大面积的脑缺血或出血可试用腹针治疗；对脑血管病后遗症，腹针也有良好的疗效。

处方：中脘、下脘、气海、关元、商曲（双）、气穴（双）、滑肉门（双）、上风湿点（患）、外陵（患）、下风湿点（患）。

随证加减：伴手功能障碍，配上风湿外点（患）；踝关节不利，配下风湿下点（患）；有足内翻时，配用下风湿内点（患）；为改善头部供血，可在下脘上与商曲中点处加针；语言不利者，在中脘上、下各1分处加针。

（薄智云、蒙昌荣）

八、方氏头皮针技术

方氏头皮针技术是通过针刺人体头皮组织中的特定刺激点，达到治疗全身疾病的一种针刺疗法。它是方氏在经络学说与西医大脑生理解剖知识紧密结合起来的基础上，在头皮部找到了类似人形的人体各器官脏腑的调节系统，并根据阴阳属性分别以“藏”“象”命名之，进而形成的一种新的微型针灸学说。

（一）针具选择

头皮针的针体较体针针体短些，选用粗细为 0.25 ～ 0.35mm，长度为 13 ～ 25mm 的不锈钢一次性针灸针（图 8–1）。

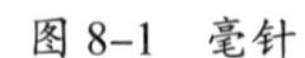

图 8–1　毫针

（二）操作方法

1. 针刺的体位　头皮针的体位一般不受限制，根据症状和体征采取立位、坐位和卧位等。当患者处于坐位或立位时，医者必须站在患者头部的正前面、正侧面或正后面，不应站在与其头部呈斜面方向的位置。为卧位患者扎针时，医者也应站在患者与体位不偏的方向，否则穴位不易取准。

因针刺后不影响肢体活动，患者不必躺着或坐着，针刺时可以活动肢体，有助于提高运动性障碍类疾病的针刺效果。

2. 体位选穴和消毒　穴位确定后，以安尔碘消毒穴位局部皮肤，医者手指消毒。

3. 操作方法与进针

（1）持针：用拇指、食指在距针尖半寸处将针夹紧，保持针体平直，垂直进针。施术时，以肩关节为轴，用上臂带动前臂发力，以前臂带动腕关节垂直用力，快速“飞针”直达骨膜。

（2）行针：头皮针在留针期间，应酌情行针一二次。头皮针行针常用捻转手法和捣啄手法。

（3）留针：一般留针时间为 20 ～ 30 分钟。按病情所需，重者可适当延长数小时，轻者可以不留针，行针起效就出针。

（4）出针：左手把消毒干棉球压在针尖旁，右手缓慢地将针拔出，待针尖将要脱出时，急以干棉球按压针孔，防止出血。

（三）适应证

1. 急症 如晕厥、虚脱、昏迷、抽搐、内脏绞痛、中暑等。

2. 痛证 头痛、面痛、牙痛、咽喉肿痛、颈痛、腰痛、关节扭伤、纤维肌痛综合征、癌性疼痛等。

3. 心脑血管病证 高血压、低血压、眩晕、脑血管疾病、帕金森病、面瘫、心悸、心律失常等。

4. 肺系病证 感冒、咳嗽、哮喘等。

5. 肝胆脾胃病证 呕吐、胃痛、便秘、胆囊炎、急慢性肝炎等。

6. 皮肤外科病证 斑秃、痤疮、粉刺、湿疹、神经性皮炎、皮肤瘙痒症等。

7. 妇儿科病证 月经不调、经前期综合征、围绝经期综合征、闭经、不孕症、痛经、小儿遗尿、儿童多动症、小儿脑瘫等。

8. 五官科 目赤肿痛、麦粒肿、近视、黄斑变性、耳鸣、鼻炎等。

9. 其他病证 高脂血症、高尿酸血症、糖耐量异常等。

（四）禁忌证

1. 小儿囟门未闭时，或骨缝尚未发育骨化的部位。

2. 头部患有局部病灶或某种原因导致颅骨凹陷缺损处。

3. 常有自发性出血，或损伤后出血不止。

（五）注意事项

1. 患者过于饥饿、疲劳、精神过度紧张时，不宜进行针刺。对于身体瘦弱、气虚血亏的患者，针刺手法不宜过强，并应尽量选用卧位。

2. 头部皮肤有感染、溃疡、瘢痕等部位，不宜针刺。

3. 针刺可出现晕针、血肿等异常情况时，应注意预防，及时处理。

（六）临床应用举例

1. 脑梗死

主穴：伏象头部，伏象、倒象相应麻痹肢体穴位。

配穴：伏象背部、书写。

2. 眩晕

主穴：伏象头部、伏脏中焦、倒脏伏脏的头部、书写、平衡。

配穴：伏象“肾俞”呼循、思维、听觉、记忆及相应病因取穴。

3. 湿疹

主穴：伏脏相应病位、书写、倒脏下焦、嗅觉。

配穴：伏象脾俞。

附录：方氏头皮针的穴区定位及主治

方氏头皮针取穴区包括伏象穴区、伏脏穴区，倒象穴区、倒脏穴区及中枢取穴区。各穴区穴位的定位如下：

1. 伏象穴区（骨缝定位取穴）

（1）定位：伏象穴区形状象一个俯卧于头顶骨缝的全息人故名伏象。它以冠矢点前为头部，冠状缝为上肢，矢状缝为向躯干，人字缝为下肢，酷似一个趴着的人形。这个人形的体表标志点为：冠矢点为大椎，翼点为手指尖。人字缝尖为长强，星点为足尖。

（2）分区

头项部：位于冠矢点之前：头部上、下长为2cm，左、右宽为2cm。颈部上、下长为2cm，左、右宽为1cm。因头部下面和颈部上面，约有1cm的相互重叠。所以，头、颈部在冠矢点前，约总占3cm（图8-2）。

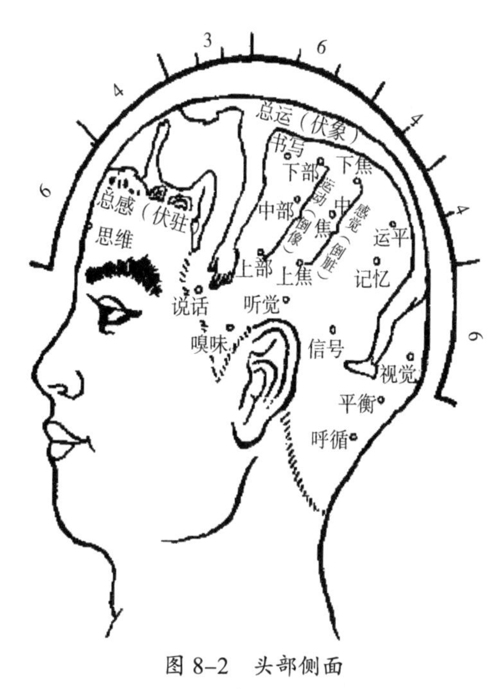

图8-2　头部侧面

上肢部：位于冠状线上，从冠矢点到翼点之间，定义为11cm。为了准确定位，定义出肩、肘、腕（手腕）三点。从冠矢点至肩点长为2cm，肩点至肘点长为3.5cm，肘点至腕点长为3.5cm，腕点至手指尖（翼点），长为2cm。双侧互为镜象对应。

躯干部：位于矢状缝上，冠矢点到人字缝尖，定义为14cm。把躯干部分划为三段：即背部、腰部、臀部。背部由冠矢点起分上、中、下三部分，各部长为2cm，总长为6cm。腰部分为上、下两部，各部分长为2cm，总长为4cm。臀部分为上、下两部分，各部分长为2cm，总长为4cm。各部分左右宽度分别是：肩部为4cm，背部为3cm，腰部为2cm，臀部为3cm。

2. 伏脏穴区

（1）定位：伏脏穴区，恰似侧卧于人体头部发际的全息人，因其腹部向前故名伏脏。它以额中线与发际的交汇点为头顶，沿发际向两侧延展，形成两个头顶相联下肢位于双侧额角的两个半身人形。为了表述方便，将此两个人形从额正中线沿发际向两侧各分上、中、下三部分，也叫上焦、中焦、下焦（图8-3）。

定义其总长约为 6.5cm（上焦 3cm，中焦 1.5cm，下焦 2cm）。

（2）分区

上焦：是指横膈以上的胸部内脏，还包括上肢及胸以上的皮肤感觉和大脑的思维。上焦前 2cm，发际下 0.5cm，发际上 1cm 为头部。颈部重叠于其内。从额正中线旁开 2cm，前额发际上 2cm 作为一个点，再从额正中线旁开 1cm，前额发际上 3.5cm，作为一个点，两点连线即伏脏上肢。分为上臂、下臂、手部，约各占 0.5cm。上焦后 1cm，发际下 0.5cm，发际上 2cm 为胸部。

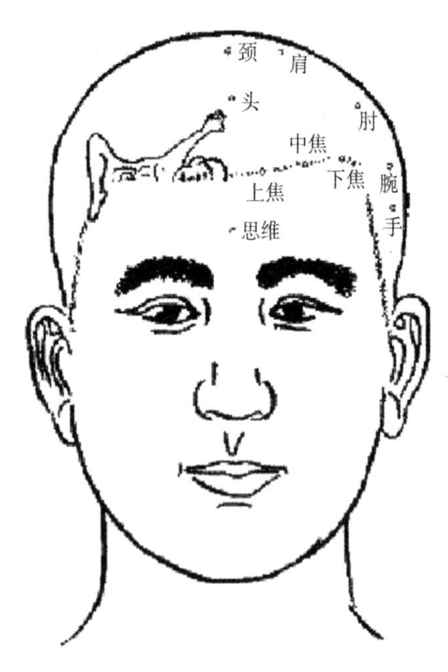

图 8-3 头部前面

中焦：是指脐以上，横膈以下腹部内脏，还包括躯干皮肤感觉。中焦占伏脏 1.5cm。发际下 0.5cm，发际上 cm 为腰部。

下焦：是指脐以下的腹部内脏，还包括泌尿、生殖系统及脐以下的腹部和下肢皮肤感觉。在下焦前 1.5cm，发际下 0.5cm，发际上 1.5cm 为小腹、臀、髋部。下焦后 0.5 cm，发际下 1cm，发际上 2 cm 为膝至踝部。发际下 1 cm 再向下 0.5 厘为足部。

3. 倒脏倒象穴区（中央前回与中央后回投影区）

（1）定位：倒脏倒象以中央沟的投影线为其基准线，故划为一个穴区（图 8-4）。

中央沟是大脑表层的一个脑沟，从头顶向下延伸，左右各一。它前边的脑回叫中央前回，主管人体对侧躯干的运动功能。它后边的脑回叫中央后回，主管人体对侧躯干的感觉功能。中央前回与中央后回对人体功能的管理都表现为一个倒立的人形。倒象和倒脏，分别就是中央前回与中央后回在头皮上的投影区。所以，要想对倒象倒脏定位先要在头皮部对中央沟的投影定位。

中央沟在头皮表面的投影：先从眉顶枕线的中点向后 1.25cm 向外 1cm 处定为 A 点；再从眉耳枕线的中点向前从 1.25cm 处，由此处向上画一 4cm 长的垂直线，此线上端定为 B 点。连接 A、B 两点之间的直线，就相当于中央沟在头皮表面的投影位置。

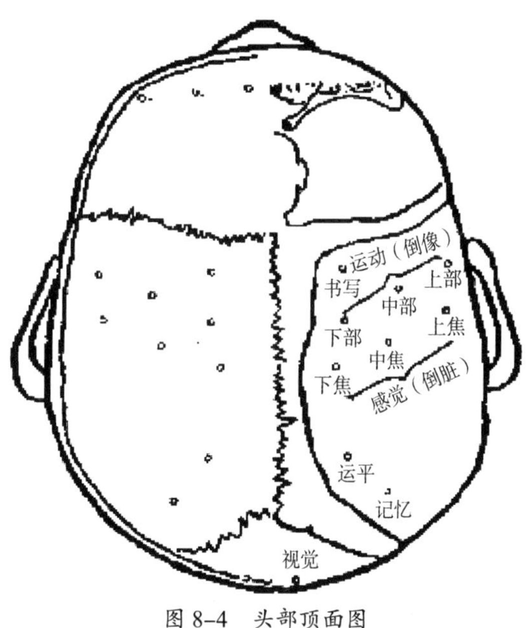

图 8-4　头部顶面图

倒象与倒脏：在中央沟投影线前面和后面，分别划一条距中央沟投影线 1.5cm，并与之相平行的直线，这两条前后平行线与中央沟投影线之间的区域，即为中央前回和中央后回的横向宽度。关于中央前回和中央后回的纵向长度，临床上，一般是从眉顶枕线向左右两侧旁开 1cm 才开始计算的，定义为 9cm。

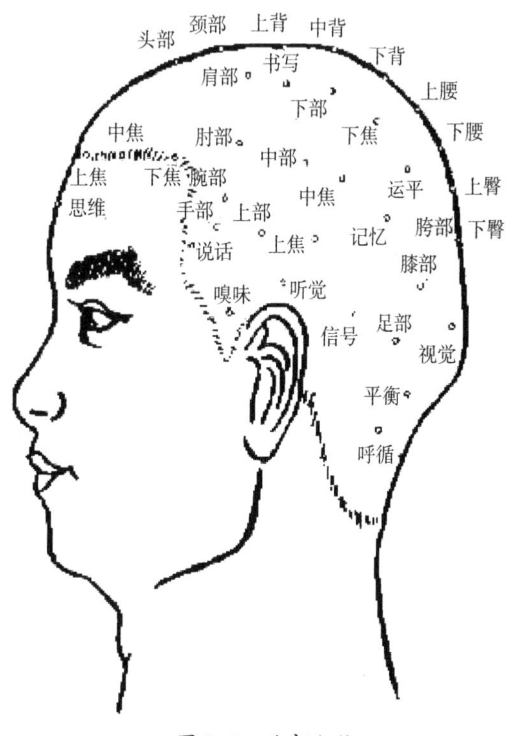

图 8-5　头部穴位

（2）分区（图 8-5）

①倒象：为了便于取穴，把倒象分为上、中、下三部分。每部分大约 3cm，在中央前回下部 4cm 的一段为上部；中央前回上部 2cm 的一段为下部；中间 3cm

的一段为中部。

上部：主要包括咽、舌、下颌、眼、额、颈等头颈部位和器官。

中部：主要包括拇、食、中、次、小指、腕、肘、肩等部位。

下部：主要包括躯干、髋、膝、踝、趾等部位。旁中央小叶部，包含有肛门和膀胱括约肌。

②倒脏：亦分为上、中、下三部分，即上焦、中焦、下焦。在中央后回下部 4cm 的一段是上焦；在中央后回上部 2cm 的一段是下焦；中间 3cm 的一段是中焦。

上焦：主要包括腹内消化道、咽、舌、齿、颌、下唇、上唇、面、眼等和皮肤感觉器官。

中焦：主要包括额、拇、食、中、次、小指、腕、臂、肩等部位和皮肤感觉器官。

下焦：主要包括头、颈、躯干、胸腔、生殖、泌尿、腿、足等部位和皮肤感觉器官。

4. 中枢取穴 中枢穴位建立于大脑皮层解剖功能定位的基础之上。每一个皮层功能区相对应于一个穴位，以本皮层功能区在头皮表面的投影作为穴位的定位，以本穴区的功能作为穴位的命名并解释该穴位的主治。共中思维穴中有一个穴位，其余左右各一，共有 21 个穴位（图 8–6）。

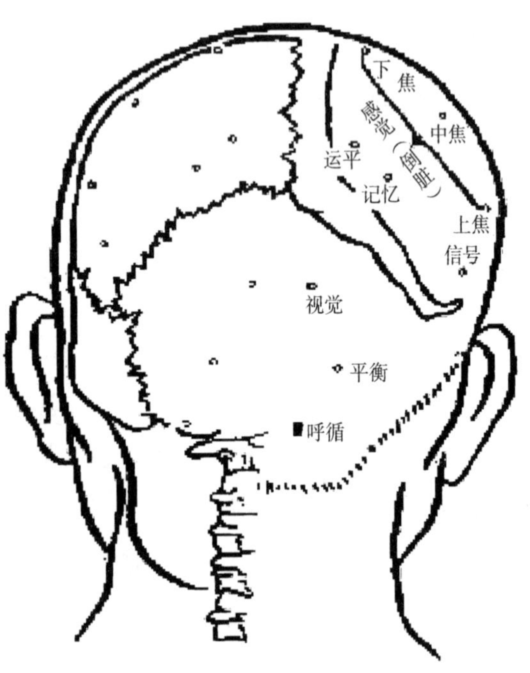

图 8–6 头部后面

（1）思维穴：两额骨隆突之间，即由眉间棘直上 3cm 处。

（2）说话穴：在眉中与耳尖

连线的中点。

（3）信号穴：在由耳尖至枕骨外粗隆上 3cm 处划一连线，连线的前 1/3 与后 2/3 的交界点。

（4）视觉穴：在枕骨外粗隆尖上 2cm，向左右旁开 1cm 处。

（5）运平穴：是以人字缝尖为顶点，分别向左前方和右前方，各划一条直线，并使这两条线距矢状缝成 30°夹角，在这两条直线上，距人字缝尖 5cm 处。

（6）记忆穴：以人字缝尖为顶点，向左前下方和右前下方分别划一直线，与矢状缝成 60°夹角。在这两条线上，离人字缝尖约 7cm 处。

（7）书写穴：在以冠矢点为顶点，向左后方和右后方两侧各划一条线，它们分别与矢状缝成 45°夹角。在这两条线上，距冠矢点 3cm 处。

（8）听觉穴：在耳尖上 1.5cm 处。

（9）嗅味穴：在耳尖前 3cm 处。

（10）平衡穴：在枕骨外粗隆尖下 2cm，旁开 3.5cm 处。

（11）呼循穴：在枕骨外粗隆尖下 5cm，旁开 4cm 处，即风池穴的内上方。

（周达君、闵晓莉）

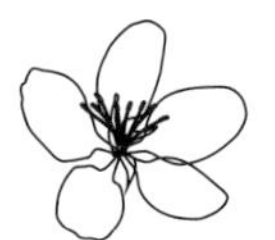

九、颊针疗法

颊针疗法是由王永洲教授于20世纪90年代发明的的一种针刺疗法，在随后的30余年临床实践中，王老师及其团队成员以十余万包括全世界多个种族患者的成功治疗为基础，系统挖掘与整理，融汇中西，自成体系，在2017年广东省中医院第九届杏林寻宝节目中展示并进一步在全院推广。

颊针疗法属于微针疗法的一种，是传统针刺疗法的一个分支。颊针疗法的核心原理主要包括以下理论：

1. 气街理论 颊针选择头的面颊部作为治疗全身疾病的微针系统，是从气街理论出发。《灵枢·卫气》指出："胸气有街，腹气有街，头气有街，胫气有街。"说明头、胸、腹、胫四个地方是经脉之气聚集循行的重要部位，气机在此处可以贯通经络、连通全身。

2. 全息理论 早在《灵枢·五色》中就有面诊的详细记载，提示面部存在一个可以反映全身信息的全息系统，而王永洲老师在大量的可重复的临床实践中，发现并提炼挖掘出一个包括整个脏腑系统的完整的全息系统，颊针治疗就是基于此系统而进行施治的。

3. 经络理论 面颊部主要为手足阳明经和手足少阳经所经过与覆盖，阳明多气多血，少阳为枢机调节。《素问·热论》中"凡十一藏取决于胆"，三焦为人体元气之通道，胆主枢之启动运转，二者有启运阳气、络合脏腑、沟通表里、调平情志、决断应变之功能，同时任督二脉也循头而过，贯通人体之阴阳。

4. 神经理论 颊针区域分布着三叉神经和面神经两条脑神经，一个主要控制感觉，一个主要管理运动。这两条神经构成颊针解剖学及生理学基础。

5. 大三焦理论 三焦在中医学里具有特殊性，它通过元气的运行而整合了五脏六腑的功能。区别于“决渎之官”的三焦理论，王永洲老师基于《中藏经》中关于三焦气化理论，挖掘出颊针系统的大三焦理论，提出三焦气化过程以元气为主轴，一气周流，木升金降，水火相济，中土斡旋，调控五脏六腑、四肢百骸、五官九窍、五志七情，大三焦体现了中医对生命本质的深刻理解和准确把握，是平行于藏象系统的独立系统。

6. 心身理论 颊针疗法以“心身合一”为原则理解完整生命，五脏系统成为“五神藏”，它以气为自然纽带，连接和统一了人的形和神之间的关系，以调节气机升降出入为轴，对五脏为核心的躯体和情志为代表的精神进行同步干预，结合现代脑科学的研究有机调节、同步优化生理功能与心理状态，从养生预防到治疗调理，贯彻心身同治。

基于以上理论，颊针疗法确定了 16 个标准穴，以勾勒出面部人体全息图，依照全息图，根据体格检查的结果，在相应部位增选全息穴。

（一）颊针全息图（图 9–1）

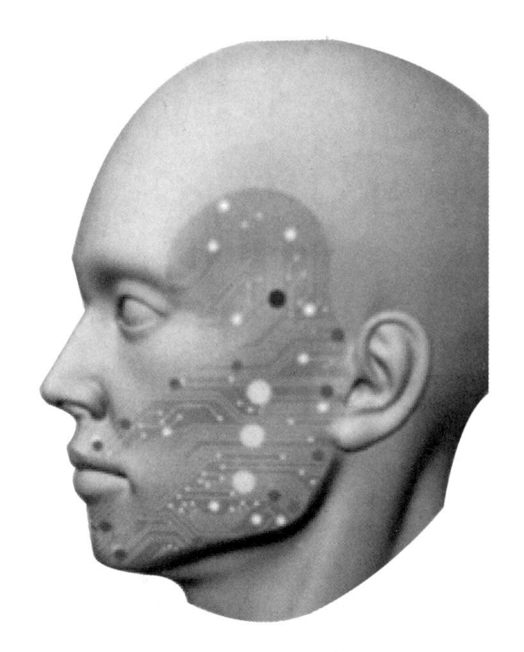

图 9–1 颊针的全息图

（二）颊针标准穴位图（图 9-2、图 9-3）

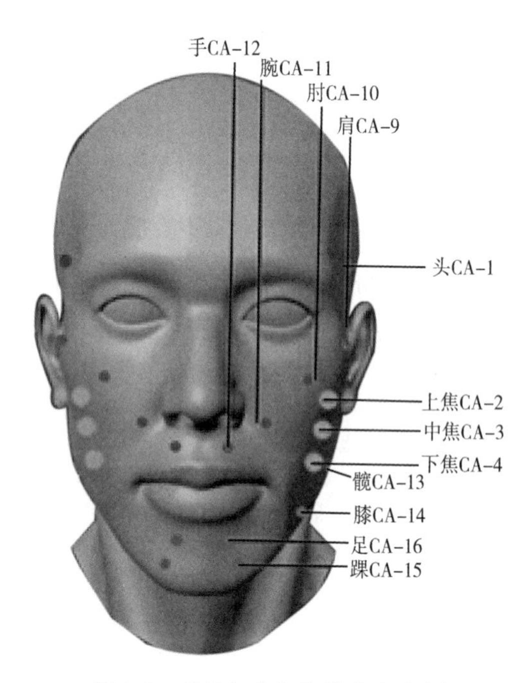

图 9-2　颊针标准穴位图（正面观）

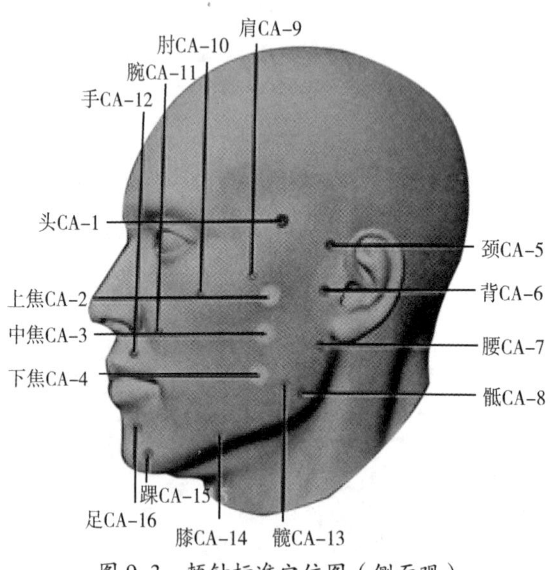

图 9-3　颊针标准穴位图（侧面观）

表 9-1　颊针系统 16 穴区及主治

穴名	定位	主治
头	颧弓中点上缘向上一寸	头疼、头晕、牙疼、失眠、紧张、焦虑症、忧郁症、中风等
颈	颧弓根上缘处	颈痛、落枕、颈椎病、咽痛、眩晕、紧张、斜角至挛、耳鸣等
肩	位于颧骨上缘，眼外眦直下相交之点	肩痛、肩周炎、肱二头肌肌腱炎、肩峰下滑囊炎、冈上肌肌腱炎等
腰	背与骶穴连线中点处	腰痛、腰肌劳损、急性腰扭伤、坐骨神经痛、腰椎间盘突出
骶	下颌焦前上 0.5 寸	骶棘肌劳损、妇科腰痛、骶髂韧带损伤、遗尿、前列腺炎等
髋	咬肌粗隆，下颌角前上 1 寸	坐骨神经痛、外伤性髋关节炎、梨状肌损伤、腹股沟疼痛
膝	下颌角与承浆穴连线中点处	膝关节疼痛、腓浅神经痛、膝关节炎、腘肌损伤、腓肠肌痉挛等
踝	膝与承浆穴连线靠人体中线 1/3 处	踝关节扭伤、肿痛、踝关节炎、跟腱炎、跟痛症
足	承浆穴旁 0.5 寸处	痛风、跖筋膜损伤、足底痛、跟痛症、趾痛
上焦	下颌骨冠突后方与颧弓下缘交叉处	头痛、颈痛、胸痛、胸闷、乳房胀痛、心悸、心律不齐、哮喘等
中焦	上焦与下焦穴连线中点处	胃痉挛、急慢性胃炎、烧心反酸、呃逆、呕吐、消化性疾病等
下焦	下颌内角前缘处	腹胀腹痛、结肠炎、痛经、带下、盆腔炎、月经不调、妇科病等
肘	眼外眦与颧骨最下端连线中点	肘痛、网球肘、高尔夫球肘、腕伸肌总腱炎、腕屈肌总腱炎等
腕	鼻孔下缘引水平线与鼻唇沟交点处	腕痛、腕关节扭伤、腕管综合征、指痛
手	鼻孔下缘中点与上唇线连线的中点	手指关节炎、腱鞘炎、指尖麻木、手掌麻
背	颧弓根下缘颞颌关节下	背痛、背凉、菱形肌劳损、胸闷、气短、胃痛、心悸、膈肌痉挛

（三）16 个标准穴定位

1. 头穴（CA-1）

定位： 颧弓中点上缘向上 1 寸（图 9-4）。

主治： 头疼、头晕、牙疼、失眠、紧张、焦虑症、忧郁症、中风、帕金森综合征、老年痴呆、耳鸣。

2. 上焦穴（CA-2）

定位： 下颌骨冠突后方与颧弓下缘交叉处（图 9-5）。

主治： 头痛、颈痛、胸痛、胸闷、乳房胀痛、心悸、心律不齐、哮喘、咳嗽、支气管炎、紧张、焦虑、烦躁、忧伤、眩晕、五官疾病、腹胀腹痛、膈痉挛、咽痛、失眠。

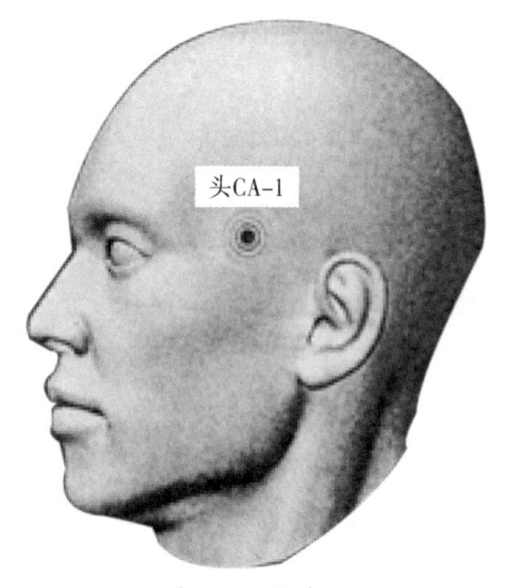

图 9-4　头痛穴

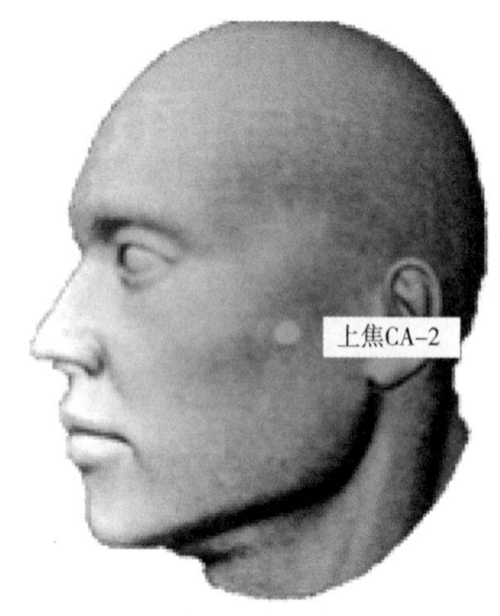

图 9-5　上焦穴

3. 中焦穴（CA-3）

定位： 上焦与下焦穴连线中点处（图 9-6）。

主治： 胃痉挛、急慢性胃炎、烧心反酸、呃逆、呕吐、腹胀腹痛、胆囊、胃溃疡、十二指肠球部溃疡、背痛、焦虑、固执、忧虑、糖尿病、高血压、肝病、失眠、慢性疲乏、肥胖、脂肪肝。

4. 下焦穴（CA-4）

定位： 下颌内角前缘处（图 9-7）。

主治： 腹胀腹痛、结肠炎、痛经、带下、盆腔炎、月经不调、子宫肌输卵管炎、慢性阑尾炎、膀胱炎、慢性结肠炎、腹泻便秘、腰痛、腹股沟疼痛、水肿、失眠、阳痿早泄、性冷淡、遗尿、遗精、不孕不育、痔疮、痹痿证、前列腺炎。

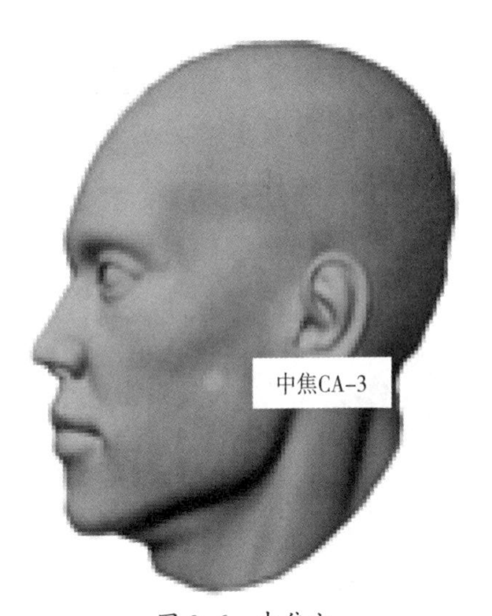

图 9-6　中焦穴

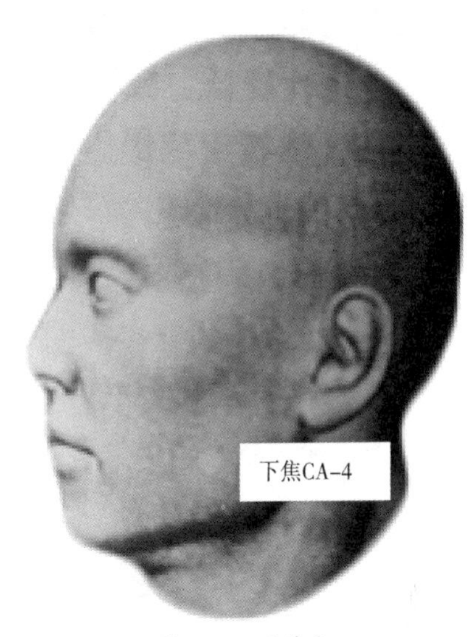

图 9-7　下焦穴

5. 颈穴（CA-5）

定位： 颧弓根上缘处（图 9-8）。

主治： 颈痛、落枕、颈椎病、咽痛、眩晕、头痛、偏头痛、紧张、斜角至挛、胸廓出口综合征、咽痛、耳鸣。

6. 背穴（CA-6）

定位： 颧弓根下缘颞颌关节下（图 9-9）。

主治： 背痛、背凉、菱形肌劳损、胸闷、气短、胃痛、心悸、膈肌痉挛。

7. 腰穴（CA-7）

定位： 背与骶穴连线中点处（图 9-10）。

主治：腰痛、腰肌劳损、急性腰扭伤、坐骨神经痛、腰椎间盘突出。

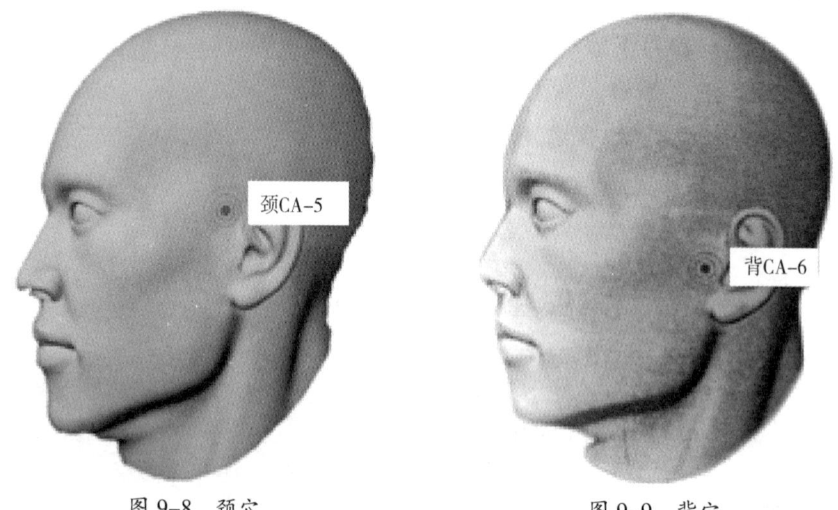

图 9-8　颈穴　　　　图 9-9　背穴

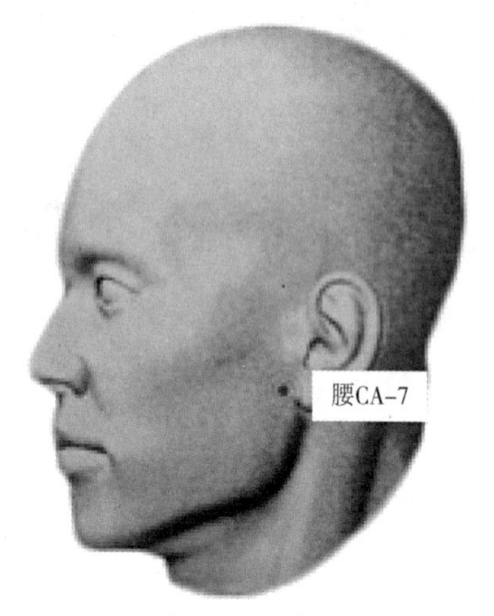

图 9-10　腰穴

8. 骶穴（CA-8）

定位：下颌角前上 0.5 寸，在下颌角与鼻尖的连线上（图 9-11）。

主治：骶棘肌劳损、妇科腰痛、骶髂韧带损伤、遗尿、性功熊障碍、前列腺炎。

9. 肩穴（CA-9）

定位：颞颧缝中点处（图 9-12）。

主治：肩痛、肩周炎、肱二头肌肌腱炎、肩峰下滑囊炎、冈上肌肌腱炎、肩袖损伤、胸锁乳突肌痉挛、肩胛提肌损伤。

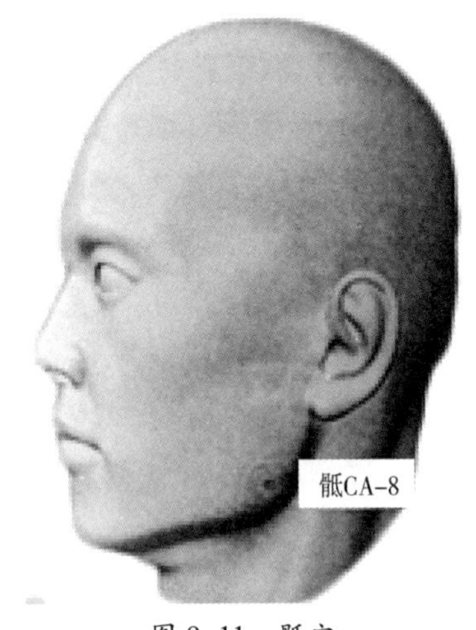

图 9-11 骶穴

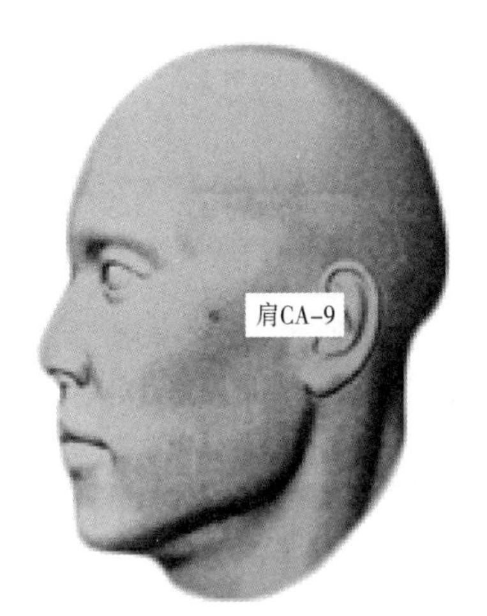

图 9-12 肩穴

10. 肘穴（CA-10）

定位：眼外眦与颧骨最下端连线中点（图 9-13）。

主治：肘痛、网球肘、高尔夫球肘、腕伸肌总腱炎、腕屈肌总腱炎、肱三头肌肌腱炎。

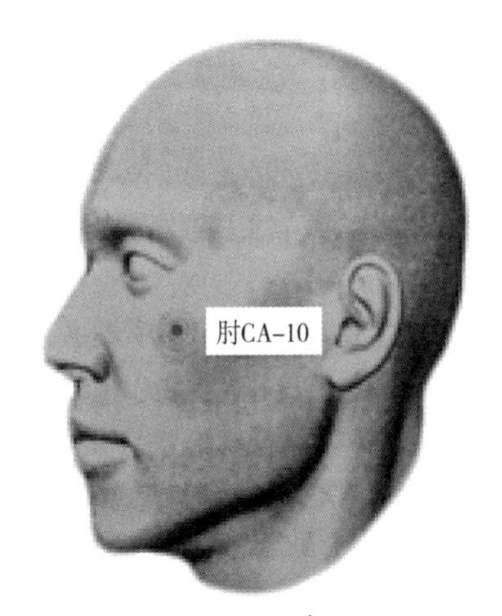

图 9-13 肘穴

11. 腕穴（CA-11）

定位：鼻孔下缘引水平线与鼻唇沟交点处（图 9-14）。

主治：腕痛、腕关节扭伤、腕管综合征、指痛。

12. 手穴（CA-12）

定位： 鼻孔下缘中点与上唇线连线的中点（图 9-15）。

主治： 手指关节炎、腱鞘炎、指尖麻木、手掌麻木。

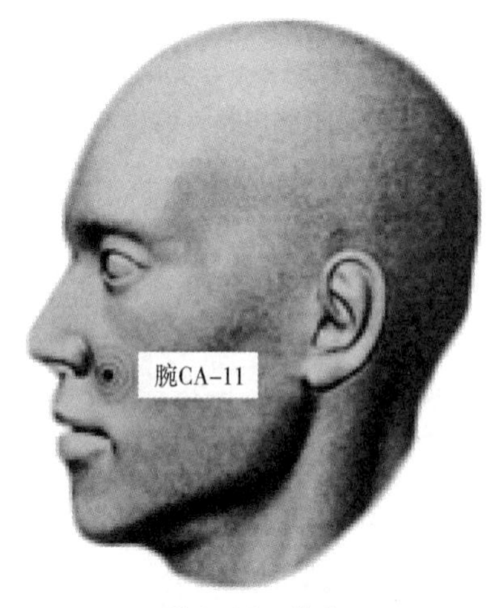

图 9-14　腕穴

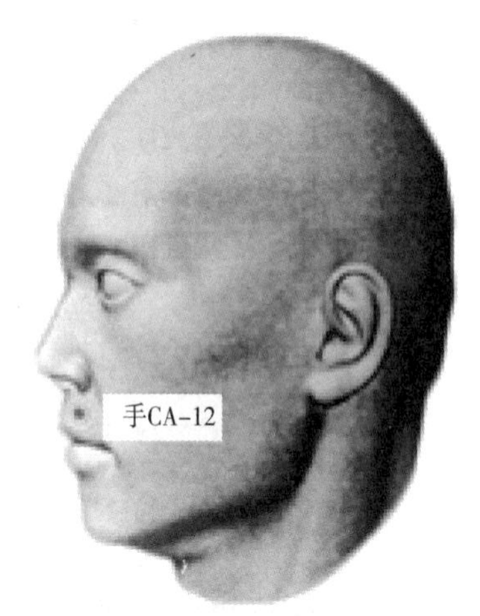

图 9-15　手穴

13. 髋穴（CA-13）

定位： 下颌角上 1 寸（在下颌角与鼻尖的连线上），咬肌粗隆处（图 9-16）。

主治： 坐骨神经痛、外伤性髋关节炎、梨状肌损伤、腹股沟疼痛。

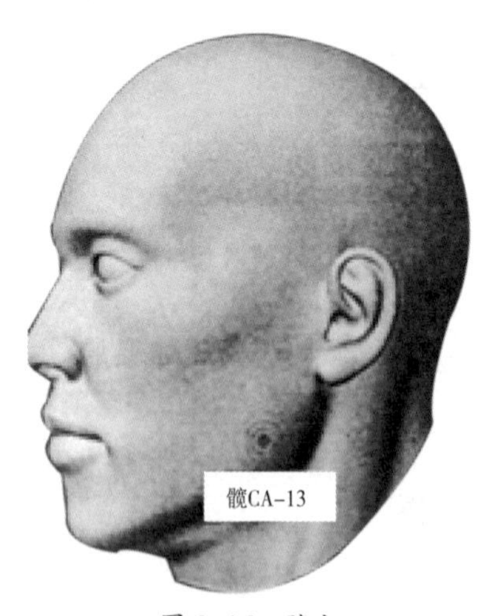

图 9-16　髋穴

14. 膝穴（CA-14）

定位：下颌角与承浆穴连线中点处（图 9-17）。

主治：膝关节疼痛、腓浅神经痛、膝关节炎、腘肌损伤、腓肠肌痉挛、下肢静脉曲张、下肢水肿。

15. 踝穴（CA-15）

定位：膝穴与承浆穴连线靠近人体中线 1/3 处（图 9-18）。

主治：踝关节扭伤、肿痛、踝关节炎、跟腱炎、跟痛症。

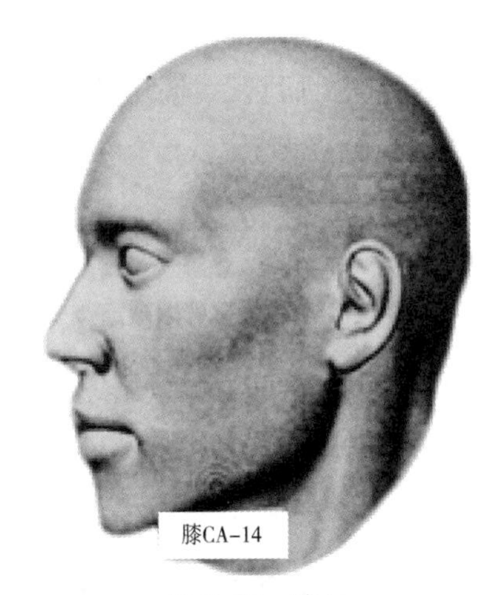

图 9-17　膝穴

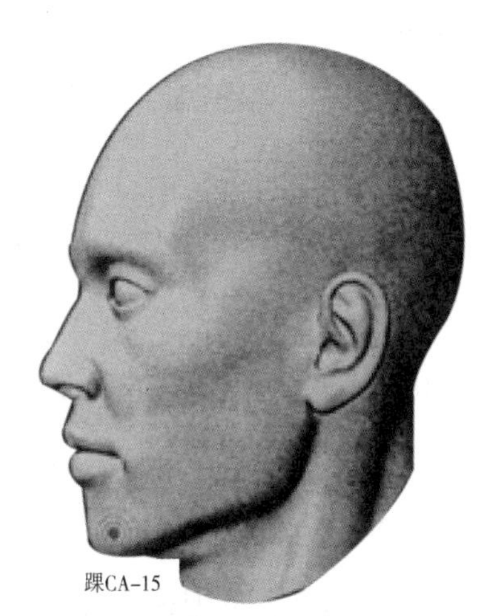

图 9-18　踝穴

16. 足穴（CA-16）

定位：承浆穴旁 0.5 寸处（图 9-19）。

主治：痛风、跖筋膜损伤、足底痛、跟痛症、趾痛。

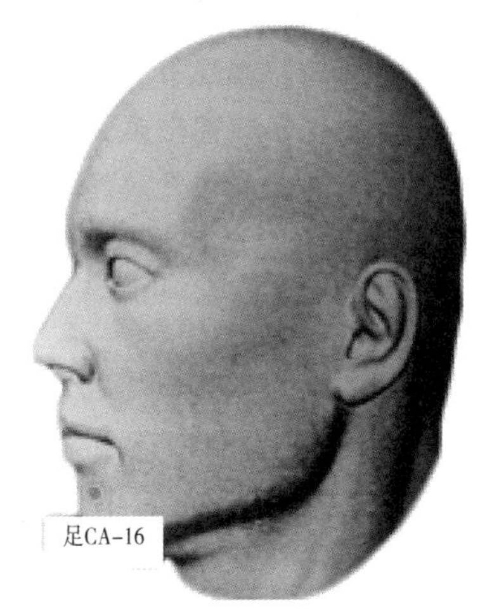

图 9-19　足穴

（四）物品、用具

1. 针具　提倡使用一次性消毒针，要求针体纤细光滑，具有弹性，不易折曲。常用针具：毫针直径 0.14 ～ 0.20mm，长度 7 ～ 30mm，推荐使用颊针专用针或相类似套管针。

2. 其他用具　消毒物品，测量长度（以“cm”为单位）工具，标记工具。

（五）操作方法

1. 查体

（1）局部查体：根据患者主诉，检查局部的肌肉、肌腱、骨骼、运动及神经感觉等情况。

（2）脊柱及周边组织查体：寻找脊柱相关的关节、骨骼、肌肉、神经的病理反应点。

（3）腹部查体：医者通过按、摸、触、压、探、靠等手法，以手寻找患者腹部疾病靶点所在，对腹部因脏腑、经络等气机逆乱出现的各种征象及内脏疾病进行判断。

2. 选穴　基于全息理论、大三焦理论、身心理论等核心理论，结合医者详细的查体，在明确诊断后形成靶点治疗。颊针将穴位理解为穴区，根据病灶的大小及牵涉的部位作为选择穴位的依据。

3. 穴位用法

（1）同为对应法：与同名穴位保持一致，如左肩病变时，取左侧面颊的肩穴。此法临床最为常用。

（2）左右对应法：以缪刺法取穴，如左侧偏头痛时，取右侧面颊头穴。

（3）前后对应法：根据人体解剖前后对应取穴，腰痛时选择下焦穴。

（4）交叉对应法：依照全息论的相似原理取穴，如左侧髋关节痛时取右侧肩穴。

（5）上下对应法：依照全息论的两极相关原理取穴，如头痛时选用骶穴。

（6）相关对应法：根据病变部位解剖结构连续性取穴，如下肢静脉曲张取髋、膝、踝穴。

（7）针效对应法：可一穴一针，也可一穴（区）多针，或多穴一病，视病情而定，以有效为度。

（8）协同对应法：颊针与其他微针系统及传统针灸配合使用，以增强疗效，不拘一法。

4. 针刺方法 常用的是单针刺。特殊针法有双针刺、三角刺。特殊情况会有菱形刺、梅花刺、单排刺、双排刺等。特殊针法的使用，主要针对病情较严重、病程较长、病变范围较大者。

5. 针刺深度 直刺 0.2 ～ 0.5 寸，斜刺 0.5 ～ 1 寸，透刺 0.5 ～ 1.5 寸。其原则是根据病位进行调整，病轻则浅，病重则深，具体参照疾病的性质、部位及患者个人情况而定。

6. 进针 提倡无痛进针，选择快速进针法。强调气至、症状改善为有效，不追求针感；强调纠错操作，以症状变化为主导，反复调整针刺方向、角度或增减针刺数量，直至得效为止。

7. 出针 出针后用干棉球压迫片刻，切忌揉挤，以防出血、渗血。

8. 留针时间 20 ～ 60 分钟，视患者病情而定。留针期间，可根据患者的反应调针、补针。慢性、顽固性疼痛及需要精神放松者的留针时间应长一些，其他则留针时间短一些。

9. 疗程 通常 3 日 1 次，5 次为 1 个疗程。

（六）适应证

颊针的适应证分三个层面。

1. 全息层面 以四肢、脊柱部位的急慢性疼痛为主，各种软组织损伤引起的急慢性颈、肩、腰腿疼痛。

2. 三焦层面 主要针对胸腹腔的内脏病机及症状，如胸闷、心悸、咳喘、痰多、乳房胀痛、胃痛、泛酸、烧心、腹胀、腹泻、便秘、尿频、尿急、痛经等，部分与内脏疾病相关联的颈、背、腰、骶疼痛。

3. 身心层面 如烦躁、紧张、焦虑、变态反应性疾病、风湿类疾病、内分泌疾病、顽固性皮肤病、慢性过敏性哮喘、顽固性失眠、记忆力衰退、老年痴呆、头痛等。

这三个层面通常合为一体，可能以某一层面为主，有时是两个层面相互影响的结果，比较复杂的慢性病会出现三个层面相互交织。在临床中需要以诊断为依据，有的放矢，以效验证。

（七）禁忌证

1. 面颊部破损性皮肤病及局部感染者禁用。

2. 高热、惊厥、心肺衰竭及各种急腹症者禁用。

3. 生化指标严重异常者禁用。

4. 血小板减少，有出血倾向者禁用。

5. 靠近眼周围组织疏松部位，有出血倾向者禁针，可使用灸法或点压揉按，畏针者和小儿，可用手指按压或橡皮刮擦对应穴区。

6. 对已经整容或注射瘦脸针、抗皱针的患者要详细询问，评估风险后再决定是否采用颊针。

7. 对三叉神经痛及面肌痉挛的患者尽量慎重使用。

8. 针灸期间禁止进食，减少说话，以防咀嚼或面肌运动过多而造成滞针或断针。

9. 孕妇，特别是有流产或人工受孕者，需仔细评估后再施治。

（八）注意事项

1. 患者在过于饥饿、疲劳、精神过度紧张时，不宜立即进针；对于身体瘦弱、气虚血亏的患者应尽量选用卧位。

2. 针刺可出现晕针、滞针、弯针、断针、血肿、气胸、损伤内脏等异常情况，应注意预防并及时处理。

3. 一侧面部有疾患，通常选用对侧穴位治疗。

（九）临床应用举例

1. 多发性骨髓瘤

患者，男，67 岁，2017 年 4 月 6 日就诊。患有多发性骨髓瘤髓外生长型，骶骨有溶骨性损害，并侵犯到脊髓，双下肢肌肉萎缩、麻木无力。

初诊：患者被用轮椅推来诊室。取双侧下焦穴及腰、骶、髋、膝对应取穴。留针半小时。

二诊：第二周来诊时，患者由家人陪同拄着拐杖走进诊室，大呼疗效非常好，要求再扎针。

三诊：第三周来诊时，患者自己走进诊室，没有带拐杖，主诉腰骶部仍感乏力、双足跟麻木。颊针加了足穴。

巩固治疗：每周扎针 1 次，两周开 1 次中药。患者治疗 15 个月。目前患者足跟麻木和腰骶部乏力基本消失，能游泳、小步慢跑，各项检查指标稳定。

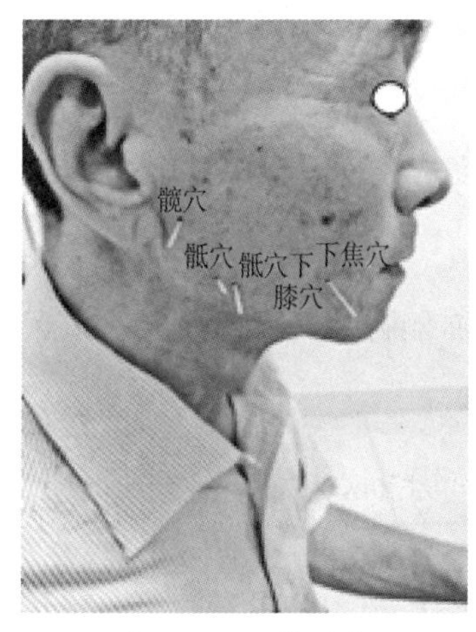

图 9-20 一诊图片

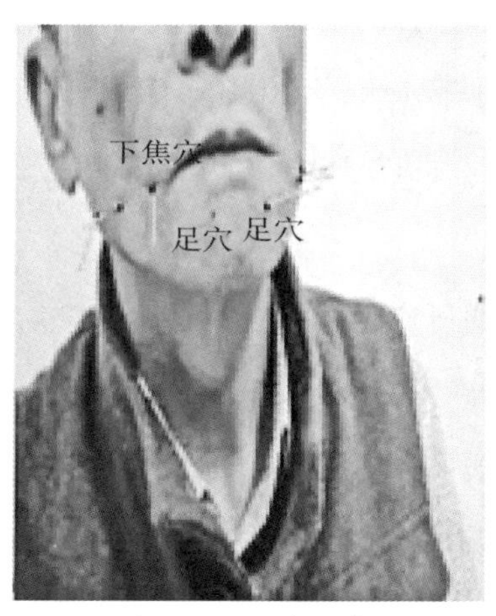

图 9-21 二诊图片

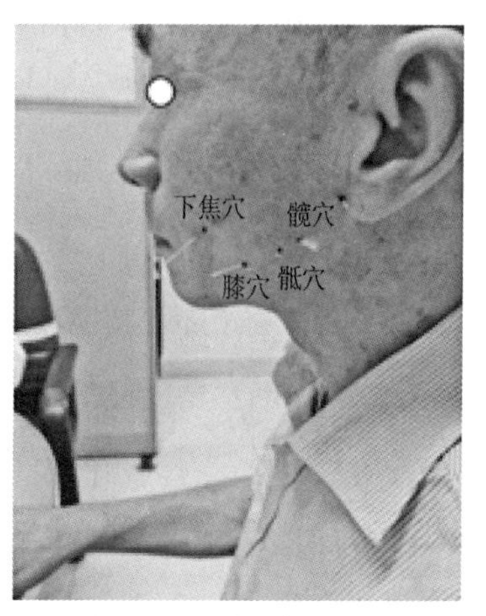

图 9-22 三诊图片

2. 妊娠剧吐

区某，女，34 岁，第二胎妊娠。从 3 月初开始恶心呕吐，每天下午频繁恶心吐酸。

2018 年 5 月 12 日初诊：孕 13^+ 周，每天下午开始频繁恶心吐酸，咽喉部有烧灼感，甚至饮水即吐，晚上无法进食。精神较差，情绪波动，下午基本不能正常工作。查体：腹部轻度胀满，无压痛，耻联上可及宫底；颈背部未及异常；脉弦滑。诊断：西医——妊娠剧吐；中医——妊娠恶阻。

颊针处方：双侧三焦、颈、胸。留针 30 分钟。

效果：症状消失。

2018 年 5 月 19 日二诊：5 月 12 日治疗后，当天即能进食。5 月 17 日晚间反酸呕吐 1 次，自然缓解，之后未反复，精神明显好转，能正常工作。现仍觉咽部有异物感，要求再次治疗。

颊针处方：双侧三焦、颈。留针 30 分钟。

效果：治疗结束后，咽部不适消失，之后未再反复。

3. 失音

患者，女，38 岁。

主诉：失声 2 周。曾服用强的松、抗生素、中药未效。来诊时只能耳语，无咽痛咳嗽，起病前曾咽痛 1 天，无生气等情绪问题。

查体：咽部充血（++），扁桃体充血（++），肿胀 2 度，喉镜示双声带轻微充血。

右侧颈部及胸锁乳突肌压痛明显，右肩压痛，腹软，右侧胁肋部稍硬。

诊断：功能性失音。

治疗：右侧颈前穴 3 针（2 针向上，1 针向肩穴）、喉部压痛点全息穴（针刺稍向下），留针 10 分钟。颈部压痛减轻少许，发音无改善；予调整针尖方向并做稍微提插，留针 20 分钟后轻提插刺激，同时让患者放松，按平时讲话方式讲话，逐渐恢复正常发音。续服中药 5 剂，疏解咽部之留邪。

分析：该患者失声 2 周，声带没有明显的炎症，活动闭合正常，故考虑为功能性失音。功能性失声是癔病的一种表现，较多见于女性，大部分患者与精神过度紧张或情绪剧烈波动有关。但该患者没有精神刺激史，情绪稳定，体查咽部及扁桃体有急性充血的表现，右侧颈肩部普遍压痛，没有咽痛（但起病时有咽痛一天病史），考虑因咽部及颈部炎症刺激导致喉部肌肉紧张而致失音，颊针治疗使这些紧张的肌肉得以松解而恢复正常发音。从中医的角度看，因邪毒侵袭，肺气失宣，而致金实不鸣，邪滞三阳经，不通则痛，故肩颈压痛明显。颈穴及颈前颊针治疗起到疏风通络散邪、宣肺开音的作用，则声音得以复原。

治疗图片：

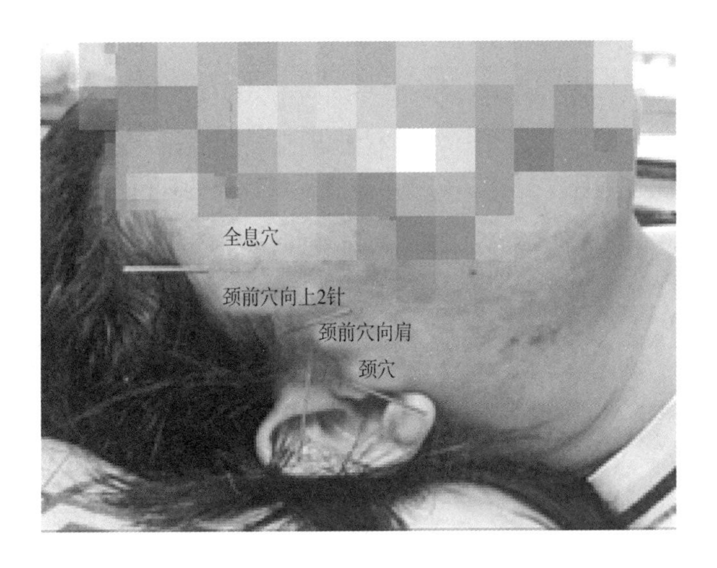

（王永洲、欧阳博文、周红、程兰、廖月红）

十、全息易象针灸技术

全息易象针灸是郑卫东教授以全息理论和易象理论为基础，研究其在疾病诊断、治疗中的应用学问。他研究不同层次的全息元之间、全息元与整体之间在时间及空间上的生理和病理的信息传递、信息感应等关系，以及这些关系在疾病的诊断、治疗中的应用。这是一门新兴的医学分支科学，研究的对象是各级全息元诊疗系统，如耳全息元诊疗系统、脐全息元诊疗系统、第二掌骨侧全息元诊疗系统等。将全息理论的诸多规律，如穴位全息律、生物全息律、倒像全息律、宇宙全息律、反极全息律、时间全息律等应用到医疗实践中，结合古老的易经太极理论和传统医学及现代医学理论，构成了全息易象针灸的理论框架。

20 世纪 80 年代，张颖清先生在针灸治病时偶然发现了第二掌骨侧有一个治疗腿痛的穴位，他透过表象，抓住本质，深入研究，发现了第二掌骨侧穴位群这一全新的穴位系统。在此基础上，相继提出了穴位全息律、全息胚学说、生物全息律等概念，创立了生物全息疗法和全息生物学理论。

郑卫东老师自 1984 年大学毕业开始就将全息理论和易经太极易象学说应用到医疗实践中，借鉴传统医学模式，结合易经太极学说和传统医学及现代医学理论，逐步形成了全息易象针灸的理论体系。于 1994 年和 1996 年先后编辑出版了《全息诊断治疗学》《百病单穴疗法》，2009 年编辑出版《太极六合针法》，2016 年出版《全息易象针灸（视频教程）》，2017 年编著《全息易象针灸》。

1996 年《全息诊断治疗学》被列为教育部高等医学院校选修课教材。2010 年以来，先后在全国乡村医生、针灸专业医生中推广全息易象针灸课程，培训乡村医生 3000 余人，临床各科医务工作者累计 5000 余人，四川省甘孜藏族自治州德格县佐钦琉璃光慈善藏医学院学生 300 余人。2017 年，响应国家“一带一路”的倡议，全息易象针灸先后 3 次远赴荷兰、德国、奥地利举办培训班，450 多名欧洲的中医从业者、西医从业者参加学习。全息易象针灸以其简便、易学、高效、安全的特点，受到学员的欢迎。

（一）理论基础

全息易象针灸基础理论包括全息理论和易象理论。全息理论的核心内容就是人体全息规律，人体全息律重新诠释了局部和整体的关系，“部分是整体的缩影”“部分包含着整体的全部信息”。全息理论把人体的每一个相对独立的部分都看成一个独立的个体，在这些独立的全息元个体上，分布着和整体脏腑器官排布规律一致的同名穴位群，在这些穴位群上以穴位全息律、极性全息律、倒像全息律、截面全息律、全息感应律、时间全息律等规律为指导，可以诊断疾病和治疗疾病。易象理论是把易经的象、数、理等原理，太极、阴阳、五行、八卦、河图、洛书等概念引入到针灸之中，结合《内经》的太极全息整体观念、阴阳应象原理，研究人体各级全息元诊疗系统，如第二掌骨侧全息元诊疗系统、手易象全息元诊疗系统、耳全息元诊疗系统、脐易象全息元诊疗系统、头易象全息元诊疗系统等。在这些易象全息元诊疗系统中，以全息易象原理为指导，灵活化裁，应象取穴，既可以诊断疾病，又可以在这些全息易象穴位群上施以各种治疗技术以治疗疾病。

全息易象针灸是现代全息理论和古老的易象理论的完美结合，是《内经》的易经整体思维和取象比类理论的延续，从经典中汲取精华，完善、发展了古典针灸技术，既有系统的理论知识，又有高效实用的特效组方。例如天一针法、胸七针、颈五针、腰五针、肩宁六针、腰宁六针、曲骨三针、新八髎穴等，对各种疼痛性、功能性疾病，以及内科杂症、神志病等具有独特疗效。

（二）穴位系统

穴位又称腧穴，是人体气血输注于体表的部位。若从全息理论角度看，穴位是全息元上与对应部位在生理、病理上相关的位点。如果机体内某一器官有病，其病理信息可以反映到各级全息元的对应位点。每一级全息元又可同时包含着整体的所有器官、脏腑的信息。这样，全息易象穴位系统更接近于部分－整体对应的实际情况。

全息易象穴位系统是全息易象针灸的重要组成部分。根据全息易象理论及全息相关学理论可知，人体内存在着不同级别的全息易象系统也就是全息元。不同级别的全息元上，都有全息易象穴位分布。各全息元，又可有不同模式的穴位排布方式。人体内各级全息元上穴位的表现形式，又因全息元的结构特点不同而各异。有的表现为线性排列，如传统的经络穴位、第二掌骨侧穴位系统、胫骨侧穴位系统等；有的表现为平面排列，如耳穴系统、足全息易象系统、全息易象手针系统、面穴系统、头针系统；有的则呈圆周排列，如眼针系统、神阙全息易象系统。一般来讲，全息元上的穴位分布，不管以何种形式，都与整体全息对应和整体应象排列一致，可成为整体缩影。但具体到某一穴位系统，其穴位的排列、分布模式又有差异。从全息易象理论角度来看，不论是线性排列、平面排列，还是圆周排列，都应为立体的三维结构。

全息易象穴位系统中，第二掌骨侧全息穴位系统是最经典的穴位系统，由头穴、颈肩穴、心肺穴、肝胆穴、脾胃穴、肾穴、腰穴、下腹穴、生殖穴等组成。具体排列方式如下（图 10–1）。

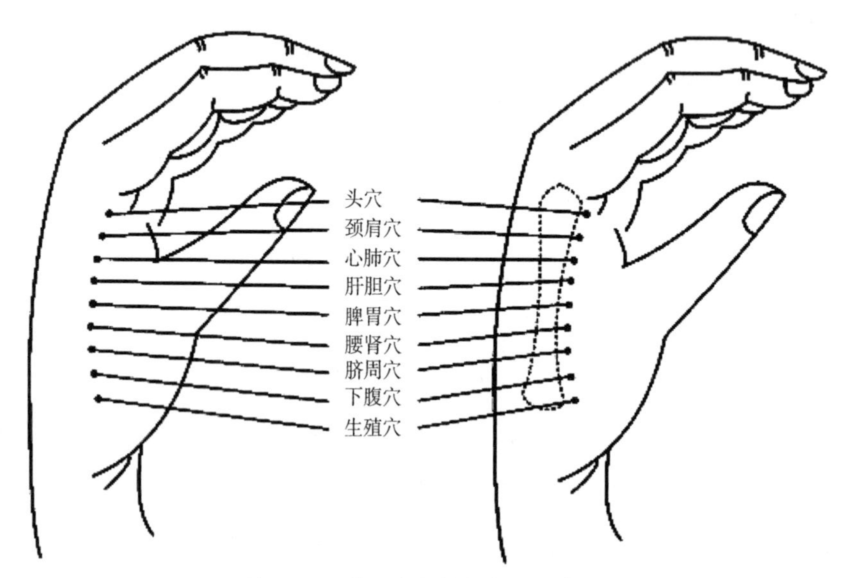

图 10–1　第二掌骨侧全息穴位系统

1. 头穴

定位：食指、掌指关节桡侧后凹陷处，相当于三间穴。

主治：牙痛、头痛、三叉神经痛及急性结膜炎等头面、眼、耳、鼻、口、牙齿疾病。

2. 生殖穴

定位：第一掌骨与第二掌骨根部交界处。

主治：子宫、膀胱、尿道、肛门及腿足部疾病。

3. 脾胃穴

定位：生殖穴与头穴连线之中点。

主治：胃炎及胃溃疡等胃肠疾病、肌肉疾病、扭挫伤等。

4. 心肺穴

定位：头穴与脾胃穴之间中点。

主治：心肺、乳腺及支气管、背部疾病。

5. 颈肩穴

定位：头穴与心肺穴之间中点。

主治：肩周炎、落枕及肘、腕、手、咽喉部疾病。

6. 肝胆穴

定位：心肺与脾胃穴之间中点。

主治：肝胆疾患、顽固性失眠等。

7. 腰肾穴

定位：脾胃穴与脐周穴连线上中点。

主治：遗尿、肾及小腹疾患。

8. 脐周穴

定位：脾胃穴与生殖穴连线中点。

主治：腰扭伤、腰腿痛及腹部疾病。

9. 下腹穴

定位： 腰肾穴与生殖穴连线中点。

主治： 阑尾炎、结肠炎等下腹部疾患。

需要说明的是，第二掌骨侧穴位群虽然每个穴位都以其对应部位或器官命名，实际上身体可分为无数个部位。因此，第二掌骨侧就应有许多对应穴位。同时，每个穴位除治疗同名器官或部位的疾病外，还可治疗与之在同一截面上的其他器官和部位的疾病（表 10–1）。

表 10–1　第二掌骨侧穴位与其所对应的部位或脏器

穴位	部位或器官
头　穴	头、眼、耳、鼻、口、牙
颈肩穴	颈、甲状腺、咽喉、气管上段、肩、上肢、食管
心肺穴	肺、心、胸、乳腺、气管、食管、背
肝胆穴	肝、胆
脾胃穴	脾、胃、膈肌、胰
腰肾穴	腰、肾、大肠、小肠
脐周穴	腰、脐周、大肠、小肠
下腹穴	下腹、大肠
生殖穴	子宫、膀胱、卵巢、睾丸、外阴、肛门及下肢

第二掌骨侧穴位群的原排列方式：头穴、颈穴、上肢穴、心肺穴、肝穴、胃穴、十二指肠穴、肾穴、腰穴、下腹穴、腿穴、足穴共计 12 个穴位。据多年临床实践经验，结合人体解剖结构及生物学知识，将其改成现在的排列方式。人的躯干应以头部和生殖部为两极，腿足只是从生殖部长出的分支，像上肢一样，不能作为人的另一极。经过反复临床验证，现行的全息穴位以头穴至生殖穴的排列方式更符合全息律的本意。为什么两套全息穴位分布具有相同功能呢？原因很简单，因下肢和足部是从人的另一极生殖部生长出来的分支，因此生殖穴亦可代表腿、足部。

（三）治疗技术

随着全息易象针灸的不断发展，临床上全息易象针灸治疗方法也不断增多。常用的方法有针刺疗法、灸疗法、点穴按摩疗法、贴压疗法、刮痧疗法、拔罐疗法等。总之，传统针灸疗法适用的方法，均可作为全息易象针灸治疗的手段。

针刺疗法是临床上最常用的全息疗法之一，它是采用毫针刺激全息穴位治疗疾病的一种方法。

针刺疗法适用于第二掌骨侧全息穴位、胫骨侧全息穴位，以及眼针、耳针、头皮针、手部穴位及鼻部全息穴位。

1. 针刺前准备

（1）针具选择：毫针是针刺疗法最常用的针具。临床上根据患者和选取的穴位群选择合适的针具。为了针刺安全，针刺前应认真选择，要求毫针针尖必须尖而不锐，圆滑不钝；不可有倒钩、毛刺；针身必须光滑挺直，不能弯曲、锈蚀，针身应牢固；针具的长短应适中，如耳穴宜选用 0.20mm×13mm 的毫针，其他穴位选用 0.30mm×40mm 的毫针。

（2）体位选择：应以医者能够正确取穴、操作方便、患者舒适、便于留针为原则。常见体位包括坐位、仰卧位、俯卧位等。

（3）针刺消毒：包括针具、医者双手及患者针刺部位。针具消毒常采用高压蒸气消毒、75%酒精浸泡消毒、煮沸消毒等。现在一次性针具的广泛使用，针具消毒已经很好地得到解决。医者双手在施术前应洗净双手，再用 75%酒精棉球涂擦。施术部位采用 75%酒精擦拭消毒。清毒时，不能在同一部位反复揉擦，应由内向外或朝一个方向擦拭。

2. 毫针基本刺法 针刺时，一般可惯用右手持针，称为“刺手”；左手按压固定穴位，辅助针刺，称为“押手”。

一般以拇指、中指、食指三指夹持针柄，以无名指抵住针体，如同握笔，故又称“握笔式持针法”。

进针时运用指力快速捻转刺透皮肤，再行捻转刺向深层。押手固定穴位，减少进针时的疼痛。常用的进针法有单手进针法、双手进针法、套管进针法等。

针刺操作过程中，要掌握好进针的角度和深度。角度常分为直刺、斜刺和平刺。针刺的深度一般以既有针感又不伤及重要脏器为原则。腧穴部位不同，针刺深度有所不同。此外，针刺的深度还与年龄、体质、气血盛衰、时令等有关。

临床上基本的针刺手法，包括捻转法和提插法。为了加强针感、提高疗效，除常用基本手法外，还可以加用辅助手法，包括循、弹、刮、搓、颤等。

临床中也常用针刺补泻，其原则是盛则泻之、虚则补之、热则疾之、寒则留之、陷下则灸之、不盛不虚以轻取之。常用的补泻手法有旋转补泻、提插补泻、疾徐补泻、迎随补泻、呼吸补泻、开合补泻，以及烧山火透天凉等复试补泻手法。

针刺过程中还需要留针以加强针感，持续发挥作用。留针时间长短视病情而定，一般留针 15 ～ 30 分钟，对慢性病、顽固性疾病可增加留针时间。此外，不同全息元穴位留针时间亦有差异，如眼穴针刺留针要短，一般 5 分钟。

针刺完毕即可出针，一般先以左手持消毒棉球按压针孔周围，右手将针提至皮下，然后将针拔出。如结合补泻，补法应迅速按压针孔，泻法则不按针孔，甚至摇大针孔。

3. 针刺意外及预防 全息易象针灸常用的针刺疗法比较安全，但如操作不慎，手法不当，临床上也会出现意外情况。

（1）晕针：是临床上最常见的针刺意外。患者突然出现面色苍白、头晕目眩、神疲乏力、恶心欲吐、出冷汗、四肢发冷、心慌、血压下降等，重者可有神志昏迷、唇甲紫绀、二便失禁等，多由于患者体质虚弱、精神紧张、过度疲劳、饥饿、大汗、大泻、大出血之后、或体位不当、针刺手法过重等引起。遇到晕针应立即停止针刺，将针取出，使患者平卧，给予温开水或糖水，片刻即可恢复。重者在上述处理基础上，刺人中、关元、内关、足三里等穴，一般可恢复。临床上为避免晕针，针刺前首先做好解释工作，消除对针刺的顾虑，同时选用舒适的体位，最好采用卧位，选穴宜少，手法要轻。患者过度疲劳，饥饿、大渴时，应先休息，进食、饮水后再针刺。医者在施术过程中，如发现患者头晕、恶心、面色苍白等晕针先兆时，应及早采取措施，防患于未然，以免造成意外。

（2）滞针：也是临床常见的针刺意外，表现为针在体内捻转、提插、出针困难。勉强捻转后，患者疼痛加重，常由于患者精神紧张，针刺入腧穴后，局部肌肉紧张收缩所致。一旦滞针，可延长留针时间，或在滞针穴位附近循按、叩压，配合刮针柄、弹针柄，使缠绕肌纤维回缩，即可缓解。为了预防滞针，医者应对精神紧张做好思想工作，并注意手法，避免单向持续捻转。

（3）血肿：出针后，针刺部位皮肤肿胀，呈青紫色，常见于眼穴及血管丰富、组织疏松部位。引起血肿的原因是针刺时刺伤血管，或手法粗暴，损伤组织。出现小块青紫肿胀，一般不须处理。若局部出血肿胀较大，可以先做冷敷止血，轻按局部，然后热敷以促进局部瘀血吸收。为减少血肿出现，医者应在针刺时的手法应轻缓，避开血管，出针时立刻压迫针孔。

4. 注意事项

（1）过度疲劳、过饥、过饱、精神紧张，不宜立即针刺，需患者恢复常态后再治疗。

（2）体质虚弱者，不宜使用强刺激手法，并尽量采取卧位针刺。

（3）针刺时，应避开血管，以防出血。有出血倾向或出血性疾病者不宜针刺。

（4）皮肤局部有溃疡、冻疮、感染、瘢痕者不宜针刺。

（5）孕妇3个月以内者，少腹部穴位禁针；3个月以上者，腹部及针感较强的穴位不宜针刺；有习惯性流产者，慎用针刺疗法。

5. 针刺步骤 在第二掌骨侧全息诊法的基础上，对疾病所对应的穴位进行针刺，以达治疗疾病的目的。

（1）取穴方法：同“第二掌骨侧速诊法”。所不同的是，应根据病变部位来选择需要针刺的穴位，例如肝脏有病，取肝穴治疗。通常疾病对应的穴位，正好是速诊法中压痛明显的部位。

（2）治疗方法：在第二掌骨桡侧寻找敏感点，皮肤常规消毒，选用 28 ～ 30 号、1 ～ 1.5 寸毫针，沿第二掌骨桡侧，紧贴掌骨边缘，垂直于皮肤进针，快速捻转刺入，一般刺入 8 分。头穴垂直进针很浅，应呈 30°角进针，斜刺 6 ～ 8 分。

如果取穴准确，刺入后即刻捻转进针，针刺部位可产生明显酸、麻、胀、重感觉，并可沿桡骨方向传导或向手指方向传导。如无强针感时，须将针提至皮下，将针尖稍改变一下方向后重新刺入，以寻求针感最明显部位。这样反复操作，直至找到最强的针感点为止。

第二掌骨侧穴位的针感比传统的针刺穴位针感强，刺入后一般留针 20 ～ 30 分钟，留针期间可每隔 5 ～ 10 分钟行捻转 1 次，以维持较强针感。如果针感一直很强，可不予行针。若针后数分钟内，患部有微热、舒服、凉爽、疼痛减轻等感觉，则提示疗效好。针刺结束后，慢慢捻转出针，用消毒干棉球压迫针孔，以防出血。

一般每日针刺 1 次，7 次为 1 个疗程，休息 2 ～ 3 天后再治疗第 2 个疗程，如果治疗 3 个疗程后无效或效差，则停止针刺，改用其他疗法。

除此之外，全息易象针灸的治疗技术还包括艾灸技术、按摩技术、刮痧技术、拔罐技术、埋线技术、穴位贴敷技术等。

（四）适应证

全息易象针灸对临床常见病、多发病具有良好的治疗效果。通常传统针灸按摩疗法的适应证都是全息易象针灸技术的适应证，特别是对疼痛性、功能性疾病有显著效果。

1. 各种疼痛性疾病 损伤性疼痛如扭伤、挫伤、骨折、落枕、切割伤、烫伤等引起的疼痛，特别对急性扭挫伤疗效显著；对各种手术后疼痛、瘢痕痛、麻痹后疼痛等疗效较好，常用来代替或减少杜冷丁等麻醉止痛剂；炎症性疼痛如咽喉炎、扁桃体炎、乳腺炎、脉管炎、关节炎等；神经性疼痛如头痛、三叉神经痛、坐骨神经痛、肋间神经痛等；以及各种肿瘤性顽固性疼痛。

2. 各种炎症性疾病 如咽喉炎、扁桃体炎、腮腺炎、急性结膜炎、胃肠炎、阑尾炎、胆囊炎、盆腔炎、末梢神经炎等。

3. 功能性疾病 如梅尼埃综合征、高血压、心律紊乱、多汗症、面肌痉挛、神经衰弱、月经不调、功能性子宫出血、痛经等。

4. 过敏性疾病 如过敏性鼻炎、过敏性哮喘、荨麻疹、过敏性肠炎等。

5. 代谢、内分泌疾病 如甲状腺肿、甲状腺机能亢进、糖尿病、肥胖症、尿崩症等。

6. 各种慢性疾病 如腰腿痛、肩周炎、颈椎病、脑震荡后遗症、慢性胃肠炎、胃溃疡等。

7. 其他 如传染病、催乳、戒烟、预防输液反应、晕动症，以及保健、美容、手术麻醉等。

总之，全息易象针灸技术经临床验证可治疗350多种疾病，对80余种疾病效果良好，是一种适应性广、简便、有效、安全的治疗方法。

（五）禁忌证

全息易象针灸比较安全，临床上无绝对禁忌证，但下列情况应该注意：

1. 严重心脏病患者不宜使用，更不能用强刺激，如电针等。

2. 严重的器质性病变不宜应用，如高度贫血、多脏器功能衰竭等。

3. 有出血性倾向的患者不宜用针刺疗法，以免引起出血。

4. 妇女经期内暂不宜应用；孕妇慎用，特别是刺激比较强的疗法。

5. 皮肤溃疡、冻疮、湿疹、瘢痕等部位不宜针刺。

6. 不适宜某种全息疗法的患者，如眼睑肥厚患者不宜用眼针疗法。

全息易象针灸以其“简便、易学、安全、高效”的特点，受到中医针灸医者、养生堂保健从业者以及中医爱好者的喜欢。特别是在乡村医者中公益推广，使“拿习惯了注射器的手，拿起了针灸针”，取得了很好的效果。

（郑卫东、闫玉红、刘奇）

十一、董氏奇穴针灸技术

董氏奇穴针灸技术，是董景昌先生（1916—1975，祖籍山东省平度县）在其家传奇穴基础上，发展完善起来的一套独特针灸体系。该法源于山东，流行于台湾，经董氏再传弟子左常波10多年的传播，在中国大陆针灸学界影响深远。

董氏奇穴针灸技术具有两大特征：①源自齐鲁民间，极具浓郁的地域文化特质；②与道门相连，富有浓厚的中华道学特征。整体架构是在传统十四正经针灸体系之外，发展出了另外一套针灸范式，二者互为经纬，相映成趣。

该技术分为董氏奇穴和董氏针法两部分。董氏奇穴号称共有740穴，目前真正公开的尚不足200穴，分布在手指、手掌、前臂、上臂、足趾 、足背、小腿、大腿、双耳、头面（依次称之为：一一部位、二二部位……十十部位）以及前胸、后背等12个部位，脉络清晰，有章可循。临床中，以董氏掌诊为诊断方法，特种针法有倒马针法、动气针法、牵引针法、不定穴针法，尤重刺血针法，对各种痛症、神经系统疾病、内科慢性病、妇科病、心理疾病、多种皮肤病以及各种疑难怪病等疗效可观。

（一）常用器具及基本操作方法

1. 针具　选用直径0.2～0.3mm、长15～50mm毫针，针身应光滑无锈蚀、针尖锐利无倒钩、针柄牢固无松动。

2. 精选特效董氏奇穴

（1）灵骨穴（图11–1）

主治：坐骨神经痛、腰痛、足痛、瘫痪、半身不遂、妇女月经脉不调、经闭、难产及背痛、耳鸣、耳聋、偏头痛、痛经、腹痛、眩晕。

取穴： 攥拳取穴，在拇指、食指叉骨间，第一掌骨与第二掌骨结合处，与重仙穴相通。

刺法： 用 1.5 ～ 2 寸针，针深可透过重仙穴（过梁针）。

（2）大白穴（图 11–2）

主治： 小儿气喘、高热、坐骨神经痛。

取穴： 在手背面，第一掌骨与第二掌骨结之间，贴近第二掌骨桡侧，距灵骨穴 1 寸处。

刺法： 用 1.5 寸针，针 0.5 ～ 1 寸深。

注意： 孕妇禁针。

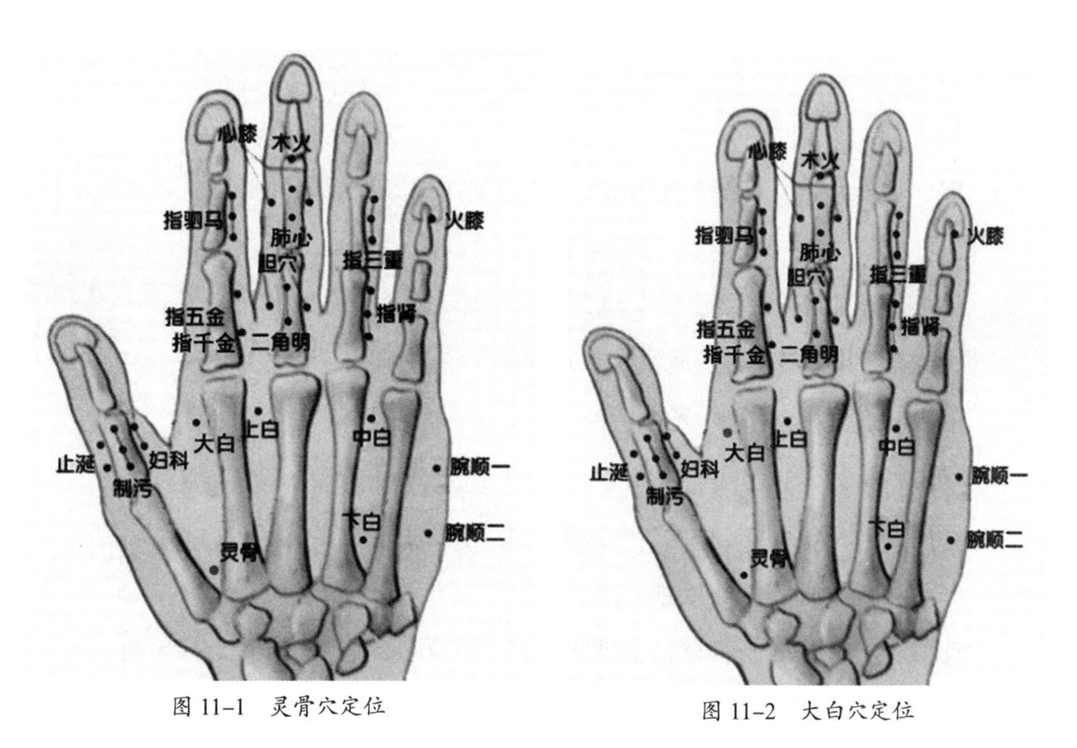

图 11–1 灵骨穴定位　　图 11–2 大白穴定位

（3）大叉穴（图 11–3）

主治： 通达周身表里上下。

取穴： 在拇、食指分叉口处，当赤白肉际中点取穴。

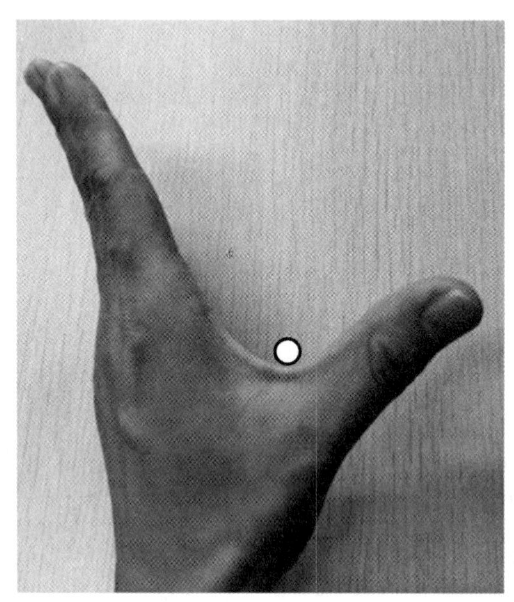

图 11-3 大叉穴定位

刺法：针深 0.5 ～ 1.5 寸。

按：这是左常波教授在董氏思想启发下，独立发现的一个奇穴，临床验之有效。

（4）侧三里（图 11-4）

主治：牙痛、颜面神经痛、三叉神经痛、肋间神经痛、急腹症。

取穴：小腿外侧上端，足三里后 1 寸。

刺法：针 1 ～ 1.5 寸。

运用：本穴对治疗偏头痛、甲状腺肿大、舌下肿等有良效。

（5）侧下三里（图 11-5）

主治：牙痛、面神经麻痹、肋间神经痛、三叉神经痛、偏头痛、阑尾炎。

取穴：在侧三里穴直下 2 寸。

刺法：针深 0.5 ～ 1.5 寸。

运用：侧下三里穴与侧三里穴常并用治疗。单侧取穴：治左取右穴，治右取左穴。

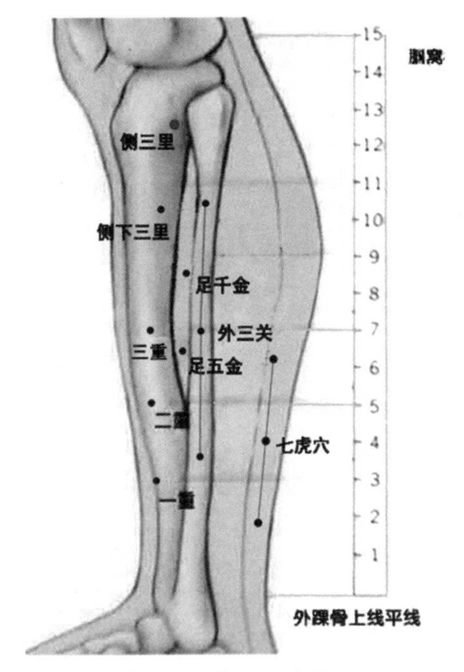

图 11–4　侧三里定位

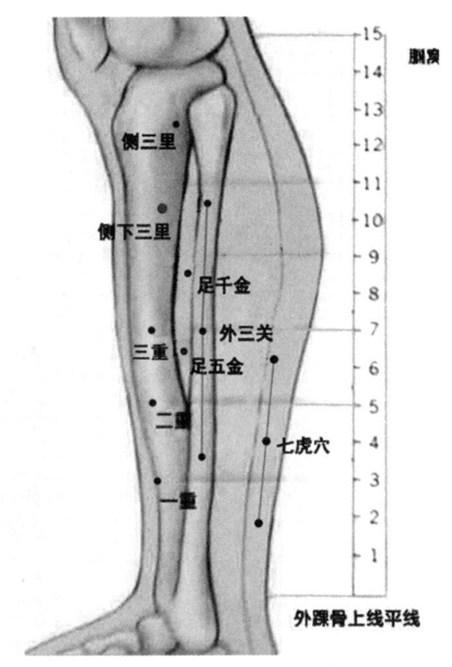

图 11–5　侧下三里定位

（6）足五金（图 11–6）

主治：急性肠炎、鱼刺骨鲠、肩背痛、喉咙生疮、喉炎（火蛾病）、扁桃腺炎、甲状腺肿。

取穴：在侧下三里穴外开 5 分，再直下 2 寸。

刺法：针深 0.5 ～ 1.5 寸。

（7）正会穴（图 11–7）

主治：四肢颤抖、各种风证、身体虚弱、小儿惊风、口眼歪斜、半身不遂、中风不语。

取穴：在头顶正中央。患者正坐，以细绳竖放头顶中，前垂鼻尖，后垂颈骨正中，另以一绳横放头顶，左右各垂耳尖，此绳在头顶之交叉点是穴。

刺法：针深 0.1 ～ 0.3 寸。

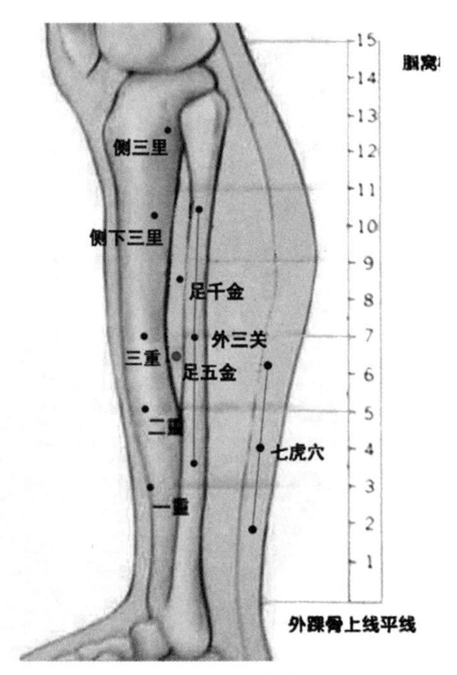

图 11-6　足五金定位

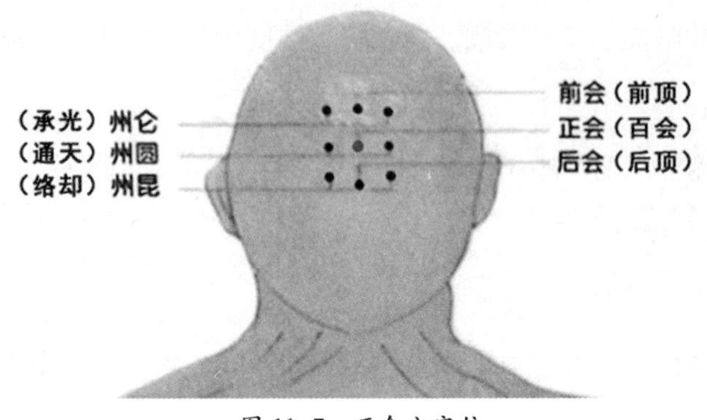

图 11-7　正会穴定位

（8）通关穴（图 11-8）

主治： 心脏病、心包络痛、心两侧痛、风湿性心脏病、眩晕、心悸、胃病、膝盖痛、脑溢血。

取穴： 当大腿正中线之股骨上，距膝盖横纹上 5 寸处。

刺法： 针深 0.3 ～ 0.5 寸。

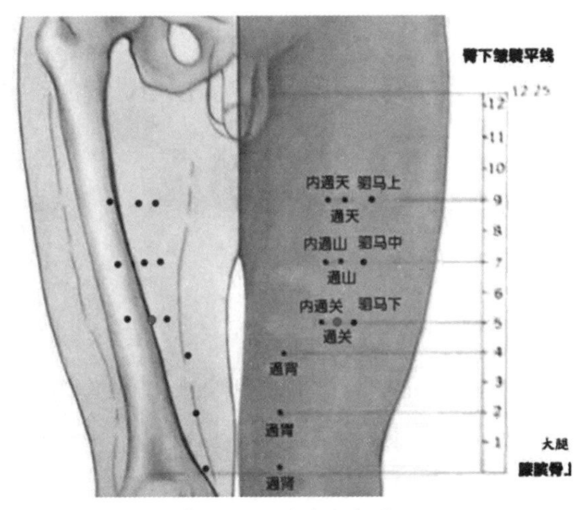

图 11–8　通关穴定位

（9）三金穴（图 11–9）

主治：膝盖痛。

取穴：包括金斗、金吉、金陵三穴，即分别为第三、四、五胸椎旁开 3 寸。

手术：用三棱针刺出血。左痛取左穴，右痛取右穴，双侧痛则双侧取穴。

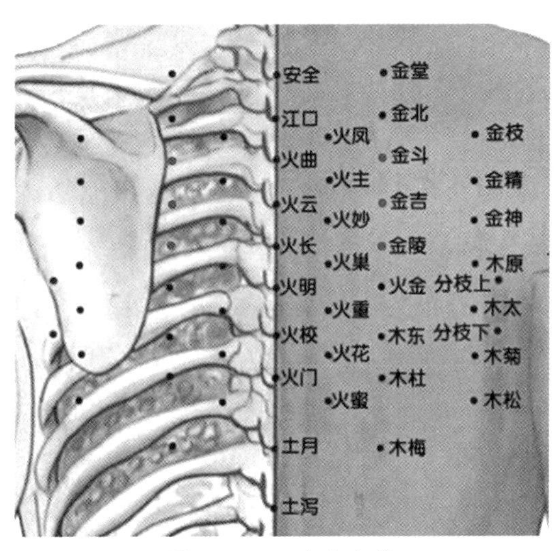

图 11–9　三金穴定位

3. 董氏特种针法　董氏特种针法有倒马针法、动气针法、牵引针法、不定穴针法等四种。

（1）倒马针法：即采用两针或三针并列的方式，是加强疗效的一种特殊针法。两针并用为小倒马针，三针并用为大倒马针。具体操作可依序扎针，均以得气为度。

（2）动气针法：以动引其气之义。即在某个特定穴位进针得气后，边捻针边令患者活动患处的方法。针后病痛可立即减轻，表示针穴与患处之气相互通应，起到疏导与平衡作用，停止捻针后视情况留针或出针。如果病程短，治疗放果好，可立即出针；若病程较久，则宜留针，其间必须捻针数次以行气，同时令患者不断活动患处以引气。

（3）牵引针法：即先以健侧远端取穴为治疗针，再以患侧远端取相关穴位作牵引针，然后两端同时捻针，交互感应，遥遥相引。这样患处必在两穴之间，再配以动气针法通而调之，往往立见奇效。牵引针法真正起到了“牵一发而动全身”的作用。

（4）不定穴针法：此法讲究治病无定穴，取穴无定处，注重疾病的外在感应（知象则理在其中），有病必有象，有象必有应，取应必有验，正所谓“睹其应，而知五脏之害”。

（二）常见病的董氏奇穴治疗技术

1. 头痛（原发性头痛）

概述：本病是以头部疼痛为主要临床表现的病证，可由各种外感及内伤因素导致头部经络功能失常、气血失调、经络不通或脑窍失养所致。依据1994年国家中医药管理局颁布的《中医病证诊断疗效标准》进行诊断。

治则治法：解痉通络，祛风止痛。

操作步骤：取穴侧三里、侧下三里，并针肾关，针深0.5～1.5寸，留针45分钟。每日1次，3次为1个疗程，共治疗1～2个疗程。

2. 漏肩风（肩关节周围炎）

概述：本病以肩周疼痛，伴肩关节活动功能障碍为主要表现，疼痛多以夜间为甚，常因天气变化及劳累而诱发。查体：肩部肌肉萎缩，肩前、后、外侧均有压痛，外展功能受限明显。本病好发年龄在 50 岁左右，女性发病率高于男性，多见于体力劳动者。常因外伤筋骨，气血不足，复感风寒湿邪所致。本病按照 1994 年国家中医药管理局颁布的《中医病证诊断疗效标准》进行诊断，相当于现代医学的肩关节周围炎。

治则治法：通经活血，祛风止痛。

操作方法：取健侧穴肾关，针深 0.5 ～ 1.5 寸，边捻针边令患者活动患处，留针 30 ～ 45 分钟。若有后转困难者，可取健侧足五金；病久肩部凝硬过度者，需辅以肩部解筋结及肘横纹处的瘀络刺络放血。每周 3 次，2 周为 1 个疗程，共治疗 1 ～ 2 个疗程。

3. 腰痛（腰椎间盘突出症、腰背肌筋膜炎）

概述：腰痛是以自觉一侧或双侧腰部疼痛为主症的一类病证，多因感受外邪、跌仆损伤或劳欲过度等引起。主要表现为腰部重痛、酸麻、活动障碍，或见痛连臀腿，或因咳嗽、喷嚏等使疼痛加剧。本病参按照 1994 年国家中医药管理局颁布的《中医病证诊断疗效标准》进行诊断，相当于西医学的腰部扭伤、腰椎间盘突出症、腰背肌筋膜炎等。

治则治法：通经活络，舒筋止痛。

操作方法：取穴灵骨、大白。灵骨用 1.5 ～ 2 寸针，针深 1.5 分；大白穴用 1.5 寸针，针 0.5 ～ 1 寸。边捻针边令患者活动患处，留针 30 ～ 45 分钟。每周 3 次，2 周为 1 个疗程，共治疗 1 ～ 2 个疗程。

4. 中风病（脑梗死、短暂性脑缺血发作、脑出血）

概述：中风病是以猝然昏倒、不省人事，伴口角歪斜、语言不利、半身不遂；或仅以口僻、半身不遂、偏身麻木为主要临床表现的一种病证。多因风、火、痰、瘀等病邪上扰清窍，导致窍闭神匿，神不导气而发为本病。中风并发症有吞咽困难、共济失调、语言不利、便秘、肩周炎、癃闭、视力障碍、听力障碍、血管性痴呆等。本病按照 1994 年国家中医药管理局颁布的《中医病证诊断疗效标准》进行诊断。

治则治法：醒脑开窍，调和经脉，疏通气血。

操作步骤：取穴正会、前会、后会和健侧灵骨、大白；正会、前会、后会针深 0.1 ～ 0.3 寸；灵骨用 1.5 ～ 2 寸针，针深 1.5 寸；大白穴用 1.5 寸针，针 0.5 ～ 1 寸，其中灵骨、大白配合动气针法。每天 1 次，10 天为 1 个疗程，共治疗 1 ～ 2 个疗程。

（三）禁忌证

1. 过于疲劳、精神高度紧张、饥饿者不宜针刺。

2. 皮肤感染、溃疡、瘢痕和肿瘤部位禁忌针刺。

3. 有出血性疾病的患者，或常有自发性出血，或损伤后不易止血者不宜针刺。

（四）注意事项

1. 年老体弱者针刺，应尽量采取卧位，取穴宜少，手法宜轻。

2. 孕妇慎用。

3. 重要脏器的体表区不宜深刺。

4. 对于一些急危重病的治疗，应根据情况及时采用综合治疗，才能更有利于患者，也可充分发挥针灸的作用。

（左常波、米建平、余焯燊、王舒婷）

十二、脐针疗法

脐针疗法是温州针灸名家齐永先生根据易理和中医理论创立的，在脐部实施针术，从而达到平衡阴阳、祛除疾病目的的一种针法。其核心思想是将后天八卦放置在肚脐上，用后天八卦的方位与人体脏腑的五行关系，以及肚脐的胚胎发育，因为肚脐解剖位置的特殊性，故可利用易经的理论来指导针灸临床。

（一）脐部解剖的基本知识

脐的几个部位包括脐中央朝外凸出的瘢痕状组织称为“脐蕊”，脐孔的周缘壁称为“脐壁”，脐壁与脐蕊相连的皮肤凹陷称为“脐谷”。其中脐壁是主要脐针进针区，而脐蕊是禁止进针区。

后天八卦与人体的关系如下：

乾位：方位在西北，五行属金，与人体头、大肠相连，定点在脐之右下部（时钟 4、5 点处）。如该处有变化时，可提示脑部、大肠等方面疾病。

兑位：方位在西，五行属金，与人体口、肺相连，定点在脐之右侧（时钟 3 点处）。如该处有变化时，可提示呼吸系统、口腔等部位的疾病。

离位：方位在南，五行属火，与人体心、小肠、目相连，定点在脐之上部（时钟 12 点处）。如该处有变化时，可提示心血管系统、小肠或眼部疾病。

震位：方位在东，五行属木，与人体肝、足相连，定点在脐之左侧（时钟 9 点处）。如该处有变化时，可提示肝胆系统、下肢等部位的疾病。

巽位：方位在东南，五行属木，与人体胆、股相连，定点在脐之左上方（时钟 10、11 点处）。如该处有变化时，可提示肝胆系统、侧腰部等部位的疾病。

坎位：方位在北，五行属水，与人体肾、耳部相连，定点在脐之下方（时钟

6 点处）。如该处有变化时，可提示泌尿系统、生殖系统、耳等部位的疾病。

艮位：方位在东北，五行属土，与人体胃、手相连，定点在脐之左下方（时钟 7、8 点处）。如该处有变化时，可提示消化系统、上肢等部位的疾病。

坤位：方位在西南，五行属土，与人体脾、腹相连，定点在脐之右上方（时钟 1、2 点处）。如该处有变化时，可提示消化系统、腹部等部位的疾病。

（二）脐针全息图

将后天八卦、洛书全息和十二地支与脐壁一一对应，就形成了以下脐针全息图（图 12–1）。

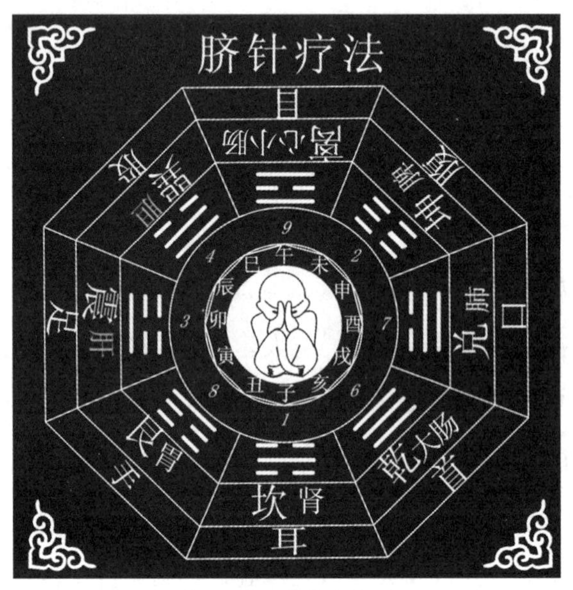

图 12–1　脐针全息图

必须强调两点：其一，后天八卦图的方位正好与地图相反，地图是上北下南、左西右东，而后天八卦图则是上南下北、左东右西。其二，在行脐针疗法时，上下左右方位是医者看患者，绝非是患者本身的方位。比如肝病在左（震）位，这是医者看患者时的方位。而在患者身上，肝则在右位，这一点千万不可搞错。

（三）脐针穴位定位

1. 后天八卦穴位的定位 将人体脐部看作是一个后天八卦图，将脐蕊为中心向四周八方扩散，形成八卦的方位。就此方位将上、下、左、右、左上、左下、右上、右下分别按后天八卦定下离、坎、震、兑、坤、乾、巽、艮八个方位，并通过八卦方位找出相应的疾病对应关系，然后进行治疗。比如呼吸系统的疾病，我们一般取兑位（即右位），就是将针在脐部的右壁刺入，方向朝外，呈放射状，留针数分钟；如肝病则取震位（即左位），就是这样简单（表 12–1）。

表 12–1 脐针后天八卦穴位的定位

穴位名称	定位
乾（QH1） qián	脐壁右下
坤（QH2） kūn	脐壁右上
离（QH3） lí	脐壁上方
坎（QH4） kǎn	脐壁下方
兑（QH5） duì	脐壁右侧
艮（QH6） gèn	脐壁左下
震（QH7） zhèn	脐壁左侧
巽（QH8） xùn	脐壁左上

2. 脐针洛书全息穴位的定位 按照洛书定位，即“戴九履一，左三右七，二四为肩，六八为足（在临床治疗中实为股）”进行全息定位，如脐针全息图中小人图型。临床上可根据疾病发生的部位在相应的脐壁上寻找压痛点，然后用针灸毫针以脐蕊为中心，在脐壁上进行针刺治疗（表 12–2）。

表 12-2 洛书全息穴位的定位

穴位名称	定位
头（QL1） tóu	脐壁上方，相当于后天八卦的离位
足（QL2） zú	脐壁下方，相当于后天八卦的坎位
肩（QL4、5） jiān	脐壁左上和右上，相当于后天八卦的巽位和坤位
腰（QL6、7） yāo	脐壁左侧和右侧，相当于后天八卦的震位和兑位
股（QL8、9） gǔ	脐壁左下和右下，相当于后天八卦的艮位和乾位
手（QL10） shǒu	脐壁上方，相当于后天八卦的离位

3. 子午流注穴位的定位 将人体脐部看作一个时钟，将脐蕊为中心向四周扩散形成十二的方位（表 12-3）。就此方位将下、左下、左、左上、上、右上、右、右下分别按子午流注的十二个时辰，定为子、丑、寅、卯、辰、巳、午、未、申、酉、戌、亥十二个方位，与一天 24 小时和十二经络一一对应（一个时辰对应 2 个小时，如子时为 23 ～ 1 时，与胆经相通），如疾病集中在某个时辰病情出现变化或某一经络病变，可以选取对应时辰进行治疗。比如慢性呼吸道患者出现寅时咳嗽加重，可以取寅时进行治疗；或某人出现胆经病变，也可以直接选取子时进行处理。

表 12-3 脐针子午流注穴位的定位表

穴位名称	定位
子（QZ01） zǐ	脐壁下方，相当于时钟的 6 点方向
丑（QZ02） chǒu	脐壁左下方，相当于时钟的 7 点方向
寅（QZ03） yín	脐壁左下方，相当于时钟的 8 点方向
卯（QZ04） mǎo	脐壁左侧，相当于时钟的 9 点方向
辰（QZ05） chén	脐壁左上方，相当于时钟的 10 点方向
巳（QZ06） sì	脐壁左上方，相当于时钟的 11 点方向
午（QZ07） wǔ	脐壁上方，相当于时钟的 12 点方向

续表

穴位名称	定位
未（QZ08） wèi	脐壁右上方，相当于时钟的 1 点方向
申（QZ09） shēn	脐壁右上方，相当于时钟的 2 点方向
酉（QZ10） yǒu	脐壁右侧，相当于时钟的 3 点方向
戌（QZ11） xū	脐壁右下方，相当于时钟的 4 点方向
亥（QZ12） hài	脐壁右下方，相当于时钟的 5 点方向

（四）常用脐针穴位配伍

1. 天地定位 坤乾两针。

2. 雷风相搏 震巽两针。

3. 山泽通气 艮兑两针。

4. 水火既济 坎离两针。

5. 健脾三针 巽离坤（男），震离坤（女）。

6. 升阳三针 坎巽离（男），坎震离（女）。

7. 滋阴三针 离坤兑（男），离坤乾（女）。

8. 补肾三针 坤兑坎（男），坤乾坎（女）。

9. 木局三针 卯、未、亥。

10. 火局三针 午、戌、寅。

11. 金局三针 酉、丑、巳。

12. 水局三针 子、辰、申。

13. 四隅针方 巽、坤、乾、艮。

14. 四正针方 震、离、兑、坎。

15. 五行针方 震、离、坤、兑、坎。

（五）适应证

1. 内科 感冒、急性支气管、心律失常、高血压病、冠心病、腹泻、便秘、消化性溃疡、胃炎、面神经麻痹（急性期、慢性期）、面肌痉挛、头痛、三叉神经痛、中风（中风后遗症）等。

2. 骨伤科 颈椎病（椎动脉型颈椎病、神经根型颈椎病）、肩周炎、肱骨外上髁炎、腰椎间盘突出症、膝关节骨性关节炎、痛风性关节炎、强直性脊柱炎等。

3. 妇科 痛经、经前综合征、更年期综合征、月经不调、慢性盆腔炎、乳腺增生、子宫肌瘤等。

4. 儿科 小儿腹泻、消化不良、小儿脑瘫等。

5. 皮肤科 痤疮、慢性荨麻疹、银屑病等。

6. 官科 咽炎、突发性耳聋等。

（六）操作步骤与要求

1. 施术前准备

（1）针具选择：采用符合标准的无菌针具，规格为直径 0.25mm，长度 25 ～ 40mm。

（2）体位选择：患者取仰卧位，暴露腹部。

（3）消毒

针具消毒：应选择一次性针具。

部位消毒：可用 75% 医用乙醇棉球在脐部等施术部位消毒。

医者消毒：医者双手应先用肥皂水清洗干净，再用 75% 医用乙醇擦拭。

（4）取穴方法：取穴时，以腹白线为纵轴坐标，是以腹白线作为离位、坎位确定的体表标记。

（5）脐针穴位的定位

① 压痛点定位进针法：有 20% 左右患者可以在脐壁找到十分敏感的压痛点，

越是急性病，压痛部位越明显。只要用探针找到压痛点，一针即可见效。而寻找压痛点则是按照洛书定位，即“戴九履一，左三右七,二四为肩，六八为足（在临床治疗中实为股），五居于中”。根据疾病发生的部位，在相应脐壁上寻找压痛点，然后用毫针以脐蕊为中心，向外呈放射状刺入压痛点，留针数分钟。进针深度为 0.5 ～ 1 寸。

② 寻找皮下结节法：有许多慢性病患者可以在脐壁上找到皮下结节，按之有疼痛，颜色与皮肤相同，结节硬，一般活动度差，大小如同小米粒。当发现结节后，可以将针刺到结节上，病变可较快改善。

③ 八卦定位进针法：利用易学中的后天八卦图的五行生克制化，也是脐针治疗应用最多的方法。将人体脐部看作一个后天八卦图，即将上、下、左、右、左上、左下、右上、右下分别定为后天八卦的离、坎、震、兑、坤、乾、巽、艮八个方位，并通过八卦方位找出疾病对应关系，然后进行治疗。比如呼吸系统的疾病，我们一般取兑位（即右位），就是将针在脐部的右壁刺入，方向朝外，呈放射状，留针数分钟。

④ 五行生克制化法：在临床实践中常遇到同种疾病的各种不同类型的患者，可采用中医的八纲辨证法，分清阴阳、虚实、表里、寒热，采用虚则补其母，实则泻其子法，利用木、火、土、金、水五行相生相克方法来补其不足，泻其有余。

⑤ 阴阳相交法：后天八卦中乾为父、艮为少男、坎为中男、震为长男，坤为母、兑为少女、离为中女、巽为长女。如女性患者应用补肾三针时，应选用坤乾（老父，属金）坎；而男性患者选用坤兑（少女，属金）坎。

⑥ 十二地支进针法：根据子午流注中十二地支与十二正经的对应性，针对病变所在位置，选用相应脐壁部位进行治疗。

2. 施术方法

（1）进针：以捻转为主。进针时，根据处方的要求按顺序进行针刺。

（2）行针：多以捻转为主。视患者的症状改善程度，并根据处方要求，在留针期间可进行轻捻转行针，也可适度调整针刺深度或方向。

（3）留针：阳证留针 25 分钟，阴证留针 30 分钟，阳证、阴证不明确者可留针 55 分钟。

（4）出针：同针灸技术操作规范中的“毫针基本刺法“，出针后以棉签按压。

3. 注意事项

（1）患者大汗后、饥饿时慎用本疗法。

（2）严重心脏疾病、内脏功能衰竭者慎用本疗法。

（3）操作前，脐部及其他治疗部位应严格消毒，注意防止感染。

4. 禁忌证

（1）传染病患者禁用。

（2）孕妇禁用。

（3）醉酒、狂躁难以自持者禁用。

（4）3 岁以下的婴幼儿禁用。

（齐永、于涛、李颖文）

十三、水针刀微创新针法

水针刀疗法是北京世针联中医微创针法研究院院长吴汉卿教授经过30多年临床潜心研究，将古代刀针与现代水针疗法有机结合所发明的融中西医疗法于一体的新针法。一种介于开放性手术与针灸疗法之间的新型微创疗法，主要通过“水针刀松解病变组织＋局部注射松解液”的方式来治疗各种急慢性软组织损伤及退行性疾病。水针刀微创新针法不仅具有针刀的松解、切割、分离功能，而且通过改良设计的中空型针刀，克服传统针刀在治疗过程中的盲目性及治疗后的复发性，同时还具有快速的减张、减压功能，通过药物注射直接快速的消除局部无菌性炎症，减轻疼痛。

（一）物品选择

一次性无菌吴氏水针刀1支，口罩1个，医用手套1双，医用无菌帽1个，无菌洞巾1条，注射器1支，棉签、碘伏、无菌纱块及棉球等消毒物品若干。

（二）操作方法

1. 定位 触诊找到病变部位或结节或压痛点后，用标记笔做标记。

2. 消毒 用碘伏常规消毒皮肤，其范围略大于治疗的操作范围2倍。

3. 进针 水针刀针尖对准皮肤十字压痕的中心，双手骤然向下，使针尖快速穿过皮肤。当穿过皮下时，针尖的阻力较小，进针的手下有种空虚感。当针尖刺到深筋膜时，会遇到较大的阻力，持针的手下会有种抵抗感。治疗时要使刀口线和手柄的平面标记在同一水平上，以辨别刀口线在体内的方向。

4. 松解 这是整个治疗的关键步骤。针尖透皮后，根据病变部位的深浅，继续进针至筋膜或肌肉内。一般患者感受到酸胀等针感时，说明达到治疗部位，回抽无血、无气体之后，行剥离松解等手法，然后在治疗部位注入提前配置的松解液。

5. 出针 完成松解及注射后，用持针手将棉球或纱布块压住进针点，迅速将针拔出，持续按压进针点 1 ～ 2 分钟，局部使用无菌敷贴，保持针口 24 小时干净整洁。

（三）适应证

1. 各种软组织损伤 慢性软组织损伤及部分急性闭合性软组织损伤，如肩周炎、肌筋膜炎、各种滑囊炎。

2. 部分骨伤科疾病 如颈椎病、腰椎间盘脱出症、骨性关节炎、中早期股骨头坏死症、中早期强直性脊柱炎等。

3. 神经痛 如臂丛神经痛、肋间神经痛、坐骨神经痛等。

4. 周围神经卡压综合征 如枕大神经痛、枕小神经痛、肩胛上神经卡压症、股外侧皮神经卡压症等。

5. 脊柱相关疾病 如颈源性头痛、颈源性头晕、颈性心脏病、颈性亚健康等。

6. 其他 末端病、骨骺炎、增生性关节炎及颈横突综合征、腰三横突综合征、腰椎术后综合征、慢性疲劳综合征。

（四）禁忌证

1. 全身发热或感染，严重内脏疾患的发作期禁用。

2. 施术部位有红肿热痛或深部脓肿坏死者禁用。

3. 血友病、血小板减少症及其他凝血功能不全者禁用。

4. 严重心脑血管病变禁用。

5. 结核病及恶性肿瘤患者禁用。

6. 严重高血压、糖尿病合并心、脑、肾损伤者禁用。

7. 严重骨质疏松、多处骨折者禁用。

（五）注意事项

1. 在进针点处行皮下浸润麻醉。进针深度为 1 ～ 2cm，不可深刺，以免刺入胸腔造成气胸，进针深度要视患者的胖瘦及病变部位而异，灵活应用。

2. 做松解时，要注意保护神经和神经束的血管，尽量保持刀口线与神经的走行相一致，有时也需与肌纤维的走行相一致。

3. 要注意进针深度，一般过深筋膜即止，不可过深，以免伤及深部组织。

4. 在治疗过程中，少数患者会有晕针现象，其处理方法和预防措施与普通针灸时出现的晕针一样。

5. 水针刀出针后，需持续按压出针口 0.5 ～ 2 分钟，以免形成血肿。如形成血肿时应予加压包扎，并观察血肿有无继续增大即可；如血肿较大时，则需抽出瘀血，再加压包扎。

（六）临床应用举例

水针刀治疗头夹肌损伤

1. 针具　选取扁圆刃水针刀。

2. 松解液　软损宁松解液 4 ～ 6mL。

3. 针法　用筋膜弹割分离法。

4. 三针法定点

a 针：枕后腱弓中点。

b 针：第七颈椎棘突。

c 针：第七颈椎棘突两侧压痛处。

5. 操作步骤　按“一明二严三选择”的操作规程。

a 针：患者俯卧位，使后枕部充分暴露，局部常规消毒后，选用扁圆刃水针刀快速纵行进针，逐层进针、逐层分离达枕骨骨面后，略退水针刀少许，应用筋膜弹割分离法，松解 3 ～ 6 针，回抽无血后，每点注入软损宁松解液 2mL，快速出针，局部棉球按压 1 ～ 3 分钟后，创可贴贴敷。

b 针：患者俯卧位，使颈椎中下段充分暴露，局部常规消毒后，选用扁圆刃水针刀，垂直进针，快速至第七颈椎棘突皮下，逐层进针、逐层分离达第七颈椎棘突骨面后，略退水针刀少许，向第七颈椎棘突两侧行筋膜弹割分离法，松解 3 ～ 6 针，回抽无血后，每点注入软损宁松解液 1 ～ 2mL，快速出针，局部棉球按压 1 ～ 3 分钟后，创可贴贴敷。

c 针：患者俯卧位，充分暴露颈椎中下段，局部常规消毒后，选用扁圆刃水针刀，垂直进针，快速至第七 颈椎棘突皮下，逐层进针，在第七颈椎体两侧行筋膜弹割分离法，松解 3 ～ 6 针，回抽无血后，每点注入软损宁松解液 2mL，快速出针，双手挤出瘀血，用火罐拔 10 ～ 15 分钟，瘀血排尽后，创可贴贴敷。

6. 疗程　每 5 ～ 6 天治疗 1 次，3 次为 1 个疗程。

（吴汉卿、邓忠明、李滋平、赵帅、李晓初）

十四、平衡针灸技术

平衡针灸学是在传统针灸学基础上，以中医阴阳整体学说为基石，以中医的心神调控学说和西医的神经调控学说为理论基础发展起来的一门现代针灸学，是通过刺激中枢神经系统在体表的特定靶点，间接地依靠患者自身的调节机制达到自我修复、自我完善、自我平衡的目的，从而迅速缓解症状。

“平衡是人体健康的基础，失衡是疾病形成的诱因，修衡是通过针刺外周神经靶点，复衡是在中枢神经靶位调控下，达到机体新的平衡。”这就是由享受国务院特殊津贴的针灸专家，北京军区总医院全军平衡针灸治疗培训中心主任王文远教授经过 40 余年潜心研究，上万次针感体验，成功创立的一门现代针灸学。

（一）针具选择

选用直径为 0.25 ～ 0.35mm，长度为 25 ～ 75mm 的不锈钢一次性针灸针（图 14–1）。

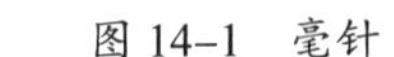

图 14–1　毫针

（二）操作方法

1. 用物准备　75% 酒精溶液用于针具、针刺部位和操作者手指的常规消毒；根据不同病情、针刺部位及手法，选择不同规格的针具。

2. 选穴原则

（1）定位取穴：针对某一病变的部位来选取特定穴位，如腰痛穴、升提穴。

（2）交叉取穴：左右上下交叉取穴，如臀痛穴、膝痛穴、踝痛穴。

（3）对应取穴：指前后、左右、上下对应的取穴原则。如乳腺穴为前后对应取穴，偏瘫穴、鼻炎穴为左右对应取穴。

（4）男左女右取穴：在人体上治疗疾病的穴位如果是一对有两个，则男性取左侧穴，女性取右侧穴，可以一次性治愈疾病的取穴原则。如感冒穴、头痛穴、腹痛穴。

（5）交替左右取穴：指未定性疾病，又不能一次治愈，而且是有两个对应穴位的情况下所采取的取穴原则，如痔疮穴、降糖穴。

（6）双侧同时取穴：主要是指急症，而且又有两个对应穴位的情况下所采取的取穴原则，如降压穴、精裂穴。

此外，对非炎症性、渗出性、外伤性、疼痛性疾病，以麻木为主的病证可采取局部取穴原则，如指麻穴。

3. 体位选择 消毒体位一般不受限制，为防止晕针，最好采用坐位或者卧位。穴位确定后，以安尔碘消毒穴位局部皮肤，医者消毒手指。

4. 针刺手法快进快出 3秒钟内完成针刺过程，一般不留针，以刺激相关神经束为主。

（1）直刺法：垂直进针方法，针刺时针体与皮肤呈90°直角。针刺定位要求高，一次扎到要求的深度，针刺透皮感觉轻微。适用于局限性、定位性和深部疾病治疗。

（2）斜刺法：进针时，针体与皮肤呈15°～45°角。较直刺广泛，灵活，刺激穴位较多，有利于埋针以固定针体，加强刺激量。

（三）适应证

平衡针灸技术适应证广泛，涉及急症、运动系统、心血管系统、消化系统、内分泌系统等各系统疾病及各种杂病。

1. 运动系统 腰腿痛、扭伤、挫伤、劳损、风湿性关节炎、落枕、坐骨神经痛、末梢神经炎、背痛。

2. 神经系统 眩晕、头痛、面瘫、面肌痉挛、脑血栓形成、脑溢血、脑血管痉挛、失眠、癔症、癫痫、肋间神经痛、三叉神经痛、神经性耳聋、神经性耳鸣。

3. 心血管系统 心绞痛、高血压、冠心病。

4. 消化系统 膈肌痉挛、胃下垂、胃痉挛、急性胃肠炎、消化不良、胆囊炎、肝炎、前列腺炎、便秘。

5. 过敏性疾病 过敏性鼻炎、支气管哮喘、急性荨麻疹、风疹、湿疹、皮肤瘙痒、牛皮癣、神经性皮炎。

6. 其他 糖尿病、感冒、慢性支气管炎、痤疮、脂溢性皮炎、面部疥肿、色素沉着、月经失调、牙痛、假性近视、白内障、痔疮、急性乳腺炎、疲劳综合征、原发性痛经、子宫脱垂。

（四）禁忌证

1. 有严重内脏疾病患者禁用。

2. 有自发出血倾向患者禁用。

3. 精神过于紧张，不能配合治疗者禁用。

4. 婴儿囟门未闭的局部病灶禁用。

（五）注意事项

1. 当针刺伤血管时，患者会有烧灼样痛。起针时，要用干棉球轻揉针眼。

2. 极个别患者畏针或体质虚弱时，如针刺手法过强，也有晕针现象。对于晕针患者，一般予卧位，休息一下即会好转。

3. 严格执行无菌操作，对针刺穴位应进行常规消毒，一人一穴一针，严格遵守针灸操作规程。

4. 凡留针治疗者，术者不得离开岗位，注意观察患者变化。取针时，注意防止漏针、断针。

（六）临床应用举例

1. 眩晕

适应证：患者以头晕、眩晕主诉就诊。

操作方法：

（1）针具：选用 40mm 长不锈钢毫针。

（2）主穴：头痛穴。位置：足背第 1、2 趾骨前凹陷处中点进针。方向：斜向涌泉穴 15°～ 45°。深度：针刺 1.5 ～ 2 寸。手法：一步到位法或上下提插手法。针感：局限性触电样感觉（酸、麻、胀、痛感）。

（3）配穴

①头颈痛：配颈痛穴。

位置：4、5 掌骨间，指掌关节前凹陷处。即患者半握拳，无名指与小指掌指结合关节部正中点。

方向：与掌面平行。

深度：平刺 1.5 ～ 2 寸。

手法：交叉取穴，提插手法或一步到位刺法（避开血管）。

针感：以局部性、强化性针感出现的局部酸、麻、胀为主。

②恶心呕吐：配胃痛穴。

位置：男左女右，口角直下 1 寸、下颌正中线旁开 2 寸处，面神经下颌支。

方向：向对侧口角方向。

深度：平刺 1.5 ～ 2 寸。

手法：提插手法或一步到位刺法。

针感：以针刺下颌支神经后出现酸、麻、胀、痛为主，效果不理想时稍捻转（滞针）出针。

③耳鸣：配耳聋穴。

位置：位于股外侧，髋关节与膝关节连线中点（大腿外侧中点）。

方向：垂直于皮肤。深度：刺到股骨为至。

手法：一步到位法或上下提插手法。

针感：局限性触电样感觉（酸、麻、胀、痛感）。

④心慌：配胸痛穴。

位置：前臂背侧尺桡骨之间，腕关节与肘关节连线下 1/3 处。

方向：向肘关节方向 45°斜刺。

深度：进针 1.5 ～ 2 寸。

手法：上下提插手法。

针感：局限性触电样感觉（酸、麻、胀、痛感）。

⑤疲倦：配升提穴。

位置：直立坐位，眼睛平视正前方，头顶两耳尖连线中点、矢状线上前 2 寸处。

方向：沿头皮下骨膜向前（正前方）平刺。

深度：2 寸。

手法：一步到位法或上下提插手法。另一手摸针尖，不使其外露，待达到针感时。

发生滞针手法：针柄顺时针转一圈，再逆时针转半圈后出针。

针感：局限性触电样感觉（酸、麻、胀、痛感），发生滞针时局部有酸、紧、沉、痛感。

2. 腹痛

适应证：患者以腹痛为主诉就诊。

操作方法：

（1）针具：选用 40mm 长不锈钢毫针。

（2）主穴：腹痛穴。位置：位于腓骨小头前下方凹陷中进针。方向：直刺，进针约 1 ～ 1.5 寸。手法：一步到位法或上下提插手法。针感：触电式针感向足面、足趾放射。

（3）配穴

①腰痛：配腰痛穴。

位置：位于前额正中，人为地划一个“十”字，十字交点即为此穴。

方向：平刺，进针 1.5 ～ 2 寸。

手法：交叉取穴，提插手法或一步到位刺法（避开血管）。

针感：局限性触电样感觉（酸、麻、胀、痛感）或向上放射。

②恶心呕吐：配胃痛穴。

位置：男左女右，口角直下 1 寸、下颌正中线旁开 2 寸处，面神经下颌支。

方向：向对侧口角方向。

深度：平刺 1.5 ～ 2 寸。

手法：提插手法或一步到位刺法。

针感：以针刺下颌支神经后出现酸、麻、胀、痛为主，效果不理想时稍捻转（滞针）出针。

③胸痛：配胸痛穴。

位置：前臂背侧尺桡骨之间，腕关节与肘关节连线下 1/3 处。

方向：向肘关节方向 45°斜刺。深度：进针 1.5 ～ 2 寸。

手法：上下提插手法。

针感：局限性触电样感觉（酸、麻、胀、痛感）。

④疲倦：配升提穴。

位置：直立坐位，眼睛平视正前方，头顶两耳尖连线中点、矢状线上前 2 寸处。

方向：沿头皮下骨膜向前（正前方）平刺。

深度：2 寸。

手法：一步到位法或上下提插手法，另一手摸针尖，不使其外露，待达到针感时。

发生滞针手法：针柄顺时针转一圈，再逆时针转半圈后出针。

针感：局限性触电样感觉（酸、麻、胀、痛感），发生滞针时局部有酸、紧、沉、痛感。

3. 高血压急症

适应证：患者以“血压急剧升高”为主诉就诊。

操作方法：

（1）针具：选用 40mm 长不锈钢毫针。

（2）主穴：降压穴。定位：内踝中点下 2 寸（同身寸），足底内侧神经（神经定位）。

针刺手法：上下提插或一步到位针刺手法，以针刺出现的局部酸、麻、胀为主针感为宜，不留针。

针刺方向：斜刺，角度 15°～ 45°之间，进针 1.5 ～ 2 寸。

（3）配穴：头痛穴（太冲）。

位置：足背第 1、2 趾骨结合之前凹陷处中点。

针刺手法：上下提插或一步到位针刺手法。

针刺方向：斜向涌泉穴 15°～ 45°以内，进针 1 寸。

针感：以局部酸、麻、胀为主，不留针。

（王文远、覃小兰、杨时鸿）

十五、密集型银质针针刺疗法治疗软组织疼痛

密集型银质针针刺疗法是原上海市静安区中心医院骨科主任宣蛰人（1923-2008）先生创立的软组织外科学的重要组成部分，在治疗慢性、顽固性软组织疼痛和软组织损害相关征象方面有独特的疗效。临床上主要用于头、颈、肩、臂、腰、骶、臀、腿等软组织疼痛的治疗，目前是治疗顽固性软组织疼痛最有效的疗法之一，治愈率达90%以上，全国各地医院正逐步开展密集型银质针疗法，是今后治疗慢性、顽固性软组织疼痛的可靠选择。

大家所熟知的颈椎病、肩周炎、腰腿痛等是密集型银质针疗法的适应证，特别对慢性、顽固性的颈肩腰腿痛的疗效尤为显著，如下腰痛、腰椎间盘突出症及其手术失败综合征、坐骨神经痛、腰骶部劳损、关节突综合征、第三腰椎横突综合征、尾骨痛、骶髂关节扭伤和半脱位、致密性髂骨炎、臀上皮神经痛、股外侧皮神经痛、梨状肌综合征、股神经痛、髂腹股沟神经痛、阔筋膜张肌肌筋膜炎和弹响髋、耻骨炎、耻骨联合分离、输精管结扎后疼痛或经腹输卵管绝育手术后遗痛、性交痛、髋关节一过性滑膜炎、髋关节骨关节病、膝关节骨关节炎、足跟痛等慢性难治性腰臀腿痛，以及肌纤维组织炎、肌筋膜炎、肌筋膜疼痛综合征及纤维肌痛综合征（FMS）等慢性顽固性疼痛。此外，密集型银质针疗法和压痛点推拿对颈椎病、落枕、梅尼埃病、脑震荡后遗症、咽部异常感等头颈部疾病；肩关节周围炎、肱二头肌长头腱鞘炎、弹响肩胛、三角肌下滑囊炎、肱骨外上髁炎（网球肘）；以及头痛、眩晕、眼胀、眼痛、视力减退、吞咽不适、胸闷、胸痛、心悸、早搏、腹胀、腹泻、尿频、尿急、大小便失禁、痛经、月经失调、男女性生殖器痛或性功能障碍等50多种软组织损害相关征象等也有较好疗效。

（一）物品选择

1. 银质针 选择直径为1.1mm，长度分为Ⅰ号18cm（髂翼外面）、Ⅱ号15cm（软组织肥厚部位）、Ⅲ号12cm（软组织较厚部位或较薄部位）、Ⅳ号10cm（软组织较薄部位）。

2. 局麻 用利多卡因、生理盐水、注射器或麻醉枪。

3. 用龙胆紫皮肤定位。

4. 用碘伏/碘尔康、消毒棉签皮肤消毒。

5. 辅助加热仪。

（二）操作方法

1. 基本进针形式

（1）直刺：针身呈垂直水平刺入皮肤、皮下组织、筋膜和骨骼肌肌腹，直达骨骼肌的骨膜或肌腱附着处。

（2）斜刺：斜刺入皮肤、皮下组织、筋膜和骨骼肌肌腹，直达骨骼肌的骨膜或肌腱附着处。

（3）平刺：针身呈平行水平刺入皮肤、皮下组织、筋膜和骨骼肌肌腹，直达骨骼肌的骨膜或肌腱附着处。

（4）骨膜下刺：选择远离病灶区的软组织薄弱区部位，先做进入皮肤和肌肉、筋膜等的直刺，抵达骨面后再做斜刺，将针头沿骨凹面的炎性骨膜下继续推进，而直达病灶区。

（5）钻刺：捏住针尾向下做快速的左右旋转，上下两手将针头连旋带压地刺入变形挛缩严重以致进针困难的筋膜层。

（6）围刺：围绕一个病灶区为中心，由四周相隔适当距离做扇面状多针斜刺或骨膜下刺。

2. 执针姿势

医者保持双上臂分别下垂并靠近胸壁，双肘关节屈曲成角后放松上肢肌肉，双腕关节背屈，双手的拇、示、中三指分别上下执针进行针刺操作：

（1）双手三指执针法：在上述位置上，医医者用左或右拇指末节与示中指相对地适度捏住针身的远侧段，距针头 2 ～ 3cm 处；右或左手拇、示两指末节相对适度地捏住针柄与针身交接处偏下的针身，同时用同侧中指末节背面抵正针身制动。

（2）双手二指执针法:《宣蛰人软组织外科学》(最终版）已将三指执针法常规地改为拇、示两指执针法。医者将双手的中、无名、小指先握紧成拳，使其不再干扰针身，然后应用双手的拇、示两指末节螺面在针身上下两处各自相对地捏住针身，医者执针的下方手指向下刺入的作用力必须大于上方手指向下刺入的作用力，才能保证针体不发生变形。

3. 小幅度提插法 这是密集型银质针针刺疗法的重要基本功之一。

如果发现进针点的针感并不强烈，为了寻找邻近更为严重的病变软组织，医者可把针体小幅度地向上提出少许，略改变进针方向，保持针身正直的情况下再行刺入该处周围的病变组织，这种不断地分别向周围骨骼上刺探，就是小幅度提插法，用于发掘出病变软组织中特强针感的压痛点。

4. 常规操作步骤

（1）依针刺治疗需要采取相应舒适的体位，如头颈背部采用坐位，并取颈部前屈位。腰部或臀部则采取俯卧、侧卧体位，股内侧部或膝踝关节部取仰卧位，以利于操作且可避免晕针的发生。

（2）依据病情的需要确定针刺部位与范围。在软组织痛的特定病变组织中选取压痛点，一般压痛点之间的针距为 1.0 ～ 2.0cm，故称“密集型针刺法”。压痛点多为肌肉或肌筋膜与骨膜的连接处，具有严格的解剖学分布，与手术松解的部位和范围相一致。选取痛点须正确仔细，切勿遗漏，否则尚需“补课”重新治疗。

（3）在无菌操作下，于每个进针点做利多卡因皮内注射，形成直径约 5mm 的皮丘。对于较大部位的压痛区域，如腰部、臀部或颈背部，目前已采用利多卡因乳剂局部涂抹进针点，2 个小时后即产生麻醉作用，进针区域皮肤可以达到无痛。

（4）选择高压消毒的、长度合适的银质针分别刺入皮丘，对准深层病变区域方向做直刺或斜刺。经皮下肌肉或筋膜直达骨膜附着处（压痛点），引出较强烈的酸、沉、胀、麻针感为止。通常软组织病变严重，其针感愈强，往往合并有痛觉。

（5）进针完毕后，接加热仪。此刻患者自觉治疗部位深层软组织出现舒适的温热感，痛觉顿消。由于皮丘的麻醉作用，针体的发热作用不会使皮肤产生灼痛。

（6）加热结束后起针，并在每一针眼处涂 2% 碘酒，让其暴露（夏秋）或纱布覆盖（冬春），3 天内不与水接触，这样可以避免进针点感染。

（三）适应证

1. 由颈椎管或腰椎管外软组织损害所致的慢性疼痛 头面部痛、颈肩臂痛、肩周炎、腰臀腿痛、骶髂关节痛、股骨头缺血性坏死、膝关节痛、跟底痛。

2. 与软组织损害相关的血管神经受累的临床证候

（1）半身麻木、发凉、多汗，上肢或下肢发凉、麻木、肌萎缩。

（2）头晕、眩晕症、耳鸣、视物模糊。

（3）猝倒、头部发木、眼胀、张口困难。

3. 与软组织损害相关的脏器功能障碍的证候

（1）痛经、阳痿、生殖器痛。

（2）胸闷、气短、心悸。

（3）腹胀、腹痛、便秘。

（4）尿频、尿急、排尿无力。

（四）禁忌证

1. 严重的心脑血管病、肾功能衰竭者禁用。

2. 月经期、妊娠或贫血衰弱者禁用。

3. 血小板减少等血液疾病或有出血倾向者禁用。

4. 局部皮肤有过敏性或感染性疾患者禁用。

（五）可能的意外情况

1. 晕针　是指针刺过程中患者发生晕厥现象。

2. 弯针　是指进针时或将针刺入后，针身在体内形成弯曲的现象。

3. 血肿　是指针刺部位出现的皮下出血而引起肿痛的现象。

4. 感染　皮内针针刺部位局部感染。

（六）注意事项

1. 在同一个病变区域通常仅做 1 次针刺治疗，多个病变区域的治疗间隔时间以 2 ～ 3 周为宜。银质针针刺后，人体软组织会进行一次应力调整，特别是邻近部位表现为明显的肌紧张，而针刺部位则往往处于肌松弛状态。

2. 对颈椎和胸椎病变伸肌群，尤其是肩胛骨脊柱缘附着的软组织针刺要特别谨慎，切勿刺伤胸膜或脊髓神经。颈椎、胸椎的其他部位及锁骨上窝软组织病变区域禁忌做银质针治疗。

3. 银质针治疗不需用针刺手法产生补泻作用，也不需用强刺激手法产生镇痛作用。因为密集型的针刺方法能够产生显著的镇痛作用和肌肉松弛效应。

该疗法具有手术治疗的特征，初步实现“以针代刀”的设想。其一是整个疗法的思路以软组织外科学理论基础为依据，确定软组织损害的病变所在，即椎管外骨骼肌与骨膜连结区域（压痛点）为针刺部位，也就是严格按照软组织外科学解剖定位进行治疗。部位、方向、深度及所布施的针数均有明显的限定，犹如施行软组织松解术一般。其二是整个疗法按病变区域所需划分治疗部位，如头颈肩胛背部为一个区域，每一部位仅施治 1 次，勿需重复治疗，故无保守治疗的“疗程”概念。治疗次数由病证的部位、范围、大小而定，同时考虑患者对针刺的承受程度，大范围区域可分数次治疗。一般而言，经一周治疗后疼痛锐减，痉挛逐步松解，1 ～ 3 个月大多可消除疼痛征象。

临床观察表明，银质针疗法的功效有三种：消除无菌性炎症；增加局部血供；松解肌肉痉挛。也就是通过银质针的复杂治疗机理以解除炎症致痛、缺血致痛、痉挛致痛问题，该疗法具有以上三种功效的综合作用。

（七）临床应用举例

李某，女，43 岁，因“颈背部疼痛 10 年，加重 2 月”就诊。

病史：患者于 10 年前出现颈背部间断疼痛，放射至枕部、手臂，做家务及长时间工作后明显，2 个月前疼痛加重，持续性酸痛不适，伴有颈部活动受限，影响睡眠。

中医诊断：痹证。

西医诊断：肌筋膜炎、软组织疾患。

治疗原则：内热针治疗（理论及操作同“银质针”）。

治疗经过：颞骨乳突肌附着处、颈椎棘突肌附着处、枕外隆凸肌附着处、枕骨上项线和项平面肌附着处、颈椎横突肌附着处、颈椎后关节肌附着处。上述 6 个部位如有明显压痛，分别说明有斜方肌、胸锁乳突肌、头夹肌、半棘肌和颈长肌、小菱形肌、上后锯肌、棘间肌、提肩胛肌、前中后斜角肌、多裂肌和旋椎肌有慢性损害性病变；肩背部有肩胛肌脊柱缘附着处、大小菱形肌脊柱缘附着处、冈下肌冈下窝附着处、胸椎后关节肌附着处、胸椎棘突肌附着处等都是常见的易发病部位。

1. 进针部位的选择 按头颈部、颈胸交界部、上胸段脊柱缘肌附着处和肩背部肌附着处的损害性压痛点依次布针，脊柱旁按椎板、关节突、横突顺序交叉排列，针距为 2.0cm。

2. 进针操作方法 无菌操作下，在每个进针点用利多卡因注射液做皮内注射，形成直径 5mm 的皮丘，对准深层痛点直刺或斜刺，到达肌肉及筋膜附着的骨面，引出酸沉胀的针感为止。扎针完毕后，接巡检仪加热（45℃）20 分钟。起针后，针眼用碘尔康消毒，敷料覆盖术区，3 天内忌与水接触。

上述部位分 4 次完成，间隔时间为 7 天，本病例经过 1 个疗程，每个部位进针 1 次。

疗效评价：患者下颈肩背部疼痛基本消失，颈椎活动正常，随访 1 个月无复发。

（赵毅、杨仁轩、张广防）

十六、高应力点诊疗技术

高应力点诊疗技术由王令习教授数十年研究总结创立。王令习教授，1982年毕业于山东青岛医学院（滨州分院），毕业后留校任教。1992年起追随朱汉章教授从事针刀医学的临床、教学和科研工作，从针刀治疗疼痛类疾病向针刀治疗慢性内科疾病转型。临床上创立并完善了首选循环、呼吸系统为主攻目标的针刀内科程序化诊疗体系；理论上提出人体信息线路理论与人体软硬件系统理论，明确慢性内科疾病的根本性病因为信息线路异常导致的信息平衡失调，丰富了针刀医学理论体系，奠定了针刀内科的理论基石。2013年，综合中医外治各治疗技术，打破诊疗手段的局限，从力学医疗的独特角度，对中风后遗症等脑病、牛皮癣等皮科疾病及原发性高血压、慢性支气管哮喘、冠心病等各种慢性内科疾病的诊治提出创新的理论体系和程序化的诊疗体系——高应力点诊疗术。王教授著有《人体信息线路——针刀内科学》和《针刀临床安全操作手册》等专著。

高应力点诊疗技术是指以人体神经、体液、经络信息线路为纲，寻找导致线路不通畅而引起疾病的粘连、错位，使用专用的工具——松解针所完成的一种治疗方法。其特点是安全、微痛、有效。其理论认为，机体在受到损伤后会启动自我修复机制，这种损伤包括内伤、外伤。自我修复时，由成纤维细胞释放胶原纤维，被修复的部位由于胶原纤维增多，出现局部张力变大，应力增强，而高于正常生理的应力，称之为“高应力”。两个或两个以上的高应力交叉的点，称为“高应力点”。在筋膜层上有静脉、动脉及交感神经穿过，某个部位的高应力点形成后，局部的静脉、动脉和交感神经受到卡压，从而出现相应的症状。交感神经被压后出现抑制或兴奋状态，免疫功能出现紊乱，从而产生一些相关的症状和疾病。高应力点松解术在找到高点后通过松解局部聚集的应力，松弛张力，使被压迫交感神经恢复正常的信息传递，恢复正常的机能，从而达到治疗疾病的目的。

（一）用具选择

1. 针具选择 使用王令习教授研制的专用扁针，直径 0.6 ～ 1.2mm、长度 50 ～ 75mm 的一次性扁针。

2. 其余物品 皮肤标记笔，盐酸利多卡因注射液，0.9% 氯化钠注射液，0.5mm×38mm 注射器针头，20mL 注射器，无菌手套，无菌纱块。

（二）操作方法

1. 操作部位的选择 首先可根据病情进行信息线路的辨别，判断疾病所属的神经、经络、体液信息线路，然后在对应线路上寻找高应力点；其次可根据病情对应的椎体寻找关节错位，然后进行选点治疗以纠正错位。具体的取穴规律包括：先治后，再治前；先两头，再中间；先躯干，再周围。

2. 体位选择和消毒 根据取穴位置选取不同体位，如仰卧位、侧卧位、俯卧位、仰靠坐位、侧伏坐位、俯伏坐位等；穴位定位后，以皮肤标记笔标记，再用安尔碘消毒选点局部皮肤三次。

3. 操作步骤 包括局部麻醉、进针、松解、按压贴敷。

（1）局部麻醉：使用 20mL 注射器抽取 0.1g 利多卡因 5mL 及 0.9% 氯化钠注射液 15mL，并使用 0.5mm×38mm 注射器针头，在选定点进行局部浸润麻醉。

（2）进针：麻醉生效后，根据部位选取合适的针具。左手食指及中指固定皮肤，右手持针快速垂直刺入皮肤，过程遵循王令习教授“压、推、刺、停、松”的进针原则。

（3）松解：进针后，逐渐缓慢推进以探寻粘连病灶，并沿力线方向松解，往复切割，逐层治疗，至粘连松解。松解彻底后无需留针，立即拔针。

（4）按压贴敷：拔针后按压 5 ～ 10 分钟，可让患者改变体位以压迫针口，使用无菌敷料贴敷针口。

（三）适应证

高应力点诊疗技术适应证广泛，涉及痛证、心脑病证、肺系病证、肝胆脾胃病证、肾膀胱病证、皮肤外科病证、妇儿科病证、五官病证、肿瘤癌痛等。

1. 骨伤外科疾病 颈椎病、腰椎病、滑囊炎、腱鞘炎、关节粘连、病理性损伤后遗症、肌肉韧带积累性损伤等。

2. 循环系统疾病 原发性高血压、冠心病、心律失常等。

3. 呼吸系统疾病 慢性支气管炎、支气管哮喘等。

4. 消化系统疾病 慢性胃炎、结肠炎、便秘等。

5. 内分泌系统疾病 糖尿病、甲状腺功能亢进等。

6. 泌尿系统疾病 慢性肾小球肾炎；慢性膀胱功能障碍等。

7. 妇科疾病 痛经、乳腺增生症等。

8. 其他疾病 五官疾病、恶性肿瘤癌性疼痛等。

（四）禁忌证

1. 凡一切有发热症状的患者禁用。

2. 严重内脏病的发作期禁用。

3. 施术部位有皮肤感染、肌肉坏死者禁用。

4. 施术部位有红肿、灼热，或在深部有脓肿者禁用。

5. 施术部位有重要神经血管或重要脏器，但施术时无法避开者禁用。

6. 血友病患者禁用。

7. 神志异常，不能配合治疗者禁用。

有以上七种情况之一，虽有高应力点诊疗技术适应指征，也不可施行治疗。对于体质极度虚弱或有高血压病的患者，宜慎用小针刀治疗。

（五）注意事项

1. 患者在过度饥饿、疲劳、精神过度紧张时，不宜立即进行松解术治疗；对于身体瘦弱、气虚血亏的患者，松解不宜过度，点到即止。

2. 皮肤有感染、溃疡、瘢痕或肿瘤的部位，不宜针刺。

3. 在针刺尿潴留等患者小腹部腧穴时，应掌握适当的针刺方向、角度、深度，以免误伤膀胱等器官，出现意外事故。

4. 针刺可出现晕针、滞针、弯针、断针、血肿、气胸、损伤内脏等异常情况，当注意预防及处理。

（六）临床应用举例

1. 神经根型颈椎病 适用于上肢麻木早期、加重期、萎缩期。其操作步骤分三步。

（1）手法复位：手法复位有三个目的：第一是松解粘连，各种膜的粘连，尤其是肌腱膜、肌间膜和构成经络的特殊筋膜发生的粘连，可直接实施手法松解。第二是扶正关节，也就是我们常说的关节复位。第三是确定高点，因为手法可以消除错位造成的人体保护性反应－肌束痉挛状态，从而鉴别人体出现的压痛点是病理性的高应力点还是功能性的痉挛点。如手法复位寰枢椎：患者取仰卧位，头部垫枕，双肩部与颈部离开 1 拳距离。先用右手拇、食指卡住枢椎棘突，左手小鱼际卡住下颌，后仰 15°。左旋 45°。到最后极限时，加用一个轻度的爆发力，可听到“咔”的一声，有寰枢椎复位的感觉。然后对应处理右侧。

（2）高应力点（以下简称高点）松解

①找点：经过手法松解后，先沿Ⅰ线，也就是 C2–7 棘突连线，寻找高应力点。高应力点有硬、定、歪的特点，如果该连线上摸上去有僵硬、固定不移、歪斜的点，可考虑为真实的高应力点，然后依此法在Ⅱ线，即夹脊穴的线寻找高应力点。

②进针：左手食指及中指指甲往躯体深处压住高点，往食指及中指边分离推开，并维持住。此时右手持针（拇指和食指捏住针柄，食指远端指关节紧贴中指中节桡侧），针尖露出 1 ～ 2mm，贴左手食指指甲进针，进针深度 1 ～ 2mm，扎

针方向顺应力线的方向，由头侧向脚侧呈扇形，连续扎针，松解正常肌纤维之间的病态粘连。必要时可横行撬拨一下。I线及Ⅱ线依此操作，每做完一个点，就要压迫止血5～10分钟。

（3）拉伸松解：上述操作完毕后采用拉伸松解方法以加强膜的松解效果。以松解左侧颈部筋膜为例，医者、患者面对面，或稍偏右侧，医者左手按压患者耳部，右手牵拉患者上臂，左右手向相反方向牵拉。牵拉时间30秒以上，方可达到筋膜松解的目的。

2. 心律失常 适用于心动过速、心动过缓、心率不齐。

心律失常的高点以颈椎段及上胸段为主，包括环枢椎周围、C5周围、T1–T5周围（如心俞、夹脊穴）。部分久病的患者也会累及胸骨周围（如膻中穴）。

操作方法：

（1）手法整复：患者首先取仰卧位，头部垫枕高15°，双肩部与颈部离开1拳距离。先用右手拇、食指卡住枢椎棘突，左手小鱼际卡住下颌，后仰15°，左旋45°。到最后极限时，加用一个轻度的爆发力，可听到“咔”的一声，有寰枢椎复位的感觉，然后对应处理右侧。再使患者取俯卧位，使用六指触诊法寻找上胸段胸椎错位，使用定点旋转法进行复位，之后寻找相应节段的高应力点进行标记并消毒。

（2）局部麻醉：使用20mL注射器抽取0.1g利多卡因5mL及0.9%氯化钠注射液15mL，并使用0.5mm×38mm注射器针头，在选定点进行局部浸润麻醉。

（3）进针：麻醉生效后，根据部位选取合适的针具。左手食指及中指固定皮肤，右手持针快速垂直刺入皮肤，过程遵循王令习教授“压、推、刺、停、松”的进针原则。

（4）松解：进针后，可逐渐缓慢退进以探寻粘连，并沿力线方向松解，往复切割，逐层治疗，至粘连松解。松解彻底后无需留针，立即拔针。

（5）按压贴敷：拔针后按压5～10分钟，可让患者改变体位以压迫针口，使用无菌敷料贴敷针口。

3. 椎动脉型颈椎病 适用于头晕、耳鸣。

（1）查患者交感神经线路、副交感神经线路、经络线路的异常变化，主要查颈上神经节、颈动脉窦周围、第六颈椎、第五胸椎、第十胸椎有无异常。应确定错位的方向、角度、程度。

①交感神经信息线路异常变化：如椎动脉受损引起的脑供血不足，导致脑神经损害，如头昏、晕眩发作，重点查找颈 1– 颈 7 段。

②副交感神经线路异常变化：如颈段的迷走神经受损时发生的心慌、气短、心率加快、眼突等交感兴奋症状，重点查找颈前区迷走神经周围有无粘连。

③经络线路的异常变化：出现脏腑相应的临床症状，从临床表现上查找经络信息线路上的异常腧穴。常用的查找方法是循经查、局部查、远处查和高应力点查。

（2）根据临床症状和颈椎正、侧、张开位 X 线片、经颅多普勒（TCD）的检查结果，确定疾病的轻、中、重度及其治疗方案。

治疗要求安全、微痛。在整个治疗过程中，必须在确保安全的前提下实施治疗，并且在治疗过程中，将所引起的疼痛反应降到最低，甚至是无痛状态。

（3）手法治疗：直接松解各种各样膜的粘连，疏通因膜粘连所造成的信息线路堵塞，尤其是肌腱膜、肌间膜和构成经络的特殊筋膜所发生的粘连，可直接实施手法松解。

第一步：解除颈上神经节机器周围的节前纤维和节后纤维的牵拉刺激或直接压迫。嘱患者仰卧在专用治疗床上，操作者用食指近端指骨桡侧面压高启的寰椎后弓，双手将头颅转动到越 70°～ 80°后再上仰面部，紧缩颈椎后关节，瞬间释放较小的力，方向呈圆弧线形，作用点为寰椎后弓，行程距离小于 5cm，释放时间小于 1 秒。

第二步：松解肩胛提肌膜。嘱患者俯卧于专用床上，操作者站立患者的头端，并嘱患者转头，右侧面部紧贴床面。操作者右手按压患者左上项线处，按压力的大小以不出现疼痛为度。嘱患者左上肢做“摸背”动作，操作者将左手掌心按放在患者翘起的左肩胛骨内上角处，在左肩胛提肌处于牵拉状态下，左手释放推力。力的方向与肩胛提肌肌纤维的方向一致，作用点为左肩胛骨内上角，行程距离小于 5cm，释放时间小于 1 秒。当释放的力较小时，再释放 1 次，最多不超过 3 次。患者左右交换，操作者再松解右肩胛肌膜。

第三步：松解左菱形肌膜、右菱形肌膜。嘱患者俯卧于专用床上，操作者站立患者的头端，并嘱患者转头，右侧面部紧贴床面。操作者右手按压患者第六颈椎棘突处，按压力的大小以不出现疼痛为度。嘱患者左上肢做“摸背”动作，操作者将左手掌心按放在患者翘起的左肩胛骨内缘处，在左菱形肌处于牵拉状态下释放推力。患者左右侧交换，操作者再松解右菱形肌膜。

第四步：松解左斜方肌膜、右斜方肌膜。嘱患者俯卧于专用床上，操作者站立患者的头端，并嘱患者转头，右侧面部紧贴床面。操作者左手掌根按压患者左上项线的斜方肌起点处，按压力的大小以不出现疼痛为度。嘱患者双手放在专用床的放手处，操作者将右手掌根按放在患者左肩井穴处，在左斜方肌最上缘的肌束处于牵拉状态时释放推力。患者左右侧交换，操作者再松解右斜方肌膜。

（4）小针刀安全松解椎动脉型颈椎病高点：解除颈动脉窦的牵拉或挤压，恢复其降压生理调节功能。

第一步：定点在高应力点的治疗。刀口线与身体纵轴平行，扁针刀体与皮面垂直，用微痛进针法进针，至高应力点处。到达病变后先纵行剥离，然后旋转到与患者病变组织向垂直后横行切割 4 ～ 6 刀，针下有松动感后出针，立即压迫止血 5 ～ 10 分钟。

第二步：定点在第六颈椎的条索、结节处的治疗。刀口线与身体纵轴平行，扁针刀体与皮面垂直，用微痛进针法进针，直达第六颈椎上、下、左、右的条索、结节处，行纵行切开 2 ～ 3 刀，针下有松动感后出针，立即压迫止血 5 ～ 10 分钟。

第三步：术毕，松开牵引，真空创可贴覆盖。再手法治疗予以复位，然后颈周围固定 2 周。

（王令习、龙顺钦、庄义杰、陈磊、梁力宇）

十七、浮针疗法

浮针疗法是在皮下使用针具，大面积扫散，以通筋活络，激发人体自愈能力，从而达到治疗的目的，主要用于治疗筋脉不舒、血滞不通所致的颈肩腰腿疼痛和一些内科、妇科杂病。

（一）针具及治疗床选择

1. 针具选择　一次性使用浮针。针芯长度 52mm，软套管长度 49mm（图 17–1）。

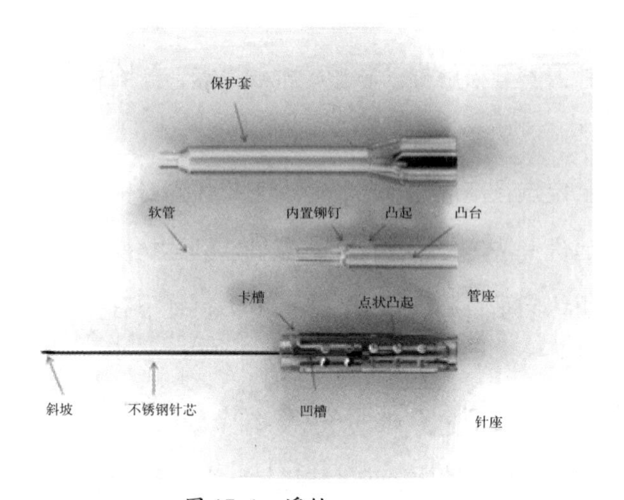

图 17–1　浮针

针灸临床所使用的浮针进针器和一次性使用浮针均应符合国家医疗器械生产和销售监督法规的规定。

2. 治疗床选择　具备单纯升降功能的治疗床。摆放治疗床时，两侧都不要靠墙，预留出足够的空间，以方便医者两边走动和操作。

（二）操作方法

1. 体位选择 临床上常用的有六种体位。

（1）仰卧位：主要适宜头、胸、腹部进针点和上下肢部位进针点的选取。腹部治疗时，下肢呈屈曲位，膝下垫枕。

（2）侧卧位：主要适宜在身体侧面和上下肢部位的进针点和治疗。

（3）俯卧位：主要适宜在头、脊背、腰臀部和下肢背侧进针点的选取。俯卧位时，枕头垫于患者胸下，患者双手交叉垫于前额，必要时脚踝部位垫枕。

（4）端坐位：主要适宜颈肩部、上背部、上肢部位进针点的选取，对于颈椎病的治疗，该体位最为常用。年老体弱、初次治疗、恐惧扎针者，应注意尽可能卧位治疗。

（5）俯伏坐位：适宜后枕部、上颈部进针点的操作。

（6）坐位：适宜膝关节和下肢部位的进针点。

2. 检查和明确患肌 初学者检查患肌的步骤：

（1）标记出患者告知的病痛处。

（2）根据解剖和生物力学知识罗列所有可能为患肌的肌肉。

（3）把所有与病痛处相关的可能为患肌的肌肉标记，再对比这几个患肌的手下感觉，哪个情况更严重一些，哪个相对好些，最严重的打（++++），正常打（–），中间情况依次类推。

3. 确定进针点 根据病痛部位查找相应患肌，进而确定进针点。进针点的选择与患肌的多寡有很大关系，可依据以下原则：

（1）小范围、少患肌进针点宜近，大范围、多患肌进针点宜远．

（2）从远到近。尤其是对于区域内多个患肌，进针点的选取要从远到近，而不是相反．

（3）多数情况下，进针点选择在患肌周围，上、下、左、右或斜取皆可。

（4）避开浅表血管，以免针刺时引起出血和刺痛。

（5）避开皮肤上的瘢痕、结节、破损、凹陷、突起等。

4. 消毒 进针部位常规皮肤消毒。进针器前端消毒可用新洁尔灭或碘伏浸泡或等离子灭菌锅灭菌消毒。

5. 进针

（1）针刺方向：浮针疗法对针刺的方向要求较为严格，针尖必须由远而近地直对患肌，偏差不宜过大，否则效果不佳或无效。

（2）检查针具：进针前，首先要检查浮针的包装是否破损。取出浮针后，医者左右手的拇食指分别捏住针座和软管座，向反方向旋转，使两者少许分离后再回归原位。目的：确保针座和管座两者没有粘在一起，可自由分离。

（3）进针方式：进针器进针的操作要点：毛点面向上，向后拉进膛；中指托在下，食指扣于旁；拇指压在上，前压推成墙（图 17–2）。

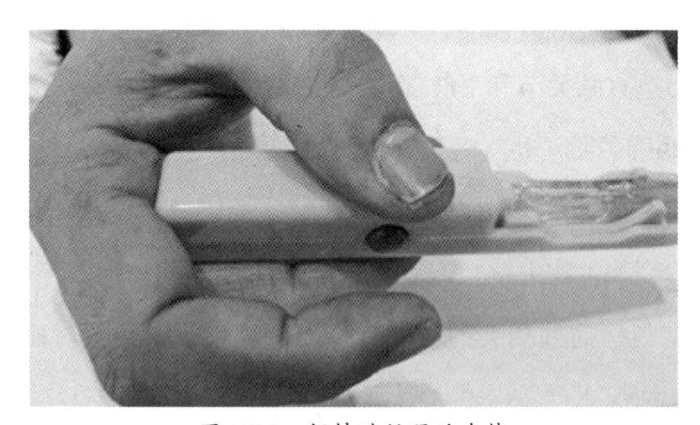

图 17–2 握持进针器的姿势

（1）将去除保护套的一次性使用浮针突点面向上，放入进针器传动杆，向后拉入固定。

（2）中指托在进针器底座下，食指扣在红色按钮上。拇指置在进针器上面，将进针器前端放置在消毒过的进针点的皮肤上，进针器与皮肤角度尽可能要小（图 17–3），左手配合，前推下压，按动按钮，将浮针快速刺入皮下层（图 17–4）。

（3）左手拇指和食指持浮针针座，从固定槽中上抬，右手将进针器向后退出。

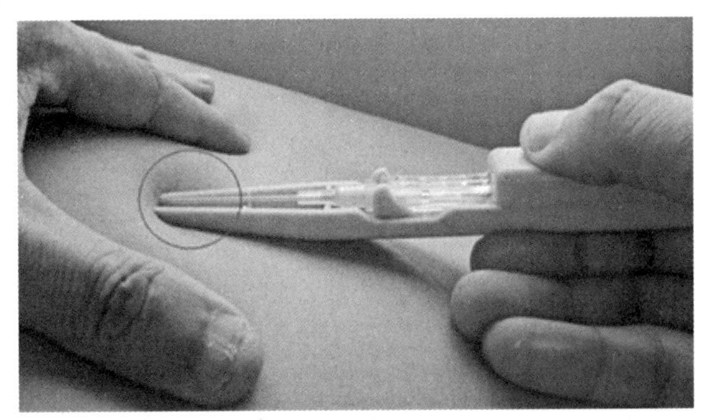

图 17–3 进针前进针器与皮肤之间的关系

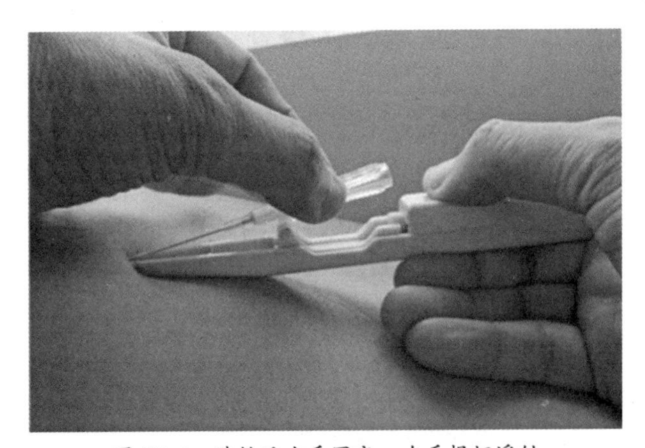

图 17–4 进针后右手固定，左手提捏浮针

6. 退针 若浮针针尖直接进入了肌层，患者有酸胀感，医者持针的手指能够感觉到阻力，则需要将浮针退出肌层，回到皮下层。退针时将拇指、食指和中指移到针体的上方，提捏针柄，并用拇指、食指和中指的指腹感受针尖移动时肌肉的松紧程度。然后轻柔缓慢地提拉针身，使针尖离开肌层，退至皮下。

7. 运针 是指浮针刺入皮下后到扫散前的一段操作过程。退针后，确保浮针针尖在皮下后，即可放倒针身，做好运针准备。

运针时，单用右手持针，使针体沿皮下向前推进，推进时将针体稍稍提起，使针尖略微翘起，使针尖不深入肌层。运针时，可见皮肤呈线状隆起。如果在运针过程中，患者突感刺痛，或医者突感阻力，多半是因为针尖刺到血管壁。因此，运针过程能慢则慢，如医者突感阻力而患者还没有感觉到刺痛时，应迅速将针稍退，然后或向上或向下调整针尖方向，避免刺痛患者。

运针深度一般以软套管全部埋入皮下为度。部分情况下，软套管不必全部埋入皮下。

8. 扫散 是指运针完毕到抽出针芯前，将针身在皮下平行地左右摆动的一系列动作。

（1）扫散准备：运针到位后，左手固定软管座，右手退后针芯，将软管座上的突起固定于芯座上的卡槽内，这时，针芯的针尖已经退回软套管内不再外露，几乎与软套管平齐。

（2）扫散操作：用右手拇指内侧指甲缘和中指夹持芯座，食指和无名指分居中指左右两边，拇指尖固定在皮肤上作为支点，食指和无名指一前一后作跷跷板样扇形扫散动作。扫散动作幅度宜大，平稳有力，节律宜慢，避免产生酸麻胀痛等感觉。扫散过程中，右手操作，左手配合再灌注活动。

（3）扫散的种类

①平扫：是指针尖在同一水平面上左右摆动。平扫较为省力，因为有了再灌注活动的配合，临床大多数选用平扫操作适用范围广。

②旋扫：针体沿着顺时针或者逆时针方向做椭圆形运动，适用于比较顽固的病痛（图 17–5）。

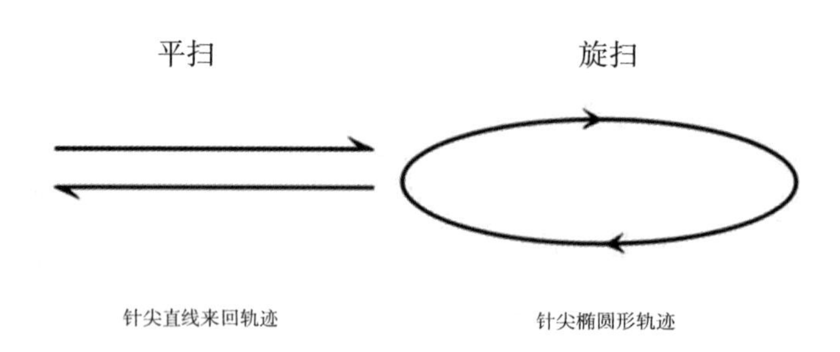

图 17–5　平扫和旋扫

（4）扫散的时间、频率：一个进针点的扫散时间约 2 分钟，次数为 200 次左右，每扫散半分钟即可检查或评估患肌的变化情况。

9. 再灌注活动 是指在浮针操作过程中，主动或被动收缩患肌，使患肌内或周边的动脉压力增加，势能加大，然后舒张，这样动脉中的血液流动速度加快，从而进入患肌内原先缺血的部位，改善缺血状态。其操作不仅仅可以活动患肌，也常可采用咳嗽、吹气、按揉等方法以达到目标。

（1）再灌注活动特点：肌肉收缩（缺血）→肌肉舒张（充血）→肌肉收缩（再缺血）→肌肉舒张（再充血）。如此反复，形成缺血再灌注的状态，从而改变患肌缺血缺氧状态，促进病情恢复。

（2）再灌注活动的操作要求

①幅度大：根据患肌的解剖功能活动，引导患者做到肌肉的最大幅度（等张收缩）或者最大强度（等长收缩）。

②速度慢：最大幅度、最大强度和放松时都要有 1 ～ 3 秒停顿，完成一个再灌注活动建议在 10 秒左右。

③次数少：每次连续的同样方向、同样角度的动作，即同一组再灌注活动动作，以不超过 3 次为宜。

④间隔长：同一组患肌完成一组再灌注活动后，至少半小时内不再进行下一组再灌注活动，使肌肉得到充分休息、放松。

⑤变化多：对于顽固性疼痛，可针对性改变再灌注活动。

（2）再灌注活动的操作方法

①颈部：常采用低头、抬头、左侧头、右侧头、左旋头、右旋头等六大动作。

②肩部：多用梳头、后背、上举等动作。

③腰部：常用在治疗床上抱头弓腰、大小飞燕、左右扭臀、原地踏步、自主咳嗽等动作。

④膝盖：屈伸、原地踏步。

⑤胸部、背部：深呼吸、自主咳嗽。

（3）再灌注活动的分类

①主动再灌注：是指患者在没有辅助情况下完成的一种运动，主要分为等张收缩和等长收缩。

②被动再灌注：是指依靠外力帮助完成的再灌注活动，进行时被动再灌注活动肢体肌肉应放松，利用外力固定关节的近端和活动关节的远端，根据患肌的功能需要尽量做多方位的再灌注活动。

（4）注意事项

①明确适应证：非缺血性的软组织损伤、与肌肉无关的病痛不用再灌注活动。

②结合与病痛相关的患肌肌肉的走向、关节特征，来设计再灌注活动。

③再灌注活动的活动范围需由小到大，循序渐进，外加负荷力量由轻到重。主动活动时，负荷力量为反作用力；被动活动时，禁止突然发力或大力活动患者关节等。

④注意结合患者年龄、体质、精神状态等因素，因人制宜，设计再灌注活动，避免一次再灌注活动时间过长、过于用力或者过于频繁。

10. 留管

（1）留管操作：扫散完毕，抽出针芯放回保护套管内，用纸质胶布（或胶质胶布）贴附于管座，将管座固定在皮肤上，胶布大小保证覆盖整个管座，以固定留于皮下的软套管。

（2）留管时间：对于慢性疾病，一般留管 24 小时即可，结合临床实际情况，一般建议留管 5 ～ 8 小时为宜。此外，需根据天气情况、患者的反应和病情的性质决定留管时间的长短。天气炎热、易出汗或患者因胶布过敏等因素造成针口或局部皮肤瘙痒，时间不宜过长；反之则留管时间可适当延长。

（3）留管注意事项

①留管期间勿打湿留管局部，防止感染。

②可适当活动，但活动范围不宜过大，以免影响软套管的固定。

③活动程度不能过于强烈，以免影响疗效。

④ 少数情况下，若留置于皮下的软套管移动后触及血管，导致刺痛或出血，可嘱患者自行或在家人帮助下取管。

⑤局部有异常感觉时，无需紧张，多为胶布过敏所致，医者可改用其他类型物件固定，如止血贴等。

11. 取管

（1）取管操作：取管时一般以左手拇指、食指按住针孔周围皮肤，右手拇、食指两指捏住软管座，缓慢将软管取出，用消毒干棉签或棉球按压针孔，防止出血，患者取管后休息片刻即可离开。

（2）取管注意事项：患者或家人自行取管时，需告知患者：①取管是绝对安全可靠的，消除患者不安情绪；②进针点处的针孔痕迹很快消失，不必处理；③少数情况下，取管时可能出血，用消毒干棉球按压针孔及针孔前方 2cm 处 2 ～ 3 分钟即可，若是皮下出血，一般不需处理，严重者 24 小时后用热敷；④取管 10 分钟后即可沐浴。

（三）适应证

1. 肌肉前病痛　如强直性脊柱炎、类风湿关节炎、哮喘、痛风、帕金森病、面瘫、肩关节周围炎等。

2. 肌肉病痛　如颈椎病、网球肘、腰椎间盘突出症、慢性膝关节痛、踝关节扭伤、头痛、前列腺炎、遗尿、呃逆、失眠、抑郁、慢性咳嗽、习惯性便秘等。

3. 肌肉后病痛　如头昏、眩晕、心慌胸闷、局部麻木、局部水肿、乳腺增生、黄斑变性、糖尿病足、股骨头缺血性坏死、骨性变化等。

（四）禁忌证

1. 孕妇不宜刺小腹部、腰骶部。

2. 常有自发性出血，或损伤后出血不止的患者不宜针刺。

（五）注意事项

1. 有传染病、恶性病的患者，或有急性炎症、发热的患者，不要采用浮针疗法。例如，急性活动期风湿、类风湿性关节炎的患者，如果体温高于正常、血沉高，这时采用浮针疗法几乎罔效。

2. 妇女怀孕三月以内者，不宜在小腹部针刺。若怀孕三月以上者，腹部、腰骶部也不宜针刺。如果孕妇紧张，一定不要针刺。

3. 常有自发性出血或凝血功能障碍导致损伤后出血不止者，如血友病、血小板数值低的患者，不宜针刺。

4. 皮肤有感染、溃疡、瘢痕或肿瘤的部位，不宜针刺。

5. 浮针疗法留管时间长，相对传统针刺疗法而言，较易感染。对容易感染的患者，如糖尿病患者，当加倍小心，慎防感染。

6. 针刺的部位一般应选在对日常生活影响较小的部位。关节活动度较大，一般不宜选用，可在关节附近进针。此外，也不要太靠近腰带或者女性胸衣扣的部位，因为腰带的活动或胸衣扣的紧束常影响软管的固定或易产生刺痛。

7. 肢体浮肿，若治疗效果不佳时，可改用其他方法治疗。例如，系统性红斑狼疮、类风湿性关节炎采用类固醇激素的治疗，大量激素导致水肿者，浮针疗法效果差。

8. 在局部涂抹过红花油、按摩乳等刺激性外用药，或者用过强力膏药、强力火罐及刮痧的局部，在短时间内不宜浮针治疗；如果这些外用药、膏药、火罐等用后，局部皮肤状态已经恢复正常，这时则适合用浮针疗法。

9. 局部短期内接受过封闭疗法治疗者，不宜用浮针治疗。

10. 浮针对于其适应证，疗效很好，但并非所有病痛都能用浮针解决，这与病种、疼痛部位、疼痛程度或患者感觉相关，需辨证看待。

11. 体内腔道留置支架，心脏留置起搏器者不宜针刺。

（六）临床应用举例

浮针治疗面瘫，在通用方案基础上，根据个体症状进行加减。

1. 通用方案

（1）远程灌注：从前臂进针扫散，配合再灌注动作灌注肩颈部患肌。

一般由前臂肱桡肌处进针扫散，配合掰手腕、同侧侧头抗阻、同侧上肢伸直抬高抗阻远程灌注肩颈部肌肉，改善局部营养及血运，对头面部的营养供给起到辅助作用。

（2）局部消除：查找面部相关患肌进针扫散配合主动或被动再灌注动作。

①患肌查找

额纹消失或变浅：额肌、颞肌。

眼睑闭合不全：眼轮匝肌、额肌。

不能皱眉：降眉间肌、降眉肌、额肌。

鼻唇沟变浅：颊肌、咬肌。

示齿、口角歪向健侧：口轮匝肌、笑肌、提上唇肌。

鼓嘴漏气：颊肌、咬肌，示齿、口角方面的治疗也有助于改善。

②相关再灌注动作

额肌：嘱患者自行抬眉、皱额及用力闭眼。

颞肌：医者拿捏颞部头皮。

眼轮匝肌：患者自行用力闭眼

降眉间肌、降眉肌：患者自行皱眉、抬眉，维持眼睛向上看。

颊肌、咬肌：患者自行鼓嘴、咬牙。

口轮匝肌、笑肌：医者拿捏患者唇周，患者行示齿、咬牙、鼓嘴动作，交替进行。

③治疗中处理：每块肌肉扫散，配合灌注动作在 3 次左右，每次灌注 7 秒左右为宜。

④治疗后处理：灌注完毕后拔出针体，留置软管，用无菌输液贴贴敷。留置时间以 3 ～ 8 小时为宜。若患者需要冲凉，则于冲凉前 1 小时拔出；若留置过程中有不适感，也可自行拔出。

注：

a. 头面部皮肤及皮下组织较浅薄，若拔针时有出血时，应注意及时按压止血。

b. 若在进针时候发现软管内有血性液体流出，拔针按压。

c. 注重整体治疗，头面部肌肉之间对于面部表情、动作、外观形态起着协同作用。

d. 老年人勿过度灌注。

2. 次症治疗

（1）肩颈部肌肉：肩颈部肌肉状态影响着头面部肌肉的营养情况，头颈部肌肉在功能上也有着协同作用。

（2）患肌查找：胸锁乳突肌、斜角肌、斜方肌、冈上肌。

（3）相关再灌注动作：①胸锁乳突肌：对侧转头抗阻；②斜角肌：同侧侧头抗阻；③斜方肌：同侧侧头抗阻；④冈上肌：同侧上肢抬高抗阻。

（符仲华、孙健）

十八、铍针疗法治疗皮神经卡压综合征

早在20世纪90年代中期，中国中医研究所博士生导师董福慧教授经过长期临床和科研，提出了皮神经卡压综合征的诊断，并根据皮神经卡压的发病特点，提出了铍针疗法治疗皮神经卡压综合征，其所使用的铍针起自古代九针。

临床上有大量常见的以无明显诱因出现疼痛和不适，缠绵难愈、反复发作，常被诊断为“慢性软组织损伤”“肌筋膜炎”或“风湿性疾病”的，有相当数量属于皮神经在走行过程中被“卡压”而致的神经功能障碍。铍针是根据皮神经卡压综合征的这些特点设计研制而成的。术中通过铍针对皮下组织、筋膜的切割，使筋膜腔内压力降低，筋膜表面张力降低，可松解粘连，从而消除感觉神经末梢所受的张力性刺激和压迫，以缓解疼痛。它具有创口小、痛苦小、无需麻醉、定位准确、松解较为充分的优点。此外由于术中对神经周围组织的损伤较小，因此术后神经周围形成的瘢痕少，不易再次形成卡压，从而可以使临床症状得到明显改善。

（一）物品选择

1. 一次性铍针的规格为直径 0.5 ～ 0.7 mm，全长 4 ～ 6 cm，末端扁平带刃，刀口为斜口。

2. 一次性无菌手套、安尔碘或 75% 酒精、无菌棉签和无菌纱块。

（二）操作方法

皮神经在走行过程中，由于某些原因受到慢性卡压引起的神经功能障碍，并表现出一系列神经分布区的不同程度的感觉障碍、植物神经功能障碍、营养障

碍甚至运动功能障碍，统称为皮神经卡压综合征。皮神经广泛分布于人体周身的皮肤及筋膜中。皮神经卡压综合征的诊断标准为：①长期慢性局部疼痛或感觉异常；②明确的局部压痛点；③触诊可及皮下结节或条索样包块；④局部肌肉紧张但不影响躯体运动；⑤除外其他神经系统疾病。

常用操作手法主要有四种：

1. 疾刺法 主要用于针刺躯干、腰背、四肢的皮神经卡压点。医者左手拇指按压在诊断明确的皮神经卡压点的旁边，右手用腕力将铍针按预定好的尺度直接垂直刺入卡压点，不捻转，不留针，疾刺速拔的一种方法。进针深度要视患者的胖瘦及病变部位，以及轻、中、重的不同压痛点，因人因病而异，灵活应用，一般进针深度为 3 ～ 5cm。

2. 点刺法 主要用于卡压处肌肉组织较薄的头部及四肢末梢。医者左手拇指按压在诊断明确的皮神经卡压点旁，右手持铍针垂直在卡压点上用针尖点刺，不留针，轻点后迅速出针的一种方法。一般进针较浅（不超过 0.5cm）。

3. 刺割法 主要适用于卡压后有条索形成的皮神经卡压综合征。医者持针刺入预先选定的部位（部位一定要准确）达一定深度后，用针头的刀刃来回划割一下，通常划动度在 1cm 左右，以划破条索为目的，动作轻巧灵活，不可粗暴。

4. 复式手法 主要适用于卡压后有条索形成且卡压部位较深的情况。这种进针方法分为三步：第一步是采用疾刺法，右手迅速将针刺入诊断明确的卡压部位并一次到位；第二步是采用手法辅助，即用左手拇指在按压疾刺后，继而更换捏拿、收放、弹拨等手法，使局部组织放松，以减少阻力，并且初步让铍针与卡压的条索接触以确保铍针刺入的准确性；第三步即在前两步的基础上采用刺割法。

（三）操作程序

1. 定位 触诊找到体表压痛点后，用指端垂直向下做十字压痕，注意十字压痕的交叉点对准压痛点的中心。

2. 消毒 用碘伏或碘酒—酒精常规消毒皮肤，其范围略大于治疗操作范围的2倍。

3. 进针 有点刺法和弹刺法两种。

（1）点刺法：术者一手拇食指捏住针柄，另一手拇食指用无菌干棉球或无菌纱布块捏住针体，针尖对准皮肤十字压痕的中心，双手骤然向下，使铍针快速穿过皮肤。当铍针穿过皮下时，针尖的阻力较小，进针的手下有种空虚感；当针尖刺到深筋膜时，会遇到较大的阻力，持针的手下会有种抵抗感。根据不同的病情，进行松解针法。

（2）弹刺法：术者一手捏住套有塑料套管针的针体，针尖对准十字压痕的中点，垂直下压套管，另一手的拇、中指端相对，中指指甲对准针尾，用力弹击露在套管外的针尾，使其瞬间穿过皮肤．然后取下套管，再逐层进针。

4. 松解 松解是整个治疗的关键步骤。松解的目的是降低皮神经通过的周围筋膜张力和筋膜间室内压力，所以针刺的深度以铍针穿透筋膜即可，不必深达肌层，避免出血或减少术后反应。根据治疗需要，对筋膜层的松解可以采用以下几种方式：

（1）一点式松解：适用于痛点局限、定位准确的病例。铍针的尖端穿过深筋膜即可，患者的局部疼痛常随之消失。

（2）多点式松解：适用于痛点局限、定位较模糊的病例。当铍针的尖端穿过深筋膜后，轻轻上提，将针退出筋膜至皮下，稍微改变进针角度，再穿过筋膜层，可如此重复3～5次。

（3）线式松解：适用于疼痛范围较大，病程较长，筋膜肥厚且肌肉张力较高的病例。线式松解其实就是沿一个方向的反复连续点刺，形成一条0.5～0.7cm的筋膜裂隙。

（4）出针：完成松解以后，用持针的棉球或纱布块压住进针点，迅速将针拔出，持续按压进针点0.5～2分钟，同时询问患者的局部感觉，一般患者原有的疼痛都减轻或消失。无菌敷料敷盖进针点，24小时内保持敷料干燥清洁即可。

（四）适应证

1. 皮神经卡压综合征诊断明确的病例。

2. 局部张力高的颈肩腰腿痛、颈源性头痛和头晕等脊柱退变性疾病。

3. 经手术治疗后局部再次形成粘连卡压的病例。

4. 其他适合采用铍针进行减张、减压的病例。

（五）禁忌证

1. 局部软组织存在炎症反应者禁用。

2. 有出血倾向者禁用。

3. 患有严重心脑血管疾病或脏器衰竭不能耐受刺激者禁用。

4. 糖尿病患者有肢体缺血或软组织感染倾向者禁用。

5. 意识不清，不能配合治疗者禁用。

（六）铍针治疗过程中可能的意外和处理方案

1. 在做铍针松解时，要注意保护神经和神经束的血管，注意刀口线在皮肤内的走行，要尽量保持刀口线与神经的走行相一致，有时也需与肌纤维的走行相一致。

2. 治疗时，要注意进针深度，一般过深筋膜即止，不可过深，以免伤及深部组织。

3. 治疗过程中时，有少数患者出现晕针现象，其处理方法和预防措施与普通针灸时所出现的晕针一样。

4. 铍针出针后，需持续按压出针口 0.5 ～ 2 分钟，以免形成血肿。如形成血肿较小者，予加压包扎，并观察血肿有无继续增大；如血肿较大，则需抽出瘀血，再加压包扎。

（七）临床应用举例

颈肩部皮神经卡压综合征临床多见，尤其近年来计算机和网络技术的发展，人们长时间低头伏案工作，使得这类疾病的发病率逐年增高。颈肩部皮神经卡压采用铍针治疗简便快廉。

陈某，男，45 岁。

主诉：左颈肩部疼痛三月余，加重一周。

病史：患者长期伏案工作，平素时有左侧颈肩部疼痛、发紧，一周前劳累后左侧颈肩部疼痛加重，并时觉左手背稍发胀，无头晕，有左侧偏头痛，大便隔日 1 次，小便正常，舌淡红，苔白，脉略滑。

查体：双侧颈椎旁轻压痛，以左侧明显，肌肉稍紧，左肩后部可扪及两个硬性结节，有条索状、压痛。按压时疼痛向外侧和后侧放射。

临床诊断：①左肩部皮神经卡压综合征；②颈椎病（颈型）。

治疗：

1. 嘱避免长时间伏案工作和使用电脑，注意休息。

2. 手法松解颈椎 1 次。

3. 铍针治疗左肩部 1 次：在按压疼痛明显的压痛点采用多点式松解法。治疗后，患者即觉左侧颈肩部疼痛减轻，活动较前灵活轻松。一周后复诊，左肩后部肌肉张力减轻，轻压痛，再行铍针治疗 1 次，一周后再次复诊，基本无疼痛，活动自如。嘱平时注意休息，适当锻炼，避免经常低头，未再治疗。随访 3 个月无复发。

按：患者病因主要是长期伏案工作劳损导致颈肩部疼痛及左手背发胀。而局部查体可扪及硬性结节，按压时疼痛向外侧和后侧放射则皮神经卡压诊断明确，此为铍针疗法的最佳适应证。因此，采用铍针治疗 2 次，则患者症状明显缓解，治疗后再嘱患者避免劳损、注意休息、适当锻炼，则可以避免患者症状复发。

（雷仲民、王羽丰）

十九、精灸技术

精灸技术是采用小米粒大小的艾灸炷于穴位上燃烧，以此来治疗全身疾病的灸类技术。因其热力集中、透热迅速、刺激量大，一壮可达到普通麦粒灸多壮之效，取其精而效验，故称其“精灸”。

符文彬教授秉承《灵枢·官能》“针所不为，灸之所宜”和《医学入门·针灸》“药之不及，针之不到，必须灸之”的古训，临床上针灸并用、重视灸法。为解决传统麦粒灸灸壮数多、燃烧时烟雾大、灸量灸度难以控制、临床花费时间长的缺点，符文彬教授在继承岭南针灸大师司徒铃教授灸法的基础上，对艾草选用、艾绒加工、艾灸方法深入研究，不断挖掘灸类技术，发展形成精灸的理论和技术操作规范。

（一）灸材选用

精灸强调灸料宜选用细软金黄的陈年精细艾绒。

1. 便于搓捻为精灸要求的小规格艾炷。

2. 燃烧时火力更均匀。

3. 燃烧时温度温和。

4. 燃烧时气味芬芳、热度易透达深部。

（二）精灸大小

精灸技术采用的细小艾炷约为底部直径 2mm、高 3mm 的圆锥体形（图 19-1），而普通麦粒灸约为底部直径 5mm、高 8mm 的圆锥体形（图 19-2）。

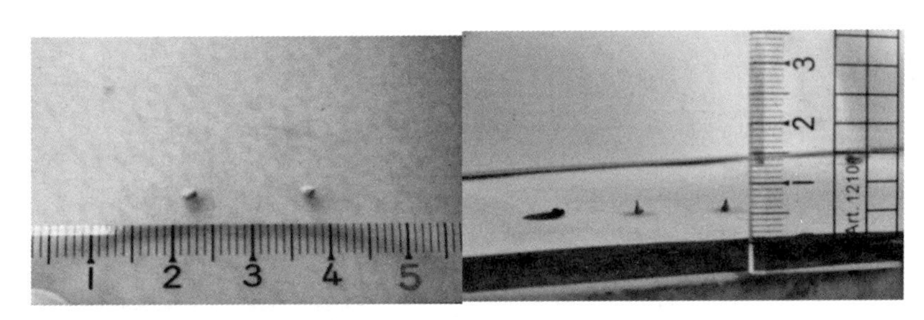

图 19-1 精灸灸炷大小

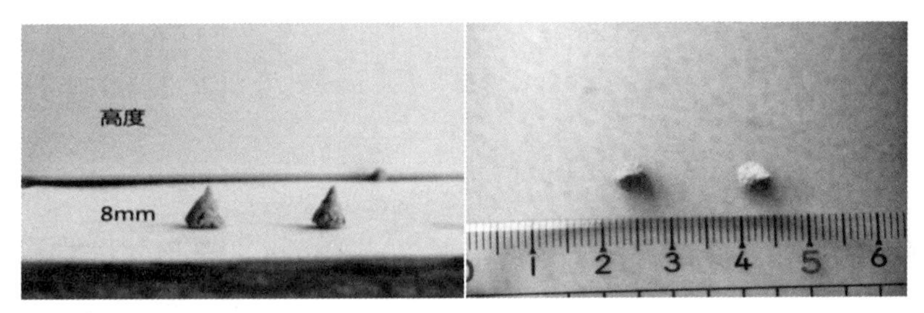

图 19-2 麦粒灸灸炷大小

（三）操作步骤

1. 材料准备 细软金黄的陈年精细艾绒；万花油、棉签、打火机、线香。

2. 施灸 选定体位后以棉签沾取少量万花油标记穴位，将艾绒做成底部直径 2mm，高 3mm 大小的圆锥型艾炷，上小下大，上尖下平，易于按放与燃烧，放置艾炷后以线香点燃，依据病情决定夹走艾柱的时间，控制灸度，每穴两壮。

3. 灸度控制

轻度：灸至穴位肤潮红为度（图 19-3）。

中度：灸至穴位皮肤红晕为度（图 19-4）。

重度：艾炷在穴位皮肤燃尽，灸至轻度发泡（图 19-5）。

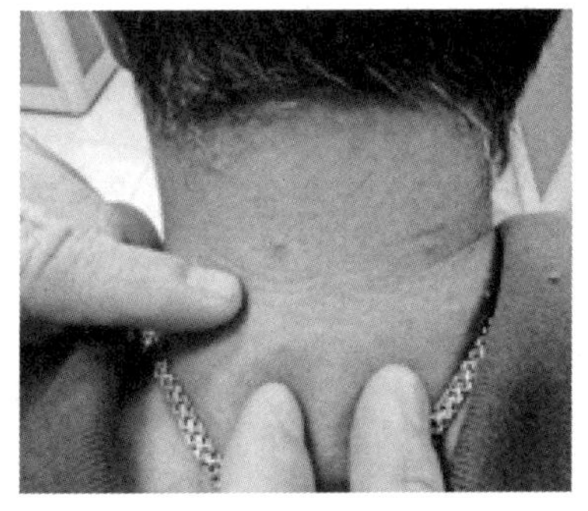

图 19-3 轻度灸

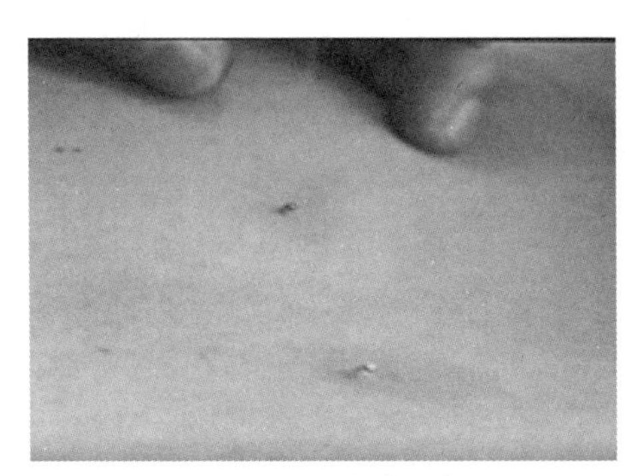
图 19–4　中等度灸

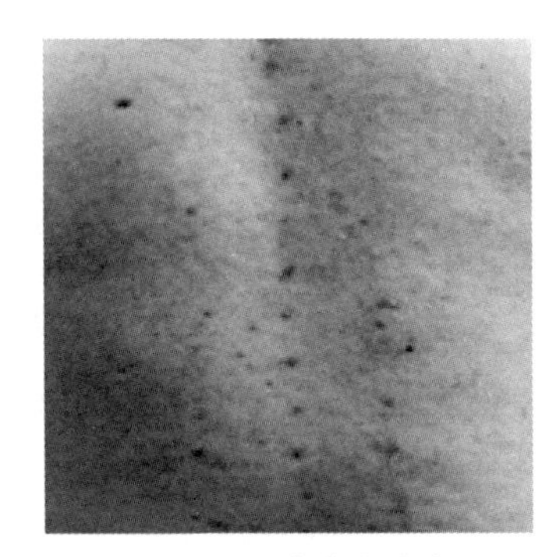
图 19–5　重度发泡灸

（四）精灸的特点

精灸特点：①艾绒精细；②艾炷精小（2mm×3mm）；③取穴精准；④壮数精少（1 ～ 3 壮）；⑤时间精短（5 ～ 7 秒）；⑥热力渗透强；⑦灸量灸度易控制。

（五）适应证

精灸适应证：①痛证；②内科系统病证；③妇儿相关病证；④养生保健等。

（六）禁忌证

1. 糖尿病血糖控制欠佳者慎用。

2. 脑出血急性期慎用。

3. 高热炎性疾病或局部疮疡者禁用。

（七）注意事项

1. 颜面及大动脉处慎用发泡法。

2. 关节部位不易施用瘢痕灸。

3. 发泡后，局部灸疮当日勿沾水；如有化脓渗液，予局部消毒换药。

（八）临床应用举例

1. 项痹

适应证： 颈痛除湿热证外的其他证型。

主穴： 风池、百劳、肩中俞、肩井、中脘、绝骨。

配穴： 风寒湿证加风门、脾俞；气滞血瘀证加膈俞；肝肾不足证加肾俞、肝俞；气血亏虚证加足三里；上肢麻木疼痛者加内关、心俞；头晕者加完骨、四花。

灸度： 轻度至中度。若上肢麻木、头晕、反复发作者可用重度。

2. 面痛

适应证： 非典型面痛、原发性三叉神经痛和颞颌关节痛。

主穴： 风池、翳风、四花、中脘、合谷。

配穴： 风寒证加大椎；风热证加曲池；气血瘀滞证加太冲。三叉神经眼支痛加风门；上颌支痛加足三里；下颌支痛加胃俞；颞颌关节痛加下关、胃俞。

灸度： 轻度至中度。

3. 郁病

适应证： 郁病除气郁化火证外的其他证型。

主穴： 胆俞、膈俞、肝俞、肺俞、膻中、期门、滑肉门。

配穴： 肝气郁结证加气海；痰气郁结证加中脘、丰隆；心脾两虚证加心俞、脾俞；心肾不交证加心俞、涌泉；心胆失调证加心俞、阳纲；有焦虑症状者加肾俞、涌泉；强迫症状明显者加足窍阴、丘墟。

灸度： 轻度至中度。

（符文彬、马瑞）

二十、赵氏雷火灸疗法

雷火灸疗法是中药粉末加上艾绒制成艾条，施灸于穴位上的一种灸法。本疗法始于《本草纲目》，《针灸大成》认为此法“治闪挫骨间痹痛及寒湿气痛而畏刺者”。“雷火针”灸疗法与“太乙针”灸疗法一样，以芳香走窜的药物作引经药，使其具有祛风、散寒、利湿、通络作用的药力，渗透入穴位，产生温经通络、流畅气血、祛寒除湿的目的。

赵氏雷火灸是在20世纪90年代初期，由重庆赵氏雷火灸传统医药研究所所长赵时碧医师在几十年的行医实践中创新发展而出。其创新方面在于：①根据中医辨证施治的原则，采用多种药物，配制成不同的雷火灸条；②操作手法上改雷火神针的实按灸法（点燃灸药后用七层棉布纸垫着进行烫灸）为明火的悬灸疗法；③根据中医的经络学说和自己几十年的临床经验，研制出一套“以面罩位带穴”新的灸疗方法，并且打破了古代医书上撰写的禁灸腧穴；④研制的雷火灸灸条燃烧时具有独特的热力与红外线幅射作用，最强温度可达到240度左右；⑤雷火灸药物在燃烧时，由于其药力峻猛、渗透力强，各种不同配制的药物分子因其未被破坏，被迅速吸附在人体表层，通过一定时间的熏烤，在皮肤周围形成高浓药区，渗透到腧穴内，通过人体经络传导（循经感传的作用）；⑥扩大了中医火热灸法治疗疾病的范围；⑦创立了一系列的雷火灸灸具，使用安全，操作简便。

“赵氏雷火灸”专利亦称“雷火灸”，现已广泛用于中医内科、外科、骨伤科、妇科、眼科、耳鼻喉科、皮肤科、男科等方面疾病。目前，由全国各大医院撰写的赵氏雷火灸治疗各科疾病的论文已达几十篇，获得的专业性奖项16项，其疗法已被国家中医药管理局列为科研成果并进行全国性推广。

（一）配方

药物主要成分是硫黄、没药、全蝎、穿山甲、乳香各 9g，麝香少许等药物，共研细末，再取纯净艾绒 28g 加入药粉 8g 研制而成，捻制成手指粗细艾条。

（二）功效

活血化瘀，通关利窍，舒经活络，消肿镇痛，扶正祛邪等；亦能改变微循环，促进组织修复。

（三）适应证

1. 痛证 损伤、风湿、颈肩腰腿痛、骨质增生、网球肘、胸腹胀满、中风偏瘫等引起的疼痛或不适。

2. 鼻炎 急性鼻炎、急慢性鼻窦炎、萎缩性鼻炎、过敏性鼻炎、肥大性鼻炎。

3. 眼疾 近视、远视、斜视、青光眼、慢性角膜炎、散光、弱视、白内障、沙眼、视神经萎缩等。

4. 耳疾 耳鸣、耳聋、中耳炎、突发性耳鸣、老年性耳鸣等。

5. 减肥 腹部肥胖、大小腿肥胖、全身肥胖。

6. 内科疾病 胸腹胀满、慢性胃肠病等。

7. 妇科病 痛经、月经不调、输卵管堵塞、子宫肌瘤、卵巢囊肿、慢性盆腔炎、不孕症等。

（四）疗程

根据不同病情，酌情调整灸法的强度和时间。

（五）施灸方法

1. 扭开灸盒中部点燃灸药顶端，注意随时吹掉药灰，保持红火。

2. 灸药顶部备有大头针，取下插入盒口小孔固定灸药。

3. 将药头对准应灸部位，距离皮肤 2 ～ 3cm，灸至皮肤发红，深部组织发热为度（注意掌握分寸，避免烫伤）。

4. 火燃至盒口，取出大头针，拉开底盖用拇指推出药棒，再用大头针固定继续使用。不用时，取出大头针，盖好盒盖，火自动熄灭，备用。

（六）注意事项

施灸时，以患者皮肤不被烫伤为度，适度掌握。

（七）禁忌证

青光眼、眼底出血、孕妇、心脏病、呼吸衰竭、哮喘及高血压并发症期间等病证禁灸。

（八）临床运用举例

1. 过敏性鼻炎

灸疗部位：上星穴至素髎穴、双耳部、双耳孔、额部；穴位：上星、素髎、睛明、印堂、迎香、列缺、合谷。

操作方法：患者坐位，头勿后仰。

（1）点燃 1 支药，固定在单头灸具上，从上星穴至素髎穴，距离皮肤 2 ～ 3cm，上下灸 10 次为 1 壮，每壮之间用手按一下，共灸 60 壮，1 秒钟上下来回移动为 1 次，不易过快和过慢。

（2）从印堂穴至左右侧的迎香穴，做“八”字斜行。悬灸，要求与操作方法同上。

（3）用 S 形灸整个前额部共计 6 壮。

（4）用雀啄法灸印堂穴，睛明穴（双眼内侧角）、双侧迎春穴、上星，距离皮肤 2cm，每穴雀啄 10 次为 1 壮，每壮之间用手压一压，每穴各灸 3 壮（12 岁以下的患者每穴灸2壮）。

（5）灸耳郭的前后两面，距离皮肤2～3cm，每10次为1壮，每壮之间用手压一下，灸至耳郭发红、深部组织发热为度；用雀啄法灸耳心（用左手拉耳轮中部处向外拉，使耳道口变大），每雀啄10次为1壮，每壮之间用手压一下，两耳孔各灸3壮。

（6）用雀啄法灸鼻孔的同时，让患者坐位，头部后仰深呼吸，用手指压上唇，一手用雀啄法灸鼻孔，距离鼻孔2cm，每雀啄10次为1壮，每壮之间休息一会儿，共灸3壮。12岁以下的可灸2壮。

（7）最后用雀啄法灸双侧合谷穴3壮，每壮之间用手压一下，用全部操作步骤给一个患者做完约需25分钟。

疗程：每天1～2次，7天为1个疗程，连续治疗3个疗程以观察疗效。

2. 颈椎病

灸疗部位：颈1～7椎、两侧颈部；穴位：风府、风池、大椎、肩井、肩髃、曲池，合骨、百会、阿是穴、中冲。

操作方法：患者坐位。点燃1～2支药，固定在灸具上。距离皮肤2～3cm，首先灸颈1～7椎，再灸颈椎横突两侧的颈部，总之要把颈后部皮肤灸红，以深部组织发热感为度，灸的时间不能少于10分钟，每上下来回灸为1次，灸9次为1壮，每壮之间用手压一下被灸处。用雀啄法，距离皮肤1cm，灸风池、风府、颈椎压痛处阿是穴、大椎、双肩井；若疼痛麻木至手，加灸患侧肩俞、曲池、合谷、中冲；若头昏，加灸百会，每雀啄8次为1壮，每壮之间用手压一下，每穴各灸8壮。

疗程：每天灸1次，每10天为1个疗程，可灸1～2个疗程。神经根型可配合颈椎牵引，椎动脉型可结合活血化瘀药内服及输液治疗。疗程可根据病情需要增加或减少。

3. 腰椎间盘突出症

灸疗部位：患侧臀部；穴位：环跳、委中。

操作方法： 患者俯卧位，用双孔式灸具。若腰 4 ～ 5 或腰 5 ～骶 1 椎间盘突出，用孔斗式灸具。点燃药后，插入雷火灸 1/2 支，做好外固定，把他放在腰骶部，盖上浴巾，温灸 50 ～ 60 分钟，每 15 分钟吹 1 次灰，当皮肤发红、深部组织发热后，把两支药取出，固定在双头灸具上，灸患侧臀部疼痛处，距离皮肤 2cm，保持火头火红，灸至皮肤发红，以深部组织发热为度。每灸 10 次用手压 1 次；距离皮肤 2cm，用小螺旋形法，灸环跳和委中，每旋转 10 次为 1 壮，每灸 1 壮，用手压一下，每穴各灸 8 壮。

疗程： 每天灸 1 次，每 10 天为 1 个疗程，可连续做 1 ～ 2 个疗程，病情基本好转。若有其他合并症可灸 3 ～ 5 个疗程。椎间盘突出症须配合腰椎牵引治疗，与灸疗同步进行。病情严重时，可结合中西医内科治疗。

4. 全身性肥胖　全身肥胖分为轻度肥胖、中度肥胖、重度肥胖，根据肥胖程度选择不同的灸疗措施。随时注意去掉药灰，保持火头火红。

灸疗部位： 腹部、双耳；穴位：神阙、十趾冲、风府、风池（双）。

操作方法： 点燃一支灸药，火头向下，装在温灸盒内，然后患者仰卧治疗床上，用雷火灸头对准腹部神阙穴，距离皮肤 3 ～ 5cm，温灸 30 分钟。后取出温灸盒内剩下的半支灸药，点燃另半支灸药均装入双圈式灸具内，在任脉线两侧腹部用辣式灸法，灸疗时间约 30 分钟。

将余下的火头熏烤双耳，熏至皮肤发红，以耳内发热为度。然后再开十趾冲：灸双脚趾末端部，灸患者脚趾时，用横行灸法，距离皮肤 1 ～ 2cm，保持红火头，每横行灸 9 次为 1 壮，1 壮后停灸 5 秒钟，共灸 9 壮，灸至脚趾末端有针刺感为度（如每次治疗时间为 90 分钟，可另加半支灸药灸天突至中脘，分段做平补平泻手法治疗）。

点穴： 取穴风府、双风池。火头距离皮肤 1cm，吹红火头保持红火，用雀啄法每雀啄 7 次为 1 壮，用手按压穴位，再灸第 2 壮，以此做法，每穴各灸 7 ～ 9 壮。

疗程： 1 ～ 5 天为 1 个疗程或 1 ～ 10 天为 1 个疗程，每天做 1 次灸疗，每次时间为 60 ～ 90 分钟，雷火灸用药量每天 1.5 支，可间隔 10 天做第 2 疗程，第 2 疗程结束，每周复诊 1 次，直至 1 个季度。

疗效：1 个疗程后，患者喜吃的现象逐渐被控制，自然饮食量减少，而且不喜吃油腻甘甜之物；1 个季度后，饮食恢复正常状态。腰腹围减少 6 ～ 9cm，体重也恢复正常标准，1 个月保健 2 次。

5. 咳嗽

治则治法：扶正祛邪，祛风止咳化痰，散寒湿，健脾益肺，养阴补肾。适用于外感风寒咳嗽；内伤咳嗽久咳，虚证皆可灸治。

操作步骤：①点燃雷火灸药灸条 2 根，保持火头红火；②体位：患者取坐位或者俯卧位、仰卧位；③灸疗部位：颈背部大椎、风门、肺俞穴、脾俞穴、肾俞，胸腹部天突至膻中。④操作方法：用点燃的 2 根雷火灸药灸条，嘱患者俯卧位或端坐位，充分暴露施灸部位在大椎穴至肺俞穴之间施灸，距离皮肤 2 ～ 3cm，纵向灸（上下来回移动为 1 次），每 10 次为 1 壮，每壮之间用手压一下被施灸部位，灸至深部组织发热为度；再用雀啄灸法，平行双头点灸，距离皮肤 2cm，灸大椎、风门、肺俞、脾俞、肾俞，每穴雀啄 7 下，反复 3 次。

接着嘱患者仰卧，灸天突至膻中，距离皮肤 2 ～ 3cm，纵向灸（上下来回移动为 1 次），每 10 次为 1 壮，连灸 6 壮（即 60 次），灸至皮肤发红、深部组织以发热为度；再用雀啄灸法灸天突、膻中，单灸火头点灸天突、膻中，每穴雀啄 3 下反复 7 次。

每天灸 1 次，每 10 次为 1 个疗程；一疗程后休息 5 天左右，再接着下一个疗程。

禁忌证：外感风热咳嗽慎灸；内伤咳嗽实证慎灸或禁灸。

注意事项：①施灸时注意灸具是否固定牢固。②保持灸条火头红火避免掉灰烫伤患者。③老人、小孩及体弱者慎用猛刺手法。④如烫伤，应马上停止继续施灸，给予烫伤膏或者万花油涂于烫伤部位；如果烫伤后水疱明显，应先抽出液体再给予烫伤膏等处理。⑤治疗结束后，不可马上洗澡，一般 1 ～ 3 小时后再冲洗。

6. 痛经

治则治法：治则以疏肝理气，活血化瘀，祛寒除湿止痛为主。临床适用于因肝郁气滞、肝肾不足、寒凝血瘀所致的痛经。

操作步骤：①点燃雷火灸药灸条2根，保持火头红火；②取俯卧位及仰卧位；③灸疗部位：小腹部、骶髂关节部，穴位取神阙、气海、关元、子宫、肾俞、八髎、秩边、三阴交、足十趾冲。

寒痛者：用点燃的雷火灸艾条2根，先在小腹部距离皮肤2～3cm施灸，横向或纵向灸（上下来回为1次），每10次为1壮，共6壮，至皮肤发红、深部组织发热为止。再距皮肤2cm雀啄灸神阙、气海、关元、三阴交等穴，每穴7下反复3次。月经疼痛期可灸，每天1次，连续1～3天。月经后1周再施灸，连续灸10天，为下次月经周期而治，2～3个月经周期可痊愈。

血虚痛者：用点燃的雷火灸艾条，先在腰骶部及小腹部距皮肤2～3cm施灸，横向灸及旋转灸每10次为1壮，共6壮，灸至皮肤发红、深部组织发热为止，每个部位不能少于10分钟；再雀啄灸肾俞、八髎、神阙、气海、关元、子宫、三阴交、足十趾冲，每穴7下，重复3次。月经疼痛期可灸2～3天，月经后1周可再施灸，连续10天。一般1～3个月经周期可痊愈。

禁忌证：热证禁灸。

注意事项：①施灸时注意灸具是否固定；②保持灸条头红火，避免掉灰烫伤患者；③老人、小孩及体弱者慎用猛刺手法；④如有烫伤，应立即停止继续施灸，给予烫伤膏或者万花油涂于烫伤部位；⑤如果烫伤后水泡明显，应先抽出液体，再给予烫伤膏等处理；⑥治疗结束后不可马上洗澡，建议1～3小时后再冲洗。

（赵时碧、陈璇如）

二十一、天灸技术

天灸又有广义和狭义之分。广义的天灸就是穴位药物贴敷疗法；而狭义的天灸，也就是我们通常所说的“天灸”，又称“药物灸”“发泡灸”，是采用对皮肤有刺激性的药物涂抹或敷贴于穴位、患处，通过局部皮肤自然充血、潮红甚则起泡如同灸疗达到刺激穴位、激发经络、调整气血来防治疾病的方法。

灸法在岭南地区有着长期的发展历史，始建于1933年的广东省中医院是中国近代史上最早的中医院之一，享有“南粤杏林第一家”的美誉，一直是天灸疗法的传承者和发扬者。20世纪上半叶，岭南著名针灸大家司徒铃教授继承了周仲房教授的学术思想，在不断总结前人经验的基础上，对天灸进行了深入的探索和继承，并将其宝贵的经验传授给了徒弟。广东省中医院刘炳权、陈全新、林文仰等教授从20世纪80年代开始继承与整理中医针灸、子午流注等与时间医学的关系，使广东省中医院天灸疗法进一步得到了传承和发展，司徒铃教授的真传弟子符文彬教授更是主持了岭南传统天灸的临床研究和拓展，从而探索出了一套适合岭南地区的传统天灸疗法的优化治疗方案，不断促进岭南天灸疗法的应用和推广。陈全新教授现在已是一位满头银发的耄耋老人，刘炳权教授、林文仰教授已过世，该院现任的大针灸科主任符文彬是天灸第三代传人，如今天灸的传承接力棒已经交到了第五代的传人手上，他们还是出生于80后的青年中医师。

根据太阳历的节气理论中有“冬至一阳生，夏至一阴生”，在一年的气候中，“冬至”和“夏至”是阴阳转化、寒热交替的两个转折点。从冬至开始，阳气开始复生，阴气开始消退，到了夏至，阳气的胜复达到了顶点，阴气的消退也趋于尽头。从夏至开始，阴气开始复生，阳气开始潜藏，到了冬至，阴气的胜复达到了顶点，同时阳气的潜藏于内。《灵枢・岁露论》曰“人与天地相参也，与日月相应也”、《素问·宝命全形论》说“人以天地之气省，四时之法成”，人类作为宇宙万物之一，与天地万物有着共同的生成本原，“天地之间，六合之内，其气九州、九窍、五脏、十二节，皆通乎天气”，同样有着阳升阴降、阴阳转化的过程。《素问·生气通天论》中还强调：“阴平阳秘，精神乃治；阴阳离决，精气乃绝。”阴者藏精而起极，阳者卫外而为固，阴阳平衡协调是人体生存的前提。广东省中医院继承前人经验的同时，根据人体阴阳消长规律，顺应四时气候变化的规律，“法于四时”，与自然环境保持协调统一，遵四时变化而预培人体之阴阳，即“冬病夏治”“夏病冬治”。在一年中之长夏与冬季里选取两个节令进行岭南传统天灸，促进人体阴阳转化的过程，以改善体质、防治疾病，即所谓的“夏养三伏，冬补三九”，顺应天时，进一步提高了天灸疗法的临床疗效。

由于岭南独特的地理环境以及先贤的影响，天灸在岭南地区盛行并广泛发展起来，目前广东省各大医院包括享有“南粤杏林第一家”美誉的广东省中医院以及社区卫生服务中心都将天灸疗法这项传统中医技艺保存下来了，并结合岭南民间天灸和气候条件，发展出“三伏”和“三九”天灸疗法体系，推动了天灸疗法的传承与发展。

2011 年 6 月，“岭南传统天灸疗法”成功入选广州市第三批市级非物质文化遗产名录，成为名录里唯一一个传统医药类项目。2012 年 2 月入选广东省省级非物质文化遗产名录。今天，岭南传统天灸已经成为备受老百姓追捧的防治疾病的传统疗法之一，是治未病的重要疗法。

（一）用物准备

1. 天灸技术常用药物有斑蝥、毛茛、巴豆、生天南星、石蒜、生半夏、生草乌、生附子、甘遂、白芥子、细辛、吴茱萸、皂角、威灵仙等。药物选择一般强调：①多选用通经走窜、开窍活络之品，如冰片、麝香、丁香、生姜、葱白、细辛、白芷等；②多选用气味俱厚之品，甚至力猛有毒药物，如生南星、生半夏、川乌、巴豆、附子等；③选用血肉有情之品，如羊肉、动物内脏、鳖甲等；④有些需用鲜品，如旱莲草、透骨草、毛茛等；⑤勿轻易使用蟾酥、大戟等刺激性过强的药物，可引起组织坏死。

2. 打粉设备，低温存贮设备，绞汁设备，密闭容器，直径 5cm 的圆形或方形胶布。

3. 将选择好的药物制作成药粉，以鲜姜汁调和成膏状备用。

（二）操作方法

1. 选穴原则 以脏腑经络学说为基础，辨证选穴，穴位选取重在少而精。一般强调：

（1）选择离病变器官、组织最近、最直接的穴位。

（2）阿是穴。

（3）经验选穴，如吴茱萸敷贴涌泉治疗小儿流涎；威灵仙敷贴身柱穴治疗百日咳等。

2. 操作步骤

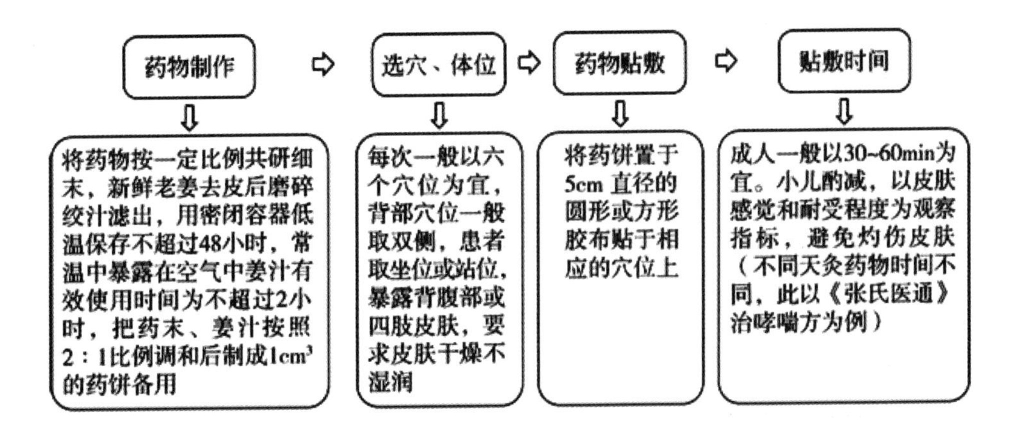

3. 敷贴时间

（1）三伏天灸、三九天灸：三伏天及三九天为一年当中阴阳转化的关键时期。

①三伏天灸：分为初伏、中伏、末伏，夏至后第三个庚日为初伏，第四个庚

日为中伏，立秋后第一个庚日为末伏，三日均为庚日，是全年中气候最炎热、阳气最旺盛的阶段，为温煦肺经阳气、驱散内伏寒邪的最佳时机。它在五行中与肺同属金，就是说肺部疾病在庚日治疗效果最佳，而且在这一阶段人体肌肤腠理开泄，经络气血流通，人体之阳气可充分得天阳之助，使天灸膏更易透皮吸收，通过对穴位的刺激放大效应，增强经络的传导作用，从而对肺、脾、肾等脏腑功能起到良好的调节作用，达到祛寒、逐痰、补肺、健脾、益肾、平喘功用，从而增强机体免疫功能、抑制机体过敏状态、达到预防和减少疾病发作目的。

②三九天灸：是以冬至这一天为“一九”，相隔九天为“二九”，再隔九天为“三九”。夏天会加重的病多为阴虚阳亢的病，而寒冬季节万物闭藏，阴气最为浓厚，阴虚阳亢的病在冬天抓紧养阴，夏天时症状就能减轻。在这段全年气温最低的日子里，以辛温药物敷贴在一些特定穴位上，以补益肺气、健脾温肾，可达到夏病冬治的效果。

三九天灸技术是三伏天灸技术的补充，两者相互配合，相得益彰，从而使机体阴阳平衡，“正气存内，邪不可干”，增强抗病能力和病后的自我康复能力。

（三）适应证

1. 呼吸系统疾病 过敏性鼻炎、慢性咳喘（如哮喘、慢性支气管炎、过敏性咳嗽、慢性肺气肿等）、慢性咽炎、虚人感冒等。

2. 消化系统疾病 慢性胃肠炎、消化不良、胃脘痛、便秘等。

3. 痛症 颈肩腰腿痛、膝骨性关节炎、风湿性关节炎、网球肘、胃痛、痛经等慢性疼痛。

4. 精神心理病症 轻中度抑郁症、轻中度焦虑症、睡眠障碍、神经官能症等。

5. 内分泌相关疾病 肥胖症、甲状腺功能异常、糖耐量异常等。

6. 其他疾病 慢性盆腔炎、夜尿症、遗尿等。

（四）禁忌证

1. 合并严重心脑血管疾病、肝肾功能不全及严重糖尿患者禁用。

2. 炎性疾病发热者及 3 岁以下幼儿禁用。

3. 妊娠妇女禁用。

4. 过敏体质患者对外贴胶布或药物过敏患者慎用。

5. 严重皮肤疾病患者禁用。

（五）注意事项

1. 贴药当日戒酒、辛辣、海鲜、蘑菇、牛肉、芋头等易致化脓食物，并避免进食生冷食品及进行冷水浴。

2. 贴药后局部皮肤红肿、瘙痒、水泡，避免搔抓破损。水泡溃破者，应保护创面，防治感染。

3. 贴药时，背部皮肤应干燥，贴药后不宜剧烈活动，以免出汗致药膏脱落。

4. 14 岁以下儿童贴药时间不宜超过 45 分钟，年龄越小则贴药时间相应缩短，但不少于 20 分钟。以贴药处皮肤潮红或自觉背部瘙痒、灼热、刺痛，随即移去膏药。

5. 老年人贴药时间可适当延长，但不宜超过 2 小时。

（六）临床应用举例

1. 支气管哮喘

适应证：适用于哮喘发作期的辅助治疗或缓解期治疗。

主穴：定喘、天突、肺俞、脾俞。

配穴：风寒外袭证配风门；痰浊阻肺证配中脘；肺气不足证配气海；肺肾气虚证配关元；脾气亏虚证配足三里。

2. 过敏性鼻炎

适应证：适用于鼻炎发作期及缓解期治疗。

主穴： 大椎、肺俞、脾俞、关元。

配穴： 肺虚感寒证加风门；脾气虚弱证加足三里；肾阳亏虚证加肾俞。

3. 膝骨性关节炎

主穴： 内外膝眼、阳陵泉。

配穴： 气滞血瘀证加膈俞；风寒湿痹证加风市；痰湿阻络证加中脘；肝肾不足证加肾俞；韧带损伤加局部压痛点。

4. 郁病

主穴： 胆俞、膈俞、肝俞、内关。

配穴： 肝气郁结证加期门、气海；气郁化火加支沟、曲池；痰气郁结证加中脘、丰隆；心脾两虚证加心俞、脾俞；心肾不交证加心俞、涌泉；心胆失调证加心俞、阳纲。

5. 消化不良

主穴： 中脘、天枢、足三里。

配穴： 脾虚气滞证加脾俞、气海；肝胃不和证加肝俞、胃俞；脾胃湿热证加阴陵泉、内庭；脾胃虚寒证加脾俞、胃俞；胃胀明显者加梁门、建里；恶心呕吐者加内关、天枢。

6. 单纯性肥胖症

主穴： 中脘、天枢、水道、上巨虚、大肠俞、腹结。

配穴： 痰湿闭阻证加内关、足三里；胃肠腑热证加曲池；肝郁气滞证加肝俞、期门；脾肾阳虚证加关元、肾俞、命门、足三里。

（符文彬、徐书君）

二十二、李氏砭法

李氏砭法即虎符铜砭刮痧，是指用虎符铜砭（黄铜刮痧板）通过徐而和的手法在人体皮部上刮痧，以调动阳气扶正祛邪，以通为治，以通为补，以通为泻的治疗方法。

李道政先生祖籍江苏常州，生于上海，为清代名吏李金镛玄孙，自幼耳濡目染，笃志于医事，既长则娴于砭法，因诊治疑难重病被医界同仁誉为“砭爷”，创办上海问痧堂，以宏扬虎符铜砭刮痧为己任，现为广东省中医院李道政学术经验传承工作室特聘专家。李老在多年的实践基础上，刻苦钻研、博采众长、独辟蹊径，以李氏砭法虎符铜砭刮痧治疗众多疑难杂病，促成了砭法复兴的新局面。

砭法由砭具和砭术组成，砭具外形取之北斗七星，以黄铜为质，以虎符为文，故名“虎符铜砭”，意在天地道交，四时阴阳，皆系于此。砭术以调和气血，扶正祛邪，以通为治。

（一）物品、器具选择

1. 刮痧用具：选择特制的虎符铜砭（黄铜刮痧板）。

2. 用物准备：虎符铜砭刮痧板、刮痧油，必要时备浴巾、屏风等。

（二）部位选择

李氏砭法具体的取穴规律主要结合脊柱中心理论（病在前，其根源在后）、全息理论（寻找敏感部位施治）、谿谷论（肉之大会为谷，肉之小会为谿，肉分之间，谿谷之会，以行荣卫，以会大气）、痧像辨证等，同时可根据病情进行经络辨证，辨别疾病所属经络，然后循经取穴。此外，还可根据病情进行脏腑辨证，辨别疾病所属脏腑，然后进行取穴。

（三）操作方法

1. 体位选择 根据取穴位置，选取坐位或卧位进行刮痧治疗。

2. 检查刮具 边缘有无缺损，先在选定部位抹上刮痧油，再持刮具在选定部位后从上至下进行刮痧，刮擦禁用暴力。如皮肤干涩，随时抹刮痧油，直至刮透。

3. 观察病情 刮痧过程中随时询问患者有无不适，观察病情及局部皮肤颜色变化，调节手法力度。

4. 刮痧手法 关键在于掌握火候，李氏砭法手法强调“徐而和”。刮痧造气，能造正气也能造邪气。催气，气至病所，病灶部位迎气、候气、得气，气冲病灶。气不及，疗效差，“气之余，便生火”。手法正确，火候把握，才能得谷气，患者术后不觉疲劳，亦见疗效。

5. 刮痧完毕 清洁局部皮肤。

（四）适应证

李氏砭法适应证广泛，涉及急证、痛证、心脑病证、肺系病证、肝胆脾胃病证、肾膀胱病证、气血津液病证、皮肤外科病证、妇儿科病证、五官病证等各科病证。

1. 急证 如晕厥、虚脱、昏迷、抽搐、内脏绞痛、中暑等。

2. 痛证 头痛、面痛、牙痛、咽喉肿痛、项痹、腰痛、胃痛、关节扭伤、纤维肌痛综合征、痛经、癌性疼痛等。

3. 心脑病证 中风、眩晕、颤病、郁病、癫狂、面瘫、心悸等。

4. 肺系病证 感冒、咳嗽、哮病、喘病、肺胀等。

5. 肝胆脾胃病证 黄疸、鼓胀、痞满、呕吐、呃逆、便秘等。

6. 肾膀胱病证 水肿、淋证、癃闭、阳痿、遗精、早泄、不育证等。

7. 气血津液病证 肥胖病、消渴、瘿病等。

8. 皮肤外科病证 斑秃、黄褐斑、粉刺、痄腮、乳痈、丹毒、肠痈等。

9. 妇儿科病证 月经不调、经前期综合征、围绝经期综合征、闭经、不孕证、小儿遗尿、儿童多动证等。

10. 五官病证 目赤肿痛、麦粒肿、近视、黄斑变性、耳鸣、鼻渊等。

11. 其他病证 高脂血症、高尿酸血症、糖耐量异常、痰证等。

（五）禁忌证

1. 乳头、阴部不刮，石门是绝育穴，慎刮。

2. 孕妇慎刮。

3. 糖尿病坏疽到发黑水肿，一碰就破皮的溃烂状态时，不宜刮痧。

4. 身体虚弱、正气不足之人不适合给别人刮痧。

5. 饱腹、太饥饿不宜刮痧。

6. 酒醉者禁刮。

7. 有接触性皮肤传染病者忌用本法。

（六）注意事项

1. 保持空气新鲜，以防复感风寒而加重病情。

2. 操作中用力要均匀，勿损伤皮肤。

3. 随时观察病情，发现异常，应立即停止，取平卧位。报告医生，配合处理。

4. 刮痧前后 24 小时不能喝酒。

5. 出痧量大或全背刮痧者均要辟谷（禁食）24 小时，可饮温开水或红糖水。

6. 刮痧后，避免风直吹刮拭部位，出痧后 4 小时内不能吹风碰水，当天必须洗热水澡。

7. 怀孕者不能刮别人也不能被刮，哺乳期可刮别人但不能被刮，若实在需要被刮，被刮 5 天内不能哺乳。

8. 心肺功能差及年老体弱者，首刮心包经、心经、肺经，稳定心肺后再刮全身。

9. 长期下焦不通如便秘者，慎刮腹部穴位，以防气逆上行，心肺功能衰竭。

10. 糖尿病、癌症患者刮痧后，不宜喝黑砂糖水。糖尿病患者刮痧后，尽量辟谷（禁食），不能喝红糖水；不强求辟谷 24 小时，以防低血糖；癌症食欲不佳患者可不辟谷，少量进食即可。

11. 晕刮急救，先让被刮者躺平，房间通风，点按内关穴或极泉穴，待被刮者冷汗冒出或腹泻或呕吐即复安全。

12. 使用过的刮具应消毒后备用。

（七）临床应用举例

1. 项痹

适应证：头枕、肩部、上肢等部位以疼痛或兼有麻木、无力为主要表现的一类病。

主穴：颈夹脊穴、风池、风府、百劳、肩井。

配穴：足少阳经加阳陵泉、足临泣；督脉加水沟；足阳明加足三里；手阳明加合谷；足少阴加太溪；足厥阴加太冲。风寒湿证加天柱；气滞血瘀证如内关；痰湿阻络证加中脘；湿热阻滞证加液门：肝肾不足证加太溪、绝骨；气血亏虚证加足三里；颈肌膜纤维织炎加内关、阳陵；上肢麻木、疼痛者加内关。

操作方法：

（1）开四穴：大椎、大杼、膏肓、神堂。

（2）开阳脉：督脉、内侧膀胱经。

（3）颈部：刮透五条线（风府到大椎，风池到大杼，双侧胸锁乳突肌、颈前），百劳四穴重点刮。

（4）肩部：双侧肩颈，重刮肩井、肩髃、肩髎。

（5）背部：督脉和夹脊穴，内外膀胱经，重点天宗穴和阿是穴、肝区、肾区。

2. 消渴

适应证：多饮、多食、多尿和体重减少（即“三多一少”）为主要表现的一类病，可使一些组织或器官发生形态结构改变和功能障碍，并发酮症酸中毒、肢体坏疽、多发性神经炎、失明和肾功能衰竭等。

操作方法：

（1）开四穴：大椎、大杼、膏肓、神堂。

（2）开阳脉：督脉、内侧膀胱经。

（3）颈项部：五条线刮透（风府—大椎，风池—大杼，双侧胸锁乳突肌、颈前），百劳四穴重点刮。

（4）背部：重点刮透肝脾区。

（5）重点穴位：胃脘下俞、脾俞、养老、肾俞、地机、然谷。

3. 瘿瘤

适应证：甲状腺肿大为主要表现的一类病。

操作方法：

（1）开四穴：大椎、大杼、膏肓、神堂。

（2）开阳脉：背部督脉、内侧膀胱经。

（3）颈项部：颈椎第七节重点刮。

（4）背部：重点刮透肝脾区。

（5）甲状腺四穴：臂臑、肘髎、手五里、曲池。

（6）胸腺：从天突到膻中刮透。

（7）手上：心包经、心经、三焦经刮透。

（李道政、雷丽芳、邓秀红）

二十三、拨筋疗法

拨筋疗法是林胜勤教授通过多年的潜心研究，融合易学、中医学与现代医学三个研究领域，继承和发展出来的以砭石为主要拨刮工具的筋伤疗法。

拨筋疗法以《易经》《内经》《中医基础理论》《针灸学》《解剖学》等为理论基础，徒手或用玉石、牛角梳等简单工具对人体病灶部位的粘连经筋、伤筋、筋膜、韧带进行松解、整复的治疗方法，主要针对风、寒、湿痹证引起人体肌肉、肌腱、筋经、韧带所产生的各种病证表现和跌打扭挫引起的筋伤。

《灵枢·经脉》说“筋为刚”;《素问·五脏生成》说“诸筋者皆属于节”。所以筋性坚韧刚劲，对骨节肌肉、韧带等运动关节有约束和保护的功能。古人指出：筋乃人身之经络，骨节之外，肌肉之内，四肢百骸，无处非筋，无处非络，联络周身，通行血脉而为精神之外辅。如人肩之能负，手之能摄，足之能履，通身之活泼灵动者，皆筋之挺然者也。由此可见，筋在人身运动功能中之重要作用。由于筋附着于骨，所以人们常常筋骨并称。筋是中医学中特有的概念，相当于西医学中的肌腱、韧带等组织，但中医对于筋的阐述内涵要丰富得多。筋也是人体特别重要的组成部分，在《内经》中专门有经筋学说，与经络学说相提并论。但很多人对经筋认识不够，或以为经筋病只是软组织的病痛，比如腰腿痛、颈肩痛之类等。实际上，经筋与很多疾病都密切相关。经筋属于十二经脉的皮肉筋腱系统组织结构，是十二经脉之气濡养筋肉骨节的体系，是十二经脉的外周连属部分（韧带），能约束骨骼，以利于关节的屈伸，保持人体正常的运动功能。正如《素问·痿论》所说:“宗筋主束骨而利机关也。”其分布有一定的规律，与十二经络相联系。

《素问·阴阳应象大论》提到:“诊治之道，法于阴阳。故邪风之至，疾如风雨。故善治者治皮毛，其次治肌肤，其次治六腑，其次治五脏。”自古就有砭石拨筋，历史悠久，操作简单。拨筋能使僵硬的筋脉变柔，使之僵硬的经筋恢复弹性。人体全身各处的酸、麻、胀、痛等证可以通过拨筋疗法完全治愈。通则不痛，痛则不通。本疗法以拨、勾、挤手法来治疗筋伤疾病。通过这些手法，改善气血运行，疏通经络，调理肌肉、神经、筋膜，使营气卫气充盈，气血运行，激发人体自动修复功能。

拨筋疗法应用广泛，疗效显著。操作工具和方法简单有效，易学易用，绿色环保无污染，容易推广。

（一）物品选择

徒手或用玉石、牛角梳等，常用温润、光滑的钩状玉石为工具。

（二）操作方法

1. 以指腹触诊，判断肌肉、肌腱、韧带是否有病因存在；触摸脉动来诊断气血畅通与否。

2. 以温润玉石为工具，顺着肌肉、神经、筋膜纹理，由表入里，上下梳理，拨理通畅；或徒手操作，扫散拨开筋膜瘀堵的郁气。

3. 以拨筋手法开四关，排邪气。

（三）适应证

主要针对风、寒、湿邪引起人体肌肉、肌腱、韧带所产生的各种病证和外伤引起的筋伤。包括头痛、眩晕、失眠、胸闷、心绞痛、颈椎病、鼠标手、板机指、视力疲劳、近视、肩周炎、乳腺炎、强直性脊柱炎、膝关节退化变形、脚内外翻、坐骨神经痛、脚底筋膜炎等。

（四）禁忌证

本法的安全性较高，但在诊治合并下列情况时，需要医者谨慎处理。

1. 血友病患者及患有其他出血倾向疾病的患者慎用。

2. 有皮肤感染、溃疡、瘢痕或肿瘤的部位禁用。

3. 孕妇禁用。

4. 患者在过于饥饿、疲劳及精神紧张时，以及对身体瘦弱、气血亏虚的患者慎用。

5. 精神病患者不能配合治疗时慎用。

（五）临床应用举例

罗某，女，56 岁，因“反复头痛 20 余年”就诊。

病史：20 余年前骑车不慎跌倒致昏迷，3 天后清醒时开始出现头痛明显、阵发性刺痛，予对症治疗后症状好转。多年来，头痛反复发作，以前额、颠顶、枕部阵发性胀痛为主，时有放电感，伴有头皮发麻、肩背酸痛、夜寐欠安、醒后难入睡。神疲肢倦，纳呆，二便调，舌质淡，苔薄腻，脉稍数。

触诊：①患者额枕肌、头夹肌、颈夹肌紧张（+++）；②胸锁乳突肌、斜方肌紧张（++）。

中医诊断：头痛。

西医诊断：①颈内动脉瘤（右侧颈内动脉 C2 段囊状动脉瘤）；②高血压 2 级（高危组）；③颈椎退行性病变。

治法：以温润玉石为工具，顺着头面部大肉之分、骨肉之分的纹理，由表入里，细细分拨。疼痛度以患者能忍受为度，直到局部红润发热。接着上下梳理，通调营卫，拨乱反正。在手脚各掌指关节间（中医八邪处）开四关，排邪气。

患者自诉当场感觉头部轻松，头痛减轻，双目有神，视物较之前清晰，脸色较前红润，头、颈、肩背僵硬的肌肉松弛。

按语：患者多年前由于跌伤引起的肌肉、韧带等软组织损伤，造成局部组织发生变化，形成筋膜纤维化，经络粘连，气血受阻，导致颈部肌肉酸痛、头痛。拨筋疗法松解粘连，梳理经络拥堵，调理肌肉、神经、筋膜，使营气卫气充盈，气血运行，血液流通顺畅，使肩背酸痛和头痛症状马上得到缓解。

（林胜勤、肖静、李健华）

二十四、“施氏砭术”综合疗法

“施氏砭术”综合疗法是施安丽教授根据多年的临床经验，突破古时砭石疗法，在中医脏腑经络学说指导下，综合砭、针、灸、药、导引、按跷之优势，以人为本，内病外治，以疏通经络、调理气血、平衡阴阳、扶正祛邪为根本，调整机体内环境稳定以抵抗疾病的综合治疗方法。

（一）物品选择

1. 一次性针灸针。

2. 75% 酒精或安尔碘，无菌棉签。

3. 砭石、砭毯。

4. 水桶、温水或恒温箱。

（二）操作方法

1. 调督脉 督脉是全身阳脉之海、全身阳脉之总督，凡督脉病候会表现于“实则脊强，虚则头重”的现象。调督脉，可以起到非常理想的效果。用手掌根从长强开始按压振颤摇摆上行，在每个穴位上用力均匀，直至哑门穴。要求压力中度，频率为一分钟 200 次振颤，即边点压、边振颤、边移动向上，如此反复 9 次，患者当即感到舒服。由于作用于脊背各穴，可以使血脉畅通，达到补肾中元气、填精补髓、醒脑安神、强壮腰膝、通阳逐痹、滑利椎关节目的。

2. 推拍督脉及华佗夹脊法 从长强直到哑门，手掌手指齐上，着力于食指与中指指腹，同时掌根以一定压力向哑门方向推动，速度由慢逐步加快，再由快转慢缓推，不间断推 63 次，一分钟内完成。此时患者背上温度高达 45℃以上，最高可达 60℃。然后分别推整个脊背和两肋各 9 次。

本法能很好地温运血脉、调节脏腑的阴阳平衡、畅行气血、滑利椎关节，使整个脊柱轻松。

3. 弹筋拨络法 医者探清患者督脉有结节或条索状阳性物或疼痛时，使用多功能砭，选择某一合适的部位进行弹拨筋络。手法视情况而定，或左右、或右左、或上下、或侧弹拨，特别是“以痛为腧”时，取其痛点最重处弹拨，手法由轻而重，能行气散结止痛。其治疗原则：通络散寒，疏理经筋，解除肌肉痉挛和血管的挛缩，促进经筋生理功能的康复。

4. 肾俞温补法 医者先将自己手心搓热，同时大吸一口气，将温热双手直按腰部的肾俞上，一口气推 9 次，可沿腰椎直推，也可以在肾俞上左右分推。这可使患者立即能精神振奋，觉得不仅是腰部发热而且有贯通全身感。对于虚弱患者，有较大补益作用。

5. 泻督脉 对于实证患者，可用砭石先刮督脉，再刮夹脊穴，然后进一步刮背部膀胱经，泻出毒邪。邪出正安，体温也可随之下降。

6. 调任督二脉 一般先泻督脉，泻后翻身躺在加热的砭垫上，医者再根据患者病情而定，如心阳不足兼胃虚疼痛者，腹部针膻中、天枢（双）、中脘、关元穴，上肢针内关穴，下肢针足三里穴，用补法，斜刺 15°。腹部扣上加热的砭石。足部用砭袜护住涌泉穴，作熨法，形成闭环。最后，给患者戴上耳砭。嘱患者闭耳，不听外界任何声音，关上一宝；让患者以舌尖顶上齿，闭嘴，关第二宝；然后请其闭眼，想象在看鼻子，关上第三宝。三宝关上，让自己全身放松，用意念调理自我，作用于身体阴阳自稳系统和人体组织系统，人体组织会调节全身的阴阳平衡。此时要求环境安静，自我导引时间为 30 分钟。

7. 启动先天经络 针刺腹部的先天经络所属的穴位（膻中、鸠尾、中脘及左右旁开 2 寸穴、下脘、水分、神阙、气海、关元、中极、天枢、大横、带脉、肘三角、膝三角），弥补后天损失，调节身体自稳系统。辨证后在以上穴位中做加减法，如妇科疾病加归来（双），脾病加脾募穴（双）等。

（三）适应证

施氏砭术综合疗法是以中医理论尤其是经络理论为依据，通过各种手法及砭石自身的物理特性作用于人体而达到治疗效果。其作为一种非药物治疗方法，适应范围广，可治疗内、外、妇、儿各科的慢性病及疑难病。

（四）临床应用

1. 慢性支气管炎

（1）大椎至至阳刮痧；大椎飞针后拔罐。

（2）加热的砭石敷于上背部。

2. 高血压病

（1）针刺腹部先天经络，加热的砭石敷之，行间透太冲。

（2）舌下络脉放血。

（3）刮颈部的桥弓（降压沟）。

3. 心包积液 针刺腹部先天经络、阴陵泉、三阴交、水泉、公孙，以上穴位先泻后补，留针。

4. 帕金森症

（1）调督脉：推背；砭术刮痧：在督脉及足太阳膀胱经背部循行部位向心刮拭，刮至出痧。

（2）针刺督脉、百会、昆仑、足三里、三阴交、行间透太冲，热砭敷与背部及腰部。

（3）针刺腹部先天经络，15°斜刺，针后扣上加热的砭石。

5. 血管性头痛

（1）泻督脉：砭刮头部、颈部；背部膀胱经走罐。

（2）针刺：大椎、至阳、脾俞、命门、长强，用泻法，行间透太冲。

（3）按摩足踝部。

6. 心脑血管病

（1）推督脉脊背 63 下，以通督壮阳。

（2）推拿点按揉捏四肢关节及穴位，拔伸双下肢，摇动各关节，以通经活络。

（3）推膻中，摩腹，振腹，以宽胸理气。

（4）针颅底诸穴（哑门、风府及左右各五穴）、百会、神庭、四神聪等，以疏通脑户要塞，通利气血，醒脑开窍，止痛安神。

（5）针脊柱督脉穴及相应夹脊穴（如上肢针 T3、T7 夹脊，下肢针 T8 夹脊）、八髎穴。加热的砭石叩腰骶部，以温阳通督。

（6）针下肢承扶、委中、承山、昆仑等，以通经活络。

（7）针膻中（气会）以宽胸理气，化痰通络；针腹部诸穴，以启动先天经络，重点在中脘、天枢、关元、气海及上下肢对应点。

（8）针四肢穴，以调和阴阳，如内关、曲池透小海、合谷透劳宫、手三里、足三里、风市、三阴交、太溪、行间透太冲等。

（9）加热的砭石敷腹部关元，补气升阳。

7. 肩周炎

（1）针刺：肩髃、肩贞、肩髎、曲池、外关、合谷、中渚，用泻法。

（2）砭石刮肩关节以解除粘连。

（3）艾条灸肩关节。

（4）热砭敷肩关节。

（5）用芒针透针法：肩前病，由后往前透针；肩后病，由前往后透针；肩上病，由下往上透针；肩下病，由上往下透针；肩左旋困难，由右旋方向左透针；肩右旋困难，由左旋方向右透针。

8. 颈椎病

（1）推拿按摩弹拨颈项部及左肩背经筋。

（2）仰卧位牵拉颈部，左右侧摆式颈椎正骨复位（施安丽教授自创手法）。

（3）用俯卧位，针刺颈项少阳、太阳经穴，风池、颈部夹脊穴，柳叶针。

（4）颈部敷温砭，并加神灯照射 20 分钟。

（5）起针后用砭石刮颈项，以患侧为主。

（6）砭石刮头部十四经穴，重点在患侧胆经、三焦经。

（7）推督脉脊背 63 下，温通督脉，升阳活血。

（8）指导患者进行颈部功能锻炼，并嘱坚持锻炼。

（9）嘱低枕、减少伏案低头工作时间，忌食生冷及寒凉水果等；颈部保暖。

9. 失眠

（1）针刺印堂透鼻根、安眠。

（2）胸部用加热的砭石敷之，关闭眼耳鼻三宝导引调神。

10. 慢性盆腔炎

（1）泻督脉：砭板刮督脉及膀胱经，刮至出痧。

（2）温补肾俞法。

（3）针与罐、砭：天枢、气海、关元、子宫闪罐后针刺，15°斜刺，针上用加热的砭石以温之。

（五）注意事项

砭石疗法是比较安全的医疗保健方法，但为了慎重起见，仍提出以下禁忌。

1. 头部不适宜用叩法。

2. 心脏附近不适用叩法和振法。

3. 孕妇腹部不做砭术治疗。

4. 老弱者慎用凉法。

5. 对老弱者和人体脆弱部位要酌减施术的力度。

6. 使用温法时，避免温度过高而造成皮肤的烫伤。

（六）临床应用举例

陈某，男，33 岁，因“腰痛伴左下肢放射痛 3 月余”到门诊就诊。表现为腰椎疼痛明显，触诊有压痛点（L5/S1），行走时疼痛明显，甚至不愿直立，平卧时稍有缓解。直腿抬高试验（+），“4”字试验（+）。体格检查及实验室检查示 CT 腰 5 骶 1 腰椎间盘突出。

中医诊断：痹证（气滞血瘀）。

西医诊断：腰椎间盘膨出症。

治法：行气活血，祛瘀止痛。

施氏综合疗法：

（1）人工牵引。

（2）按揉委中。

（3）针双侧委中，飞针走穴后刺血拔罐。

（4）针刺大肠俞、命门。

（5）取针取罐，在委中拍打后可见瘀斑。

（6）腰部拍打，环跳、秩边等弹压。

（7）胆经、督脉、夹脊、膀胱经刮痧。

（8）腹针：天枢旁三针。

治疗后，患者即感腰部疼痛明显减轻，直立行走时疼痛减轻一半。同样方法连续治疗 3 日后，患者腰部疼痛基本消失，随访 1 个月无复发。

（施安丽、刘泽银、肖艳、林琳、陈海、宋苹、闵晓莉、冉青珍、苏巧珍、李漾、范宇鹏）

二十五、少林内功

少林内功作为一种运动疗法有别于一般气功，它不强调吐纳意守，而是讲求以力带气，所谓“练气不见气，以力带气，气贯四肢”；少林内功原为武林强身的基本功，经历代辗转相传。清末传至山东济宁李树嘉时，已形成一种用练功配合推拿来治疗疾病的推拿流派；嗣后又由李树嘉传给济宁人马万起，再由马万起传给李锡九。李锡九老医师生前为上海中医学院附属岳阳医院推拿科顾问。其子李启明继承父业在20世纪90年代担任上海中医学院附属曙光医院医疗气功科负责人，以少林内功医人无数。

少林内功的锻炼方法主要是全身紧张，用力。锻炼少林内功后，即使在隆冬季节，亦会汗流浃背，并使食欲增加，睡眠沉实。练习此功，能促进新陈代谢，增强心肺功能，健脾胃，助消化，强腰壮肾，使神经功能得到调整。

少林内功在锻炼时，要求两下肢用“霸力”，就是用足力气，以五趾抓地，足跟踏实，下肢挺直，脚尖内收，两股用力内夹。躯干要挺拔，做到挺胸，收腹，含颚。上肢在进行各种锻炼时，要求凝劲于肩臂、肘、腕、指。呼吸自然，与动作相协调。练时力达于四末腰背，气随力行，注于经脉，使气血畅通，荣灌四肢九窍、五脏六腑，使阴阳平复、气血充盈，因而能扶正健体，祛除病邪。

少林内功由8式动作组成，分别为：第1式：站桩、第2式：前推八匹马、第3式：倒拉九头牛、第4式：霸王举鼎、第5式：风摆荷叶、第6式：弓箭桩、第7式：推车上桥、第8式：双虎夺食。

第一式：站桩

站桩是少林内功最基本的桩式。它要求凝劲于四肢末梢，使气贯四肢。因为十二经脉之本都在四肢远端，所以练习站桩能通调十二经脉的气血，促其循行畅通。向外可促进四肢末梢循环开放，向内可使五脏六腑之气充盈，从而调和阴阳，疏通气血，调整脏腑机能，起到扶正祛邪的作用。

站桩能使全身肌肉力量加强，故对颈、肩、腰、腿和关节的慢性疾患都有很好的预防及治疗作用。同时站桩能使呼吸肌的力量显著增强，故对老慢支、肺气肿等疾病的防治具有相当的效果。

动作要领：两脚分开，略宽于肩，足尖内收成内八字，五趾用力抓地，两膝挺直，两腿用劲内夹（称之为“霸力”），腹略收，胸挺，身躯正直，两肩后掰，两臂尽量后伸。肘挺直，腕背屈，四指并拢，拇指用力外展，两手内旋，虎口相对，颈项梗直，下颚微内收，口略张，呼吸自然，不可屏气，双目平视，自始至终面带微笑。

前推八匹马和倒拉九头牛的动作，两手自两肋两侧向前推出使气行于中焦，故能健脾和胃，促进胃肠功能，增强消化，有助吸收，所以对慢性胃炎，慢性肠炎，以及便秘等消化系统疾病都有一定的防治功能。

第二式：前推八匹马

动作要领：两上臂尽量后伸，屈肘，两掌根紧贴两肋，掌腕伸直，四肢并拢，拇指高翘，两掌心相对，凝劲于肩、臂、肘、腕指，用力缓慢前推，两臂推足至平直时两掌相距约 20cm，然后用力缓慢屈肘收回，回复至起势。重复 3 次。

第三式：倒拉九头牛

动作要领：两上臂尽量后伸，屈肘，两掌根紧贴两肋，掌腕伸直，四肢并拢，拇指高翘，两掌心相对，凝劲于肩、臂、肘、腕指，用力缓慢前推，两臂推足至平直时两掌相距约 20cm，两腕尽量背屈，再内旋至中指相对，仍将两腕伸直，此时掌心向外，拇指朝下，缓慢屈指，用劲攥拳。一面徐徐外旋，一面慢慢收至两肋，伸掌成起势。重复 3 次。

第四式：风摆荷叶

风摆荷叶这一动作，两臂向两侧横向展开，使胸廓扩张，上焦之气得以舒展，起到宽胸利气健肺的功能；并因调整了气机，使上亢之肝气下降，故能治疗高血压、眩晕之症。对心脑血管的疾病也有一定的防治作用。

动作要领：两臂后伸，屈肘仰掌，掌根夹于胁肋，四指并拢，拇指用力外展，缓慢凝劲前推，推足后两臂伸直。稍停顿后，两臂徐徐向左右外展，使肩、肘、掌成一直线，两掌略高于肩。两臂展足稍停顿，徐徐按原势收回。收回时劲不可懈，重复 3 次。

第五式：霸王举鼎

霸王举鼎这一动作，两掌向上推出，引清阳之气上行于巅顶，荣养脑海，故能治疗头昏、失眠之类病症，对神经系统的疾病都有一定的防治作用。

动作要领：两上臂后伸，屈肘仰掌，夹于胁肋旁。四指并拢，拇指用力分开。两掌缓慢上推，凝劲于两上肢。边推边旋腕，使之背屈，掌心向上，掌根向外，虎口相对，两掌如举重物，缓慢用力上举，直至两肘挺直，然后按原势缓慢收回，屈肘仰掌，置于胁肋旁，重复 3 次。

第六式：弓箭桩

弓箭桩要屈膝下蹲，收腹，蓄劲于腰背，所以能起到健肾补腰的作用。此势又能通调任督，使全身之阴阳趋于平复，脏腑得到强健。常练此动作，对生殖系统的疾患如不孕不育等有一定的治疗作用。

动作要领：两脚一前一后（左右交替），分开一大步。前腿屈膝成弓步，膝勿超出脚尖。后退绷直，两脚尖内扣，与身体成 45°角。脚跟踏实，成前弓后箭势。收腹挺胸，两肩后夹，两臂尽量后伸，肘挺直，腕背屈，四指并拢，拇指用力外展，虎口相对，颈项梗直，下颌微内收，呼吸自然，面带微笑。锻炼时间因人而异，以能坚持为度。

第七式：推车上桥

这一动作为双人锻炼方法，在增加趣味性的同时，可以改善练功者的心理状态，增进身心健康。对忧郁症患者有一定效果。

动作要领：两人相对成弓箭步，上身相距一臂。甲方两臂后伸，屈肘，直掌置于胁肋。乙方两臂伸直，两掌贴住甲方掌上，双方虎口相扣。甲方用劲前推，乙方使劲与之抗衡，缓慢松劲，让甲方推足，再由乙方前推，往复 3 次。

第八式：双虎夺食

这一动作为双人锻炼方法，在增加趣味性的同时，可以改善练功者的心理状态，增进身心健康。对忧郁症患者有一定效果。

动作要领：两人相对成弓箭步，上身相距一臂。双方左手按于胯前，甲方右臂后伸，屈肘置于胁肋。乙方右臂伸直右手与甲方右手上下相握，用劲旋腕后拉。甲方使劲与之抗衡，缓慢松劲，让乙方收回，然后再由甲方后拉，如此交替，各往复 3 次。

（李启明、黎奕房、贺海霞）

二十六、林氏健体八段功

林定坤健体八段功基于古代“天人合一”的思想体系，追求“天、地、人相应”的状态，把“精、气、神”作为功法的基础要素，结合现代康复方案，融合了五禽戏、太极拳、八段锦等具有养生保健功效的动作及脊柱疾病、四肢关节疾病等康复治疗中需长期锻炼的动作。功法以平衡阴阳为指导思想，以安五脏、顺六腑、理三焦、调气血、扶正祛邪为大法，以动入静、以静入动、动静结合来固养精、气、神，从而调整人体的生理功能。它是中西医融合的体现，融合了中医传统养生功法，吸取了现代医学康复理论的精华，是一套促进个人体质健康发展、激励个人积极进行身体锻炼的健康保健操。

体质锻炼操的实施，可引导人们去积极追求身体的健康状态，它主要针对青、中年人群，尤其是广大干部、办公室人员、白领阶层的特点而创立。“八段功”由八个动作组成，分别命名为：①双手托天理三焦；②平举降气绷身腰；③弓步挺腰大挥手；④上步转身冲双拳；⑤大鹏展翅健三角；⑥扎马擒拿百挂功；⑦手抱琵琶半蹲踢；⑧游步云手化阴阳。在内容编排上，它按照由简而繁，从易到难的原则，深入浅出，循序渐进，训练了人体肌肉的柔韧性，骨骼、关节的活动能力，以及身体机能的协调能力、持久能力等。

（一）锻炼准备

自然站立，平息静气。

（二）操作方法

1. 双手托天理三焦　自然站立，两足平开，与肩同宽，含胸收腹，腰脊放松。正头平视，口齿轻闭，宁神调息，气沉丹田。双手自体侧缓缓举至头顶，转掌心向上，用力向上托举，足跟亦随双手的托举而起落。托举 6 次后，双手转掌心朝下，沿体前缓缓按至小腹，还原（图 26–1）。

2. 平举降气绷身腰 自然站立，双手手心向上，缓缓呼气并向外打开，自体侧上举至头，掌心向下时呼气，下降至髋部两侧，双手外旋并下按附应，吸气后呼气，还原至体侧（图 26–2）。

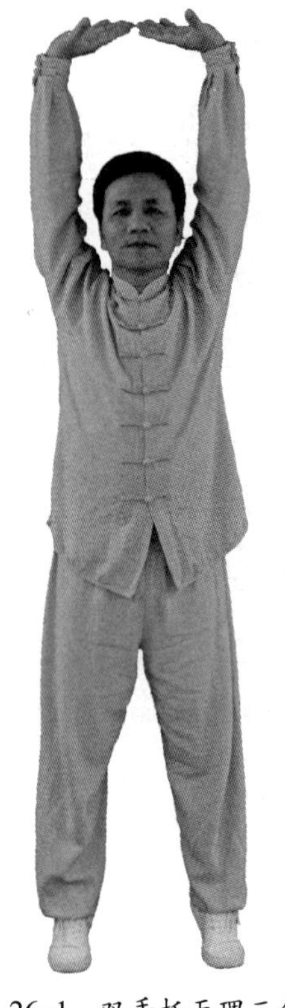

图 26–1 双手托天理三焦

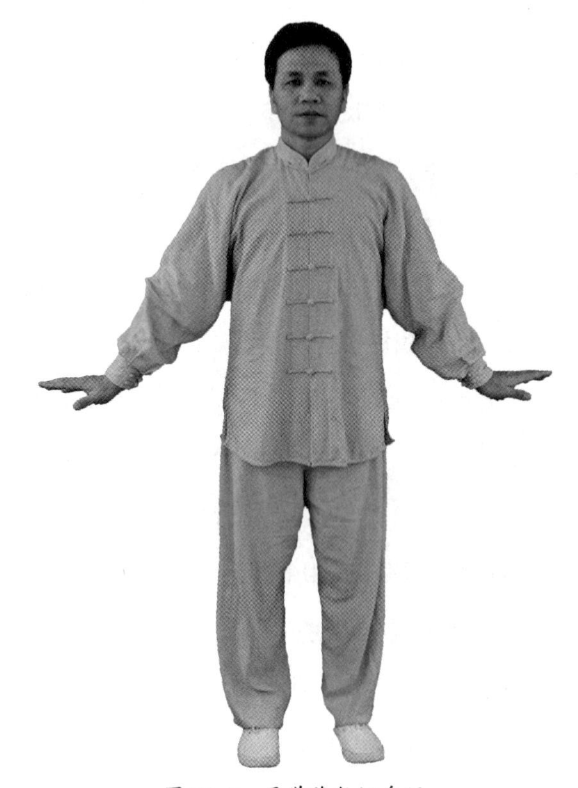

图 26–2 平举降气绷身腰

3. 弓步挺腰大挥手 自然站立，左脚向前迈开一步，吸气，身体下蹲成弓步，双手平直打开，手掌背屈撑开呈挥手状，呼气；稍作停顿后，随即将身体上起，顺势收回左腿，迈出右腿，余同前。后手、腿同时收回，还原成自然站立（图 26–3）。

4. 上步转身冲双拳 自然站立，吸气，右脚向前迈开一步，身体下蹲成弓步，左拳出击时呼气，右拳同时后拉，与左拳出击形成一种 "争力 "，两眼通过左拳凝视远方；稍作停顿后，随即将身体上起，顺势收回左腿，迈出右腿，顺势转动腰部，收回左拳，击出右拳。后手、腿同时收回，还原成自然站立（图 26–4）。

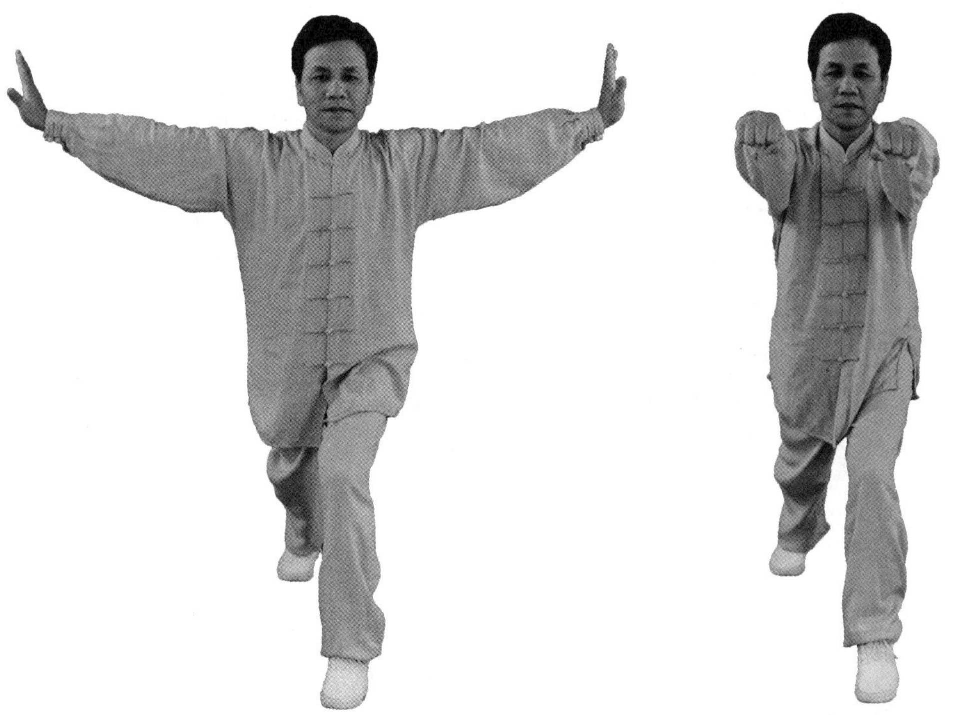

图 26–3　弓步挺腰大挥手　　图 26–4　上步转身冲双拳

5. 大鹏展翅健三角　松静站立，两足平开，与肩同宽。两臂平举自体侧缓缓打开，吸气，掌心朝下，上升与肩约 45°时，做勾手状，双肩向上作托举劲。后双手腕勾手化手掌成折角，缓缓下降并呼气，两臂伸直，意如大鹏展翅，再自身体两侧缓缓下落于体侧，如是反复（图 26–5）。

6. 扎马擒拿百挂功　松静站立，吸气，两足横开，两膝下蹲，呈“骑马步”。双手握拳，拳眼向上。出击右拳时呼气，阻挡擒拿，以腰为轴，头脊要正，两眼通过右拳凝视远方，左拳同时后拉。与右拳出击形成一种“争力”。随后，收回右拳时吸气，出击左拳时呼气，要领同前（图 26–6）。

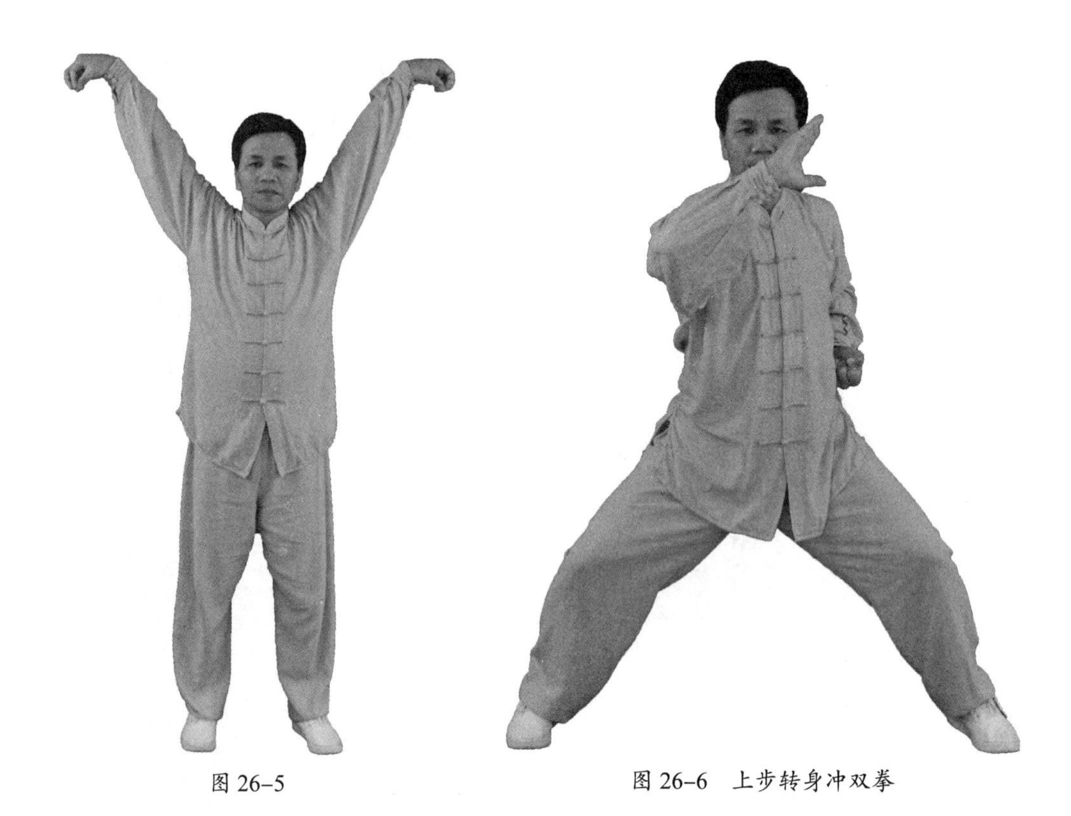

图 26–5

图 26–6　上步转身冲双拳

7. 手抱琵琶半蹲踢　自然站立，左、右手顺势上提，吸气，手掌虚空，右臂弯曲，左臂下压，犹抱琵琶。同时，右膝屈曲成直角，左膝虚步；右踝关节屈曲外蹬发力，呼气，上体稍向前探，两目平视，顺势下踏。左右手交替，双下肢轮回（图 26–7）。

8. 游步云手化阴阳　自然站立，吸气，右手变掌，手心向右前，左手经腹前向左上划弧至左肩前，手心斜向后；身体重心移至左腿上，回叩右足尖成丁字步，身体渐向右转，左足尖里扣，右足迈步成弓步，左右云手同前，呼气；后左脚尖外旋，右脚尖内旋，弓步变马步，云手同前；身体重心右移，左足丁字步，余同前而反之（图 26–8）。

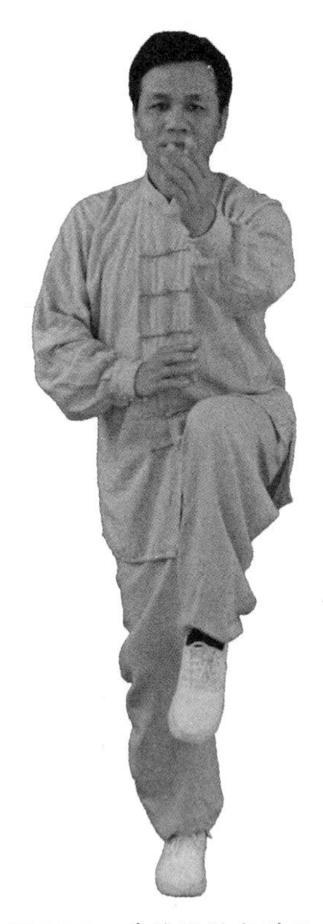

图 26-7　手抱琵琶半蹲踢

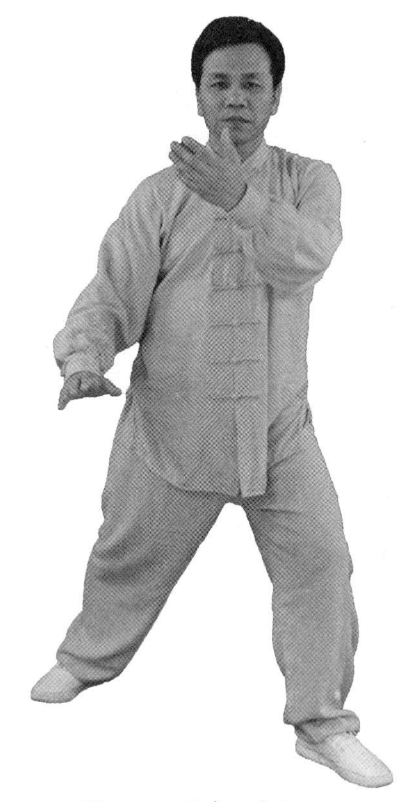

图 26-8　游步云手化阴阳

（三）适应证

适用于亚健康状态人群。

（四）禁忌证

对于以下情况者，不主张进行此功法的练习：①心肺功能不良者；②中风后遗症者；③小脑疾病，平衡能力缺损者；④脊髓型颈椎病患者；⑤类风湿性关节炎患者；⑥强直性脊柱炎患者；⑦膝骨关节炎 4 度患者；⑧骨关节感染者；⑨肿瘤患者；⑩孕妇；⑪ 精神病患者；⑫ 各种眩晕发作未愈者；⑬ 严重的颈、胸、腰椎管狭窄，出现明显肢体乏力、肌张力增高、膀胱功能不全患者。

（五）注意事项

1. 练习动作需循序渐进，由动作 1 ～ 8 式渐进练习，防止摔倒和肌肉损伤。

2. 练习前，先对患者进行安全培训，主要讲述锻炼不当可能导致损伤等注意事项。

3. 对练习的动作进行详细讲解和示范。对于特殊情况的练习者，则根据其自身条件进行适当的调整，如动作幅度、频率等。

4. 练习者进行练习后，如有不适，可随时告知，教练及时予以指导。

（六）临床应用举例

梁某，男，42 岁。因“颈部酸痛半年余”就诊。

病史：患者于半年前劳累后出现颈肩部酸痛，有僵硬感，平素多伏案工作。起病以来精神可，眠可，无双上肢放射痛，无脚踩棉花感，无腰部束带感，二便正常。舌质暗红，苔薄白，脉弦。

体格检查：颈部活动尚可，颈部斜角肌、斜方肌压痛明显，压颈试验（–），病理征（–），膝反射存在。

中医诊断：痹证（气滞血瘀证）。

西医诊断：颈型颈椎病。

治疗原则：行气活血，通络止痛。

治疗方案：①放松颈部肌肉，解除紧张；②行关节错缝术，纠正小关节错位；③ 微针针刺；④锻炼八段功第一式、第五式。

按语：针对该患者，按摩解除颈部肌肉的紧张与痉挛；关节错缝短时间内改善椎节序列，调节小关节的紊乱等；再以八段功中针对颈椎保养的招式进行锻炼巩固，实行颈椎自我居家保养。

（林定坤、陈树东）

二十七、内劲一指禅

内劲一指禅第十九代掌门人阙巧生（1952 — ），苏州相城人，苏州市相城区内劲一指禅非物质文化遗产项目传承人。内劲一指禅，亦称少林内劲一指禅，是无需意守的内气功，既有静功与动功的特点，又有技击与武术的精华的上乘功法，通过由浅入深而相互贯通的特定桩架进行训练，使人自然产生内气，这种内气与自然界的清气构成循环。所以坚持练习内劲一指禅的人，不仅能够外气内收，蓄积内劲，健身祛病；而且能够内气外放，为患者导引治病，淑世寿民。它可以疏通经络，调整人的气血；协调脏腑，促进精气神的合一；可以平衡阴阳，强身祛病，使人延年益寿。

内劲一指禅是菩提达摩首创于嵩山少林寺，后传至南少林发展完善的佛门上乘功法，18 代传人阙阿水从 6 岁开始受到三代禅师——师太杜衍彪、师公杜神彪和师父杜顺彪法师的同时教育与抚养，阙巧生作为内劲一指禅第十九代掌门人，坚持弘扬内劲一指禅功法，长期接受内劲一指禅健身咨询门诊，擅长治疗各种疑难疾病，经其治疗康复者不计其数，常常应邀到各地讲学、传功和调病。

内劲一指禅强调内劲，所谓“内劲”是指生命活动的内部潜能，是生命活动的物质基础，是蕴藏在人体内的潜力。“禅”，是梵语，安定止息杂虑的意思。“一指”是内劲一指禅的最大特色，它至少代表了以下四层含义：①以一代十：一指代表了十个手指和十个足趾，分别代表了人体的十二正经，有规律地扳动，是通经疏络、强壮脏腑的重要手段；②以指代针：用一指按摩或发气代替针穴治病；③一指独认：就是不要见异思迁，要持之以恒地练下去；④一指是本功法一种特有、特定的桩架动作。内劲一指禅强调一切顺乎自然，练功时不用意念。严谨的结构，考究的桩架，分明的层次，合理的程序等无不显示出该功法的完整、安全、实效而古朴的文化风貌。

其强身健体、祛病延年的原理是依据中国传统哲学的阴阳理论和中医经络学说，通过特定桩架的训练来达到祛病目的。本功法特点体现在动静结合、虚实结合、松紧结合的实质。马步站桩贯穿功法始终，上虚下实是引气血下注，调整人体阴阳，动静结合是练身养脑，松紧结合是调节气机开合升降，气足神宁。桩架以练四肢为本，动则九窍五脏，练则阴阳五行，走通十二经脉，疏通奇经八脉，气机进入血脉，深入五脏六腑，注入筋骨，真气逐渐贯通全身。总之，通过练功强化气血，使脏腑功能健壮，免疫力提高，促进阴阳平衡，从而达到强身健体祛病防病的疗效。

（一）功法步骤

其在动作编排上，强调结构严谨、程序合理；在训练要求上，强调桩架考究、层次分明；在动静结合上，强调肌肉的时紧时松，松紧有度；在训练节奏上，强调呼吸自然、动作严谨。功法练习须严格按照本功法桩架要求及要领来练习，根据患者病情的不同，一般每天需练习 1 ～ 3 小时，经过一段时间的练功，疾病逐渐恢复，康复时间因人而异，所患疾病的种类、严重程度、本人每天练功时间由多项因素决定，练功时间越多，康复得越快。功法的动作包括调息、三环聚气、马步站桩、罗汉推掌、掌心开合、罗汉出掌、罗汉戏球、手指扳动功法和收势等。

1. 调息

动作要领：人体直立，全身放松，两脚分开略宽于肩，两掌放在体侧，掌心向下，十指向前（图 27–1），用鼻徐徐吸气。同时两掌缓慢抬起，高与肩平，拇指相对（图 27–2）；此时徐徐呼气，并且两掌随呼气缓慢沿体侧用内劲下压；脚跟渐渐抬起，重心在脚掌上，脚趾用力抓地（图 27–3）。两掌压至两胯侧，两脚跟落地；全身放松，两掌放在体侧，直立 3 秒钟。如此一呼一吸为 1 次，共做 9 次。吸气时，要深、细、匀、长，小腹外凸；呼气时，要全身用暗劲。

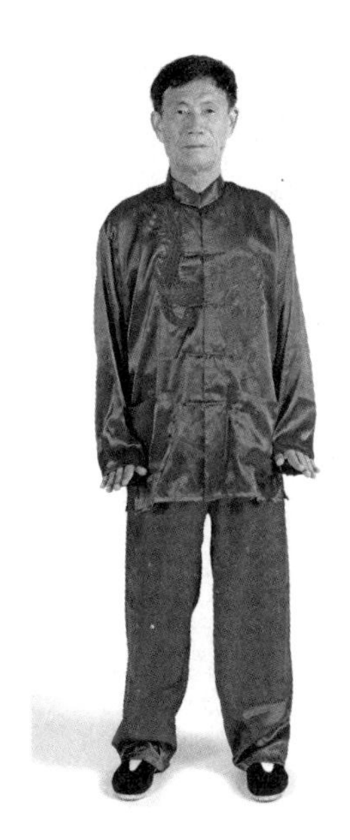

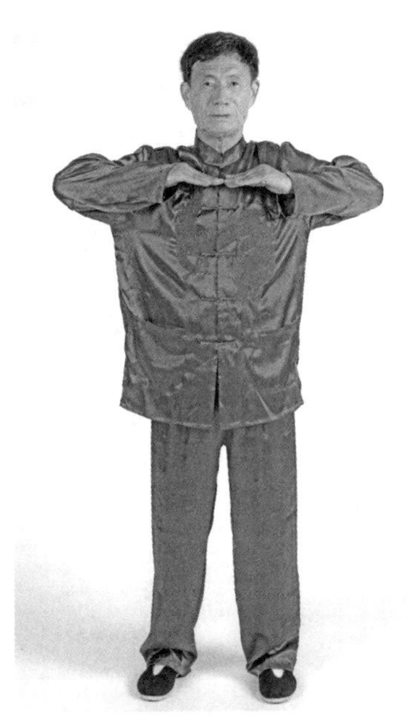

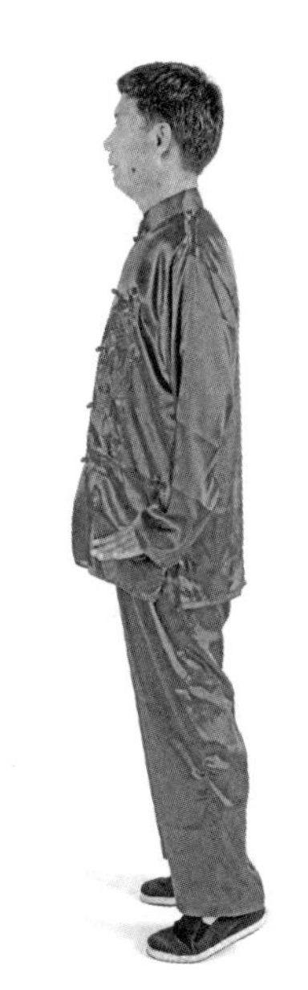

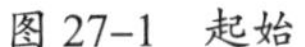

图 27–1　起始　　图 27–2　两掌缓慢抬起与肩平　　图 27–3　脚趾用力抓地

疗效：坚持调息锻炼，能促进新陈代谢，增加肺活量，对呼吸系统、心血管系统疾病的防治有很好的效果。

2. 三环聚气

动作要领：身体直立，全身放松。左脚向左跨出一大步，两掌缓慢提起，拇指与食指两两相对如桃状，掌心对准神阙穴，距 10cm。两腿缓慢下蹲，呈高位大马步桩（图 27–4）。1 分钟后成右弓步，重心在右腿上，左腿蹬直；上身右转 90°，掌心相对，掌距 30cm。左手在下，位于髀关穴；右手在上，位于膻中穴（图 27–5）。向左转体 180°，左手从下向内、向上划弧，右手从上向内、向下划弧，左手在上，右手在下，掌心相对。掌距及其位置同前（图 27–6）。两掌随身体左右转动，上下交替，围绕丹田划弧 1 次，共做 27 次。

疗效：坚持锻炼，能活六关，开九窍（注），练内五行（即五脏）及丹田。促进气血流通，炼丹聚气，对关节炎、肩周炎、腰背部病症有良好的修复作用，对五脏六腑的慢性疾病和甲状腺疾病的防治也有很好的效果。

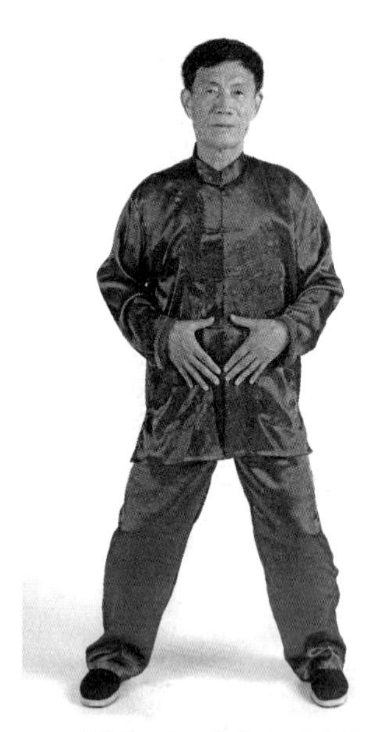
图 27–4　高位大马步桩

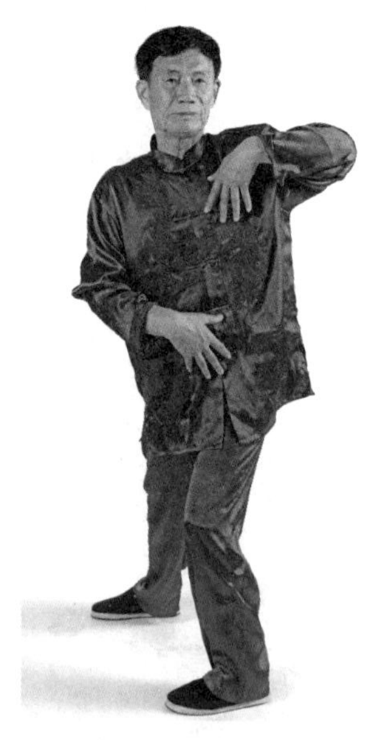
图 27–5　左三环聚气

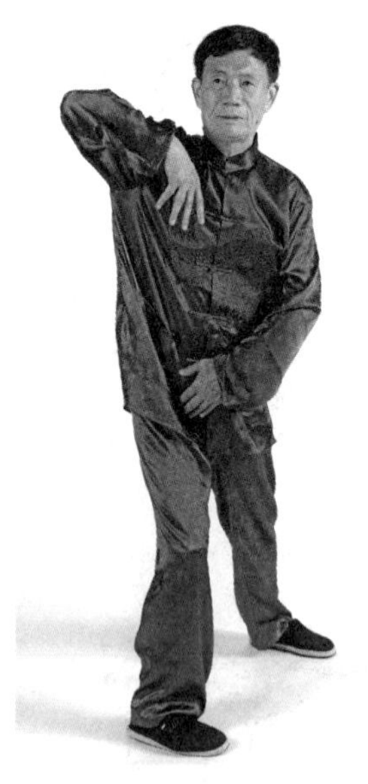
图 27–6　右三环聚气

3. 马步站桩

动作要领： 起势，人体直立，全身放松，两眼向前平视，嘴微闭；两脚分开、与肩同宽、外侧平行，两臂自然下垂，掌心向内，呼吸自然，静立 1 分钟（图 27–7）。

掌心相对，以上臂带动前臂，由体侧缓慢抬起，高与肩平，略停（图 27–8），掌心向内、十指相对，缓慢内收至天突穴，两掌指距 5cm，略停（图 27–9）。两臂略外展，以中指为准，掌指距 10cm，松腕下垂，缓慢下移，右掌心对应肝区，各距 5cm，停 1 分钟（图 27–10）。

跷腕立掌，向前缓缓推出；同时屈膝下蹲。当两臂伸直，推掌到位时，停止下蹲，两膝不超过脚尖（图 27–11），掌心向下，两臂内收，如抚琴。大拇指自然下垂，食指、中指，无名指和小指第二节略弯曲，依次排列成梯形，掌心如瓦状，于是完成马步站桩（图 27–12）。

疗效： 内劲一指禅运用静力性桩架锻炼机体，使人的精、气、神髓按照其自然规律与天地之气结为一体，而炼就一种特殊的功能。百会穴与天气相接，涌泉穴与地气相通，形成天、人、地之气合一，于是周身经络疏通，气血调和，达到阴平阳秘。对颈肩腰腿痛、风湿及类风湿病、神经系统与消化系统以及呼吸系统的疾病，都有一定的治疗作用。马步站桩对肝病、肥胖的防治效果显著。

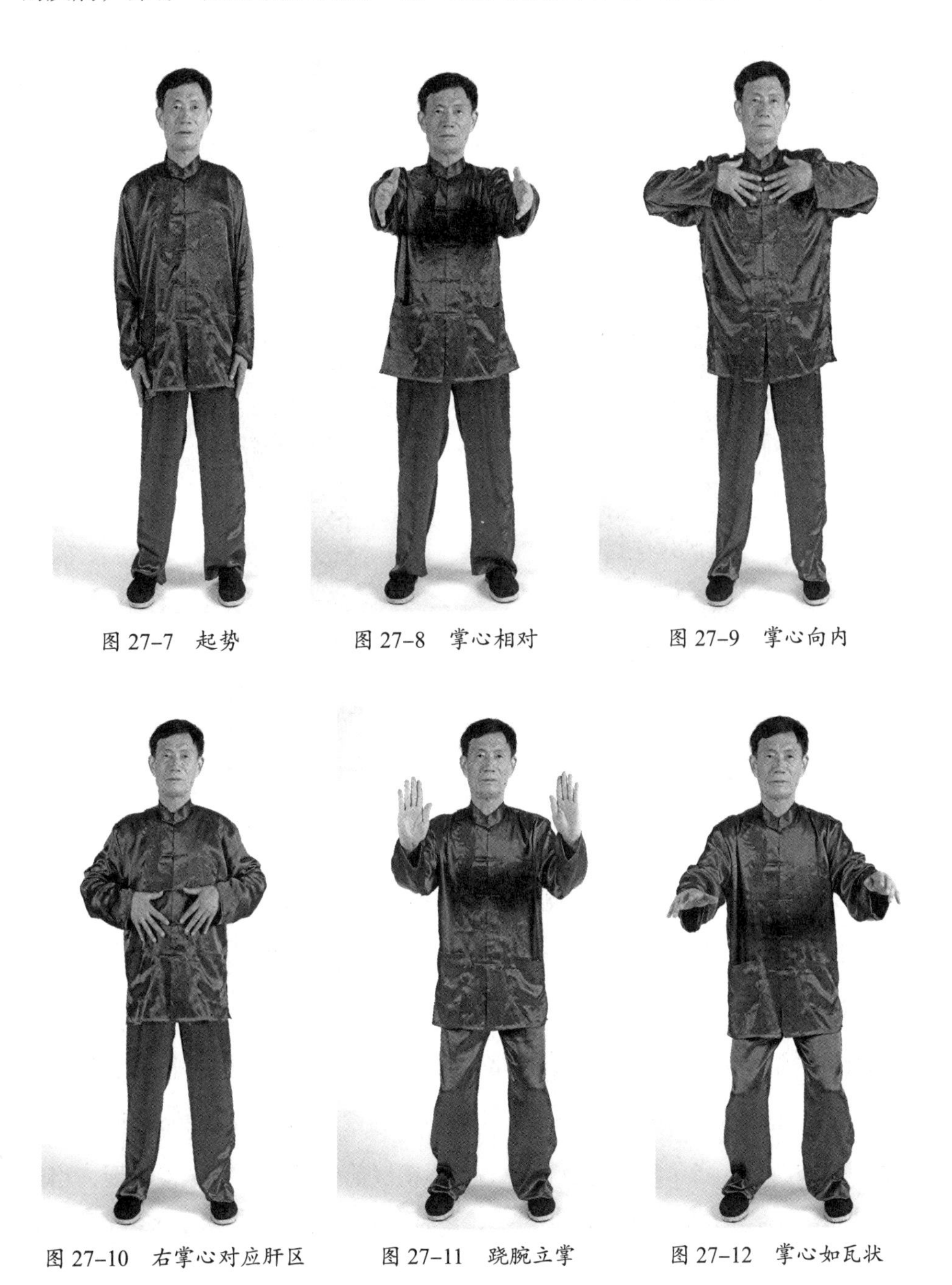

图 27-7 起势　图 27-8 掌心相对　图 27-9 掌心向内

图 27-10 右掌心对应肝区　图 27-11 跷腕立掌　图 27-12 掌心如瓦状

4. 罗汉推掌

动作要领：马步站桩的同时，两掌内收至腰侧，腕、肘、肩收紧，夹臂靠向体侧，形成一种收紧的过程，停 30 秒（图 27–13）；两掌放松呈凹形，缓慢向前弧线形推出，当腕与肩同高时，跷腕，拇指伸直略扣、贴食指侧，余指伸直，立掌，如推山状。前臂与上臂夹角约为 160°，停 30 秒（图 27–14）。如此反复 9 次，恢复马步站桩。

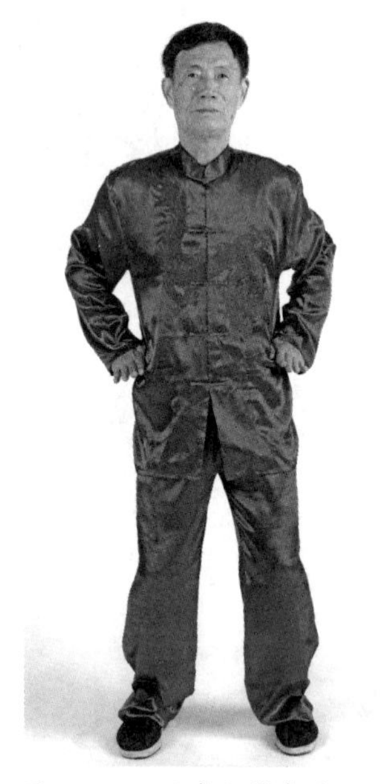
图 27–13　两掌夹臂靠紧体侧

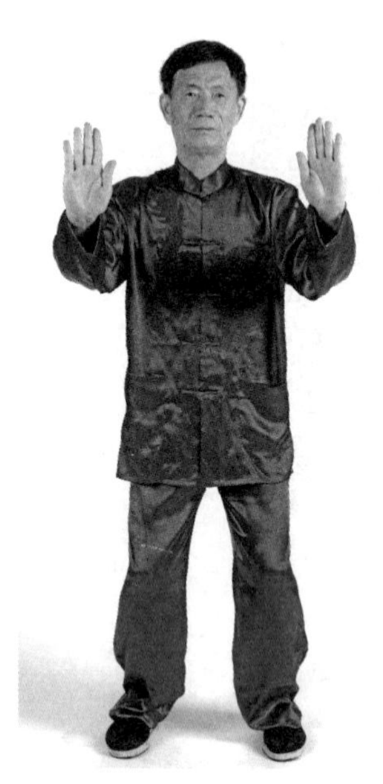
图 27–14　立掌如推山状

疗效：罗汉推掌，掌臂在体侧内收和体前推出过程中，通过松与紧的结合，来疏通手厥阴心包经，对肩周炎、上肢各关节的关节炎有很好的疗效。

5. 掌心开合

动作要领：马步站桩的同时，两掌翻转，掌心相对，停 1 分钟。上臂不动，前臂缓缓合拢，同时两掌指缓慢伸直且略紧。当两劳宫穴相距 20cm 时，停 30 秒钟（图 27–15）。指、腕、臂放松，上臂不动、前臂带动掌指缓慢外展，当两臂平行时，上臂带动前臂继续外展，掌心相对，约距 80cm，停 10 秒。上臂带动前臂内收，当两前臂平行时手指伸直且略紧，上臂不动，前臂继续内收，掌心相对，两掌相距 20cm 时，停 30 秒钟（图 27–16）。如此反复开合 9 次，恢复马步站桩。

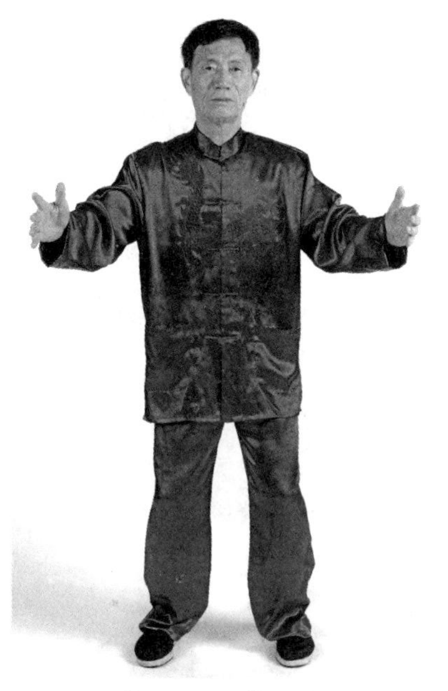

图 27–15　掌心开

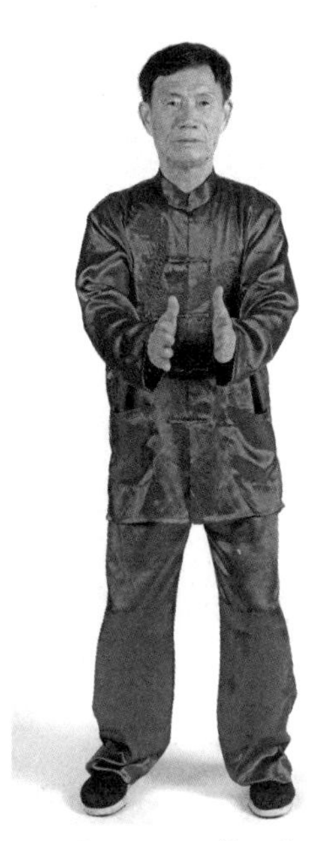

图 27–16　掌心合

疗效：“掌心开合”在两掌臂反复运动，劳宫穴在不等距相互照应过程中实现经气的引发与强化，促进气血畅通，以锻炼内劲。

6. 罗汉出掌

动作要领：

（1）马步站桩的同时，右掌在上，左掌在下，在体前交叉，掌距 5cm；右掌内劳宫穴对准左掌外劳宫穴，停 10 秒钟（图 27–17）。

（2）左掌略前伸，使腕部的阳池穴置于右掌劳宫穴下。

（3）左掌外劳宫穴沿右前臂内侧中心线引发手阴经，缓慢移动至肘少海穴。

（4）翻左掌向上，使外劳宫穴对准右肘曲池穴（图 27–18）。

（5）左掌外劳宫穴沿右前臂外侧中心线前移引发手阳经，直至两掌外劳宫穴相交。

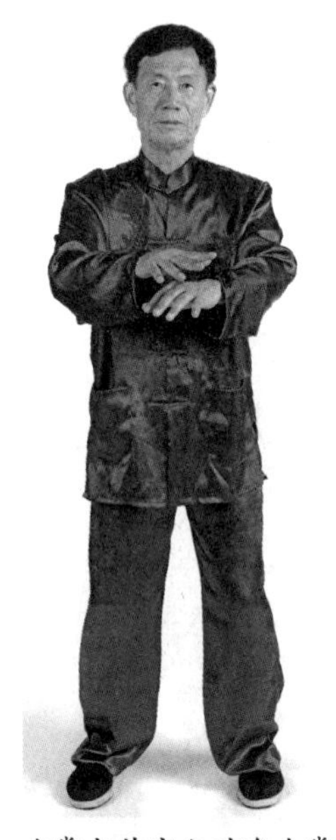

图 27–17　右掌内劳宫穴对准左掌外劳宫穴

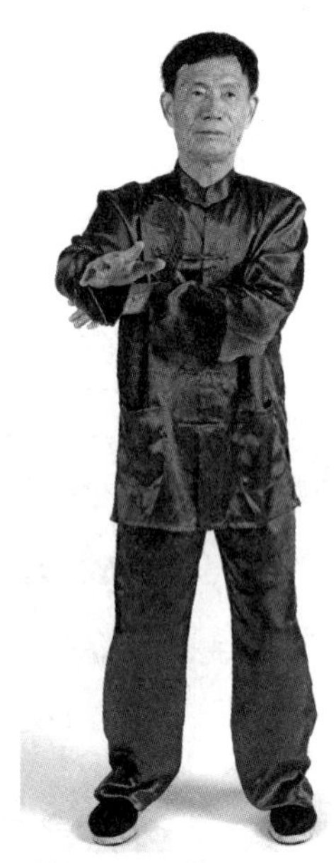

图 27–18　左外劳宫穴对准右肘曲池穴

（6）两掌同时翻转，使两掌劳宫穴相距 5cm，停 10 秒钟。

（7）左掌向体侧内收，放在腰侧，掌指向前，不超过腹部。掌心向下与地面平行，大拇指扣贴食指侧，跷腕关闭左侧气路。左臂内夹，贴于体侧。右掌心向内，拇指高于嘴平，在体前正中线照应天突穴，距体 30cm，停 30 秒钟（图 27–19）。

（8）左掌臂放松，沿原路线出掌，右掌向左下方移动。两掌相交后，左掌继续上移；右掌沿左前臂下移，劳宫穴对准左肘，距离 10cm。左掌五指向上微并，掌心向右；大拇指指向鼻尖与嘴同高，中指竖直，高不过眼睛，单手合十，停 1 分钟（图 27–20）。

（9）左掌沿原路线返回，同时右掌由左肘沿前臂手阴经移动，至两掌左上右下相距 5cm，停 10 秒钟。

（10）换式：翻动右掌为俯掌，使两劳宫穴相对。

如此左右出掌为 1 次，共做 3 次。

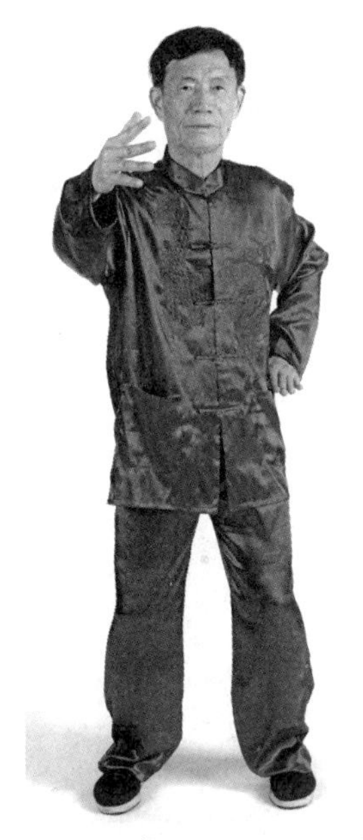

图 27–19　右掌心向内照应天突穴

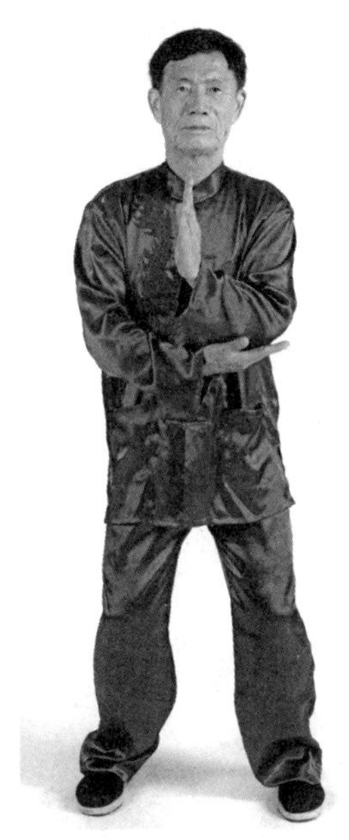

图 27–20　单手合十

疗效：当两掌分别在对侧的前臂尺侧移动时，两掌的内外劳宫穴在手厥阴心包经及其他手阴经的经穴上，互相产生热感与气感；在桡侧的手少阳三焦经及其他手阳经的经穴上产生同样的效应。

此功法有利于清热疏风、通经活络、安神宁心、清热祛痰、宽胸开郁、调和脾胃、舒筋利节、行气活血，对防治上肢疾患有很好的效果。

7. 罗汉戏球

动作要领：

（1）马步站桩的同时，两掌内收至体前：右掌在上，掌心向下，放在鸠尾穴处；左掌在下，掌心向上，放在神阙穴处。掌心相距 20cm，如抱球，停 30 秒钟（图 27–21）。

（2）两掌按顺时针方向交换旋转 3 圈；逆时针旋转 3 圈。

（3）变横掌，指尖向前，掌心相距 30cm，停 30 秒钟（图 27–22）；两掌如车轮交互向前顺时针方向旋转 3 圈，向后逆时针旋转 3 圈。

上述戏球由右掌引领左掌旋转。

（4）两掌放在体前：左掌在上，掌心向下，在鸠尾穴处；右掌在下，掌心向上，在神阙穴处如抱球，停 30 秒钟。按照先顺后逆的方向，分别旋转 3 圈。

（5）变横掌，掌心相距 30cm，停 30 秒钟。先顺后逆，分别旋转 3 圈。

上述戏球由左掌引领右掌旋转。左右掌戏球为 1 次，共做 3 次，恢复马步站桩。

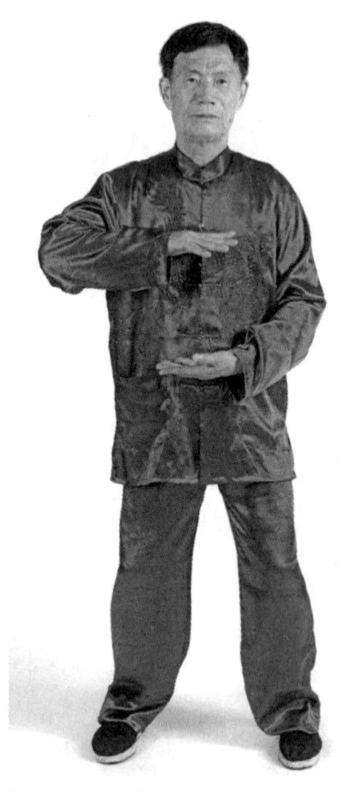

图 27–21 掌心相距 20cm 如抱球

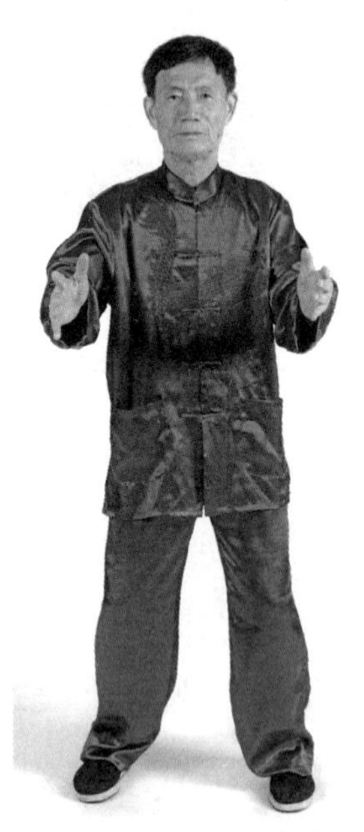

图 27–22 变横掌指尖向前

疗效：罗汉戏球既锻炼了掌臂的肌肉，又促进了血液与淋巴循环，增强机体的抵抗力与免疫力。

8. 手指扳动功法

功法：马步站桩 15 ～ 30 分钟后，十指松直，掌心向下，取自然状态。扳动某指时，要用轻意念缓慢扳动本节，使余指放松，不要牵动，意念离开手指，停 30 秒钟。动作宜慢不宜快；不可错扳漏扳。

（1）扳指步骤和时间以中指为例：①手指松直（图 27–23）；②下扳中指 10

秒钟（图 27–24）；③停顿 30 秒钟；④抬起时 10 秒钟；⑤放松复原 10 秒钟；⑥恢复梯形指。

扳指结束后，恢复马步站桩 5 分钟；收功。

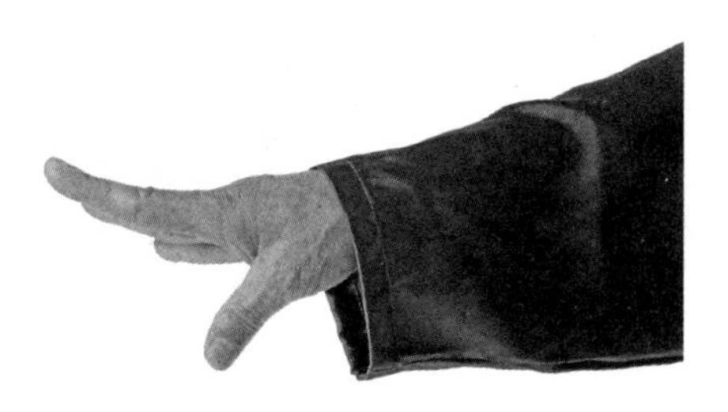

图 27–23　手指松直

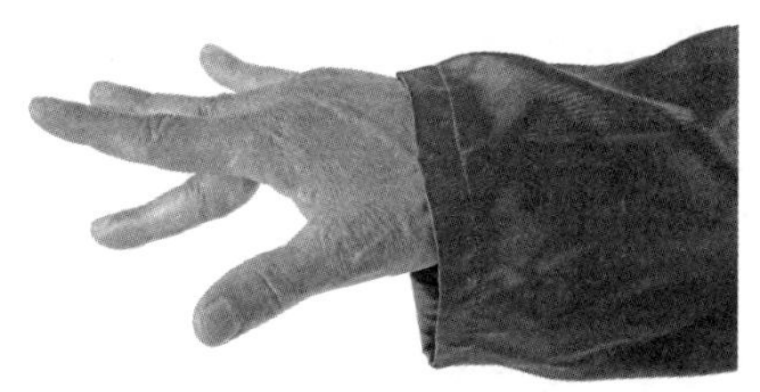

图 27–24　下扳中指

（2）扳手指顺序和次数

第一，大拇指 1 次。

第二，中指 3 次。

第三，小指 5 次。

第四，食指 7 次。

第五，无名指 9 次。

疗效： 扳指是内劲一指禅独创的延年益寿法宝，区别于其他功法。通过有规律、按顺序，有节奏、按时间地扳动手指与按动足趾，可以激发经气的运行，健身祛病；蓄积内劲，提高功力；融合天地清气与人体精、气、神、力贯通的境界。

9. 收势

马步站桩结束时，步型不变，两掌随弯腰动作至膝下，掌心向上，十指相对如捧物，两掌沿正中线缓慢抬起（图 27–25）。同时用鼻吸气，深长细匀，掌心向上至天突穴（图 27–26），人体直立吸气毕。前臂与上臂夹角约 45°，高与肩平。翻掌向下如按物，沿正中线缓慢下按，以口呼气，要深长细匀。下按到位（图 27–27），两掌分开，自然下垂，置于体侧，呼气毕。左脚向右脚靠拢，人体直立，两眼平视前方。第 1 次收势结束。

如此进行 3 次收势。

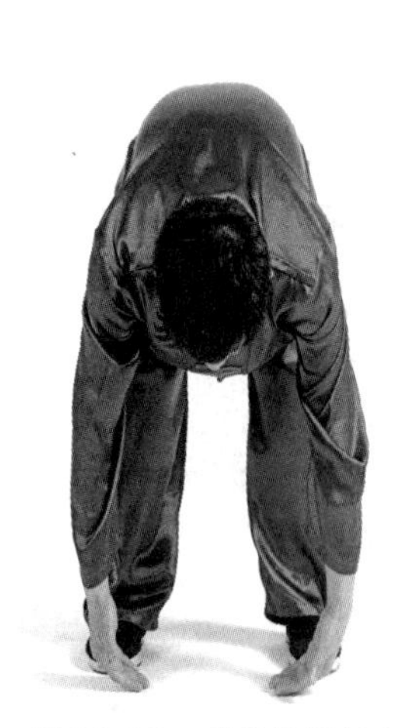
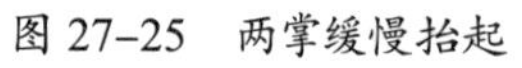
图 27–25　两掌缓慢抬起

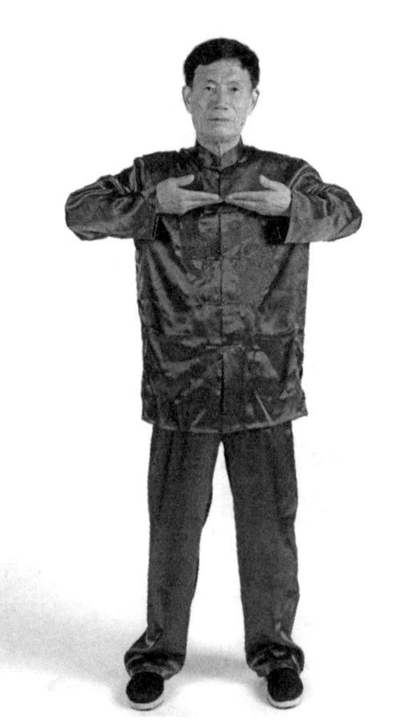
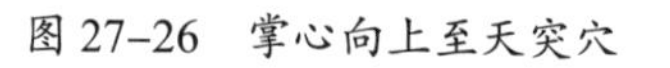
图 27–26　掌心向上至天突穴

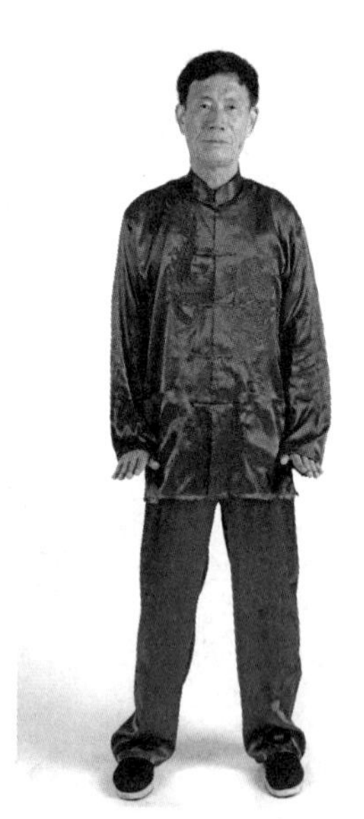
图 27–27　翻掌向下如按物

疗效：此功法能将体内湿气、寒气、浊气从涌泉穴排出体外。

外气发放能使坚持练习内劲一指禅者内气外放，为患者导引治病。发放外气是人体在气功态中有意识地调动机体的内气，从身体某一经穴或某部位较集中地用一定强度和密度发放外气，外气能调节改变自身或他人的机体以防病治病。施功者在意识的支配下，把体内的精变成气，发放体外成为外气，给他人治病。通过外气治疗，加快患者气血运行，打通经络，排出废气、浊气、病气，充实清新之气，使患者阴阳之气得到调节，疾病就会好转或康复。

（二）诊疗特点

1. 练功时无需入静、意守，得气快、气感强，易于掌握，不出偏差，男女老少皆宜练习，练功时通过十指和十趾按要求顺序正确扳动，推动内气运行，不断平衡阴阳，提高内劲，达到防病祛病。

2. 内劲一指禅功法是以增补修炼真气为手段，通过调身、调息、调心，以促生理、心理过程的互相转化，大脑在清醒状态下得以休息。通过练功，使体内内气得到调动和激发强化，内气循经行于全身，使内气充盈，通经活络，气血一通，百病不生。

（三）适应证

适用于常见病及疑难病治疗。消化系统疾病、呼吸系统疾病、神经内分泌系统疾病、外科常见病疗效更好。

（四）禁忌证

精神疾病患者禁用。

（五）可能出现的意外情况以及处理

在导引者发放外气时，有人会感觉热、麻、胀等。有人会动，有人也不动，有人手有感觉，有人没有感觉。每个人对外气的敏感程度不一样，敏感人的体内气机发动快，甚至会出现抖动、双手拍打、哭闹、剧烈蹦跳等现象，当发放外气导引结束并理顺气机后现象则消失。

（六）注意事项

过于紧张、疲劳、过饱过饿、或排斥本治疗方法者不宜。

（七）气功外气导引

首先导引者必需有较强的外气，被导引者不管有病、无病，接受者才有受益。导引本身可疏通经络，使接受者的寒气、湿气和病气在体内排出，有病者需要多次导引才能排出。

具体操作如下： 被接受者仰卧于床，全身放松，对百会穴和天目穴发气，5分钟后往下疏导，一般治疗或导引要半小时左右，然后在头的两侧发气，看接受者的反应。如左手或右手或者左脚或右脚有轻微动，或问被接受者手和脚的感觉，如果说有轻胀的感觉，手或脚可以抖动。外气在人的体内有个累积的过程，外气到一定量后，接受者出现反应，如有专门仪器可以测出发功者和被接受者的经络有发光点，当然外气可以用很多种测试仪器测出，外气治疗对中风、脑梗死、脑外伤或脑出血在发病初期效果是很好。外气对一般骨折、骨裂、扭伤效果明显，发放外气要经过一个或几个疗程，一般 7 天为 1 个疗程。

如果左手左脚有轻微活动，则发气偏重百会穴右侧；如右手右脚有轻微活动，则发气偏重百会穴左侧。

（八）临床应用举例

李某，男，20 岁，体育专业学生。

主诉：患者于 2010 年 7 月举杠铃时不慎腰扭伤，苏州大学附属第一人民医院检查诊断为第 4 和第 5 腰椎间盘突出，医生建议手术治疗。

检查：①卧于床，查找病灶；②然后按摩病灶部位 1 ～ 2 分钟，按摩环跳

穴和委中穴各 1 分钟；③掌心对着腰部的病灶部位发气，同时另一只手的剑指对着委中穴或环跳穴发气 10 分钟；④腰部手不动，另一只手用手掌往涌泉穴缓缓疏导 2 ～ 3 次；⑤如此循环步骤③和④，至 30 ～ 40 分钟后，在腰部、环跳和委中按摩，每天 1 次，持续 7 ～ 10 天为 1 个疗程，以后隔天治疗 1 次，1 个疗程治愈，至今未复发。

（阙巧生、张秋霞、肖雪妍、祝鸿发）

二十八、阳掌拍打疗法

阳掌拍打疗法是由谭樊尧、张浣天两位老师于20世纪70年代系统挖掘与整理的中医外治特色疗法，在2014年广东省中医院第六届杏林寻宝节目中展示。阳掌拍打法是用手掌的背面第2～5指末节为接触点作用于患处阿是穴部位或辨证选点进行拍打，将局部皮下组织、肌肉、筋膜或关节等处的风、寒、湿、火、瘀等可见或不可见之邪驱逐至表皮，以达到补气行气、排瘀祛邪之功效。该疗法具有专门的训练体系和系统的训练过程，遵循严格的操作禁忌。基于中医理论制定完整的治疗方案，临床能够治疗多种顽固性痛症疾病，如冻结肩、颈椎病、腰椎间盘突出、慢性膝关节炎、肋软骨炎、腱鞘炎、带状疱疹后遗性疼痛、多发性肌炎等各种神经、关节、肌肉性疾病。此外，结合艾灸或针药对各种术后康复、慢性病调养及各科疑难杂症均有一定疗效。

（一）物品器具

阳掌拍打疗法是医者用手掌的背面第2～5指末节为接触点和工具作用于施治部位，不需要其他物品或器具准备。

（二）操作方法

1. 施治部位

（1）结合中医理论，采用阿是穴部位进行拍打，多用于急慢性肌肉关节疼痛，如肩周炎、网球肘、骨关节炎、腰腿痛、肌肉劳损等疾病的部位选择。

（2）选择病变部位周围区域进行拍打。如带状疱疹出疹期间、痛风性关节炎发作患者，需要在病变部位周围拍打，使邪有出路。

（3）根据辨证论治和中医经络理论选取适当部位进行拍打。多用于复杂顽固性运动系统疾病及各科疑难杂症。通过四诊合参，辨证地对循行经络或对应穴位进行拍打治疗，加强经络腧穴的治疗作用。

以上三种方法，可根据病情联合应用。

2. 施治体位 施治者选择合适体位（站位、坐位或蹲位），以最大限度地有利于轻松及动作顺畅的治疗。

3. 施治方法 以手掌背面第 2 ～ 5 指末节为接触点，沉肩、屈肘，保持上肢顺畅，进行拍打治疗。

4. 治疗效果 以局部皮肤出现凸起瘀肿型的病邪产物为佳，拍打之后表皮的变化因所患病邪之不同（风、湿、瘀、火、寒等）而有所差异。如瘀邪多表现为色黑、面积小，且突出皮面；风邪则为浅红色，或肤色不变，皮面高起的肿块；湿邪表现为局部皮肤凸起，形成毛孔粗大的硬皮样表现；火邪表现为局部皮肤鲜红或深红的瘀点，但没有黑色瘀点或毛孔粗大表现的局部肿块；寒邪多为微白皮肤突起肿块，寒邪多和其他邪气相兼，如寒湿、风寒。

上述只是典型表现，实际临床中往往多种邪气合而为病，病理产物的表现也会多样化。

5. 医嘱 施治完毕，告知患者施治部位禁止按压、揉搓，禁止过度活动和负重运动，保证休息，待拍打后病邪产物自然消退。

（三）适应证

1. 主要适应证 各种急慢性肌肉关节疼痛，如肩周炎、网球肘、骨关节炎、腰腿痛、肌肉劳损等；其他与神经、肌肉、关节相关疾病，如多发性肌炎、皮肌炎、带状疱疹后遗性疼痛、痛风、各种骨科手术后关节功能障碍等。

2. 次要适应证 咳嗽、鼻炎、便秘、水肿、静脉曲张、肌肉萎缩、克罗恩病等各科疾病。

（四）禁忌证

1. 患者过于饥饿、劳累，或者餐后过度饱胀者禁用。

2. 具有严重心脏疾患，或糖尿病合并严重并发症患者禁用。

3. 对疼痛特别敏感，或身体极度虚弱者禁用。

4. 凝血功能异常，或其他疾病导致有出血倾向者禁用。

（五）注意事项

1. 拍出瘀肿后，有相当部分患者觉得劳累、想睡觉，类似运动后或大量体力劳动后的感觉，这是正常反应，经过及时休息后自会改善。

2. 瘀肿未消退之前禁忌饮酒，禁食辛辣、酸醋，否则易引起拍打部位疼痛，影响瘀肿消散。

3. 拍打时，疼痛应在患者可忍受范围内，在病邪产物将要透出皮肤时痛感最强，皮肤出现变化后痛感明显减轻。患者觉得疼痛难忍时应停止拍打（不要劝患者忍痛）。正常状态下，拍打停止后疼痛随即消失。

4. 每次拍打不要过量，一般一次最多拍打 3 个部位，尤其是第一次治疗，控制在 1 ～ 2 个部位，且范围不宜太大，严格避免拍打过量。每次治疗后，患者需要充足休息。部分患者因拍打过量或对疼痛刺激过于敏感，出现头晕、冷汗等类似晕针表现时，立即停止拍打，嘱其休息，必要时给予卧床、吸氧，按晕针流程处理。

5. 拍打出病邪产物时，应让其自然消散，不需要做其他治疗，如按摩、涂散瘀油，也不宜用布或毛巾擦拭，否则会影响治疗。少数觉得治疗后肿痛剧烈的患者，可以用湿毛巾热敷。

6. 注意拍打部位保暖，不可受风或暴露于寒冷环境。患者当天治疗 1 个小时后可以正常洗澡，尽量用温水或热水。

7. 拍打之后，局部病理产物消散的过程是治疗的延续，局部的疼痛除了在拍打完之后会有所减轻外，在病邪产物消散的过程中也会逐渐减轻而消失。在拍打部位出现的病理产物随病情不同而有不同表现；不同的病理产物，其消散的时间也不同，从几天到数周不等。

8. 皮肤病患者，有新发皮疹或局部有皮损者，不能直接拍打患处，而要在患处周围进行治疗。

9. 施术者过于劳累、饥饿或者自身处于患病状态时禁忌施治。

（六）临床应用举例

1. 颈椎病

适应证：主要用于颈型颈椎病、椎动脉型颈椎病、神经根型颈椎病，交感型颈椎病和脊髓型颈椎病可以作为辅助治疗。

主要拍打部位：大椎、天柱、颈椎夹脊、肩井部位。

加减：根据肩颈部压痛点选择部位；神经根型颈椎病沿上肢疼痛部位循经取穴，如上肢麻痛严重者，选用曲池、手三里、臂臑、肩髃等手阳明大肠经穴位；伴手指麻痛者，还可加用内关、外关穴位；肝肾亏虚者，可加用肝俞、肾俞、足三里等。

操作方法：术者选择合适体位，以手掌背侧第 2 ～ 5 指端末节拍打选定部位，拍打力度以患者可耐受疼痛为度，以皮肤出现瘀肿、硬块、毛孔粗大、硬皮样表现为止。每次拍打部位不超过 3 个，同一部位需待瘀肿完全消退后才能再次拍打。

2. 冻结肩（肩关节周围炎）

适应证：冻结肩急性期、粘连期、缓解期。

主要拍打部位：大椎、肩髃、肩贞、肩井、肩前及阿是穴。

加减：急性期患者伴有左上肢疼痛、三角肌压痛明显、外展疼痛加剧者，加用阳明、少阳经手三里、外关穴；肩后疼痛，内收加剧者，选用太阳经大杼、风门、肺俞、厥阴俞等。此外，对于明显肌肉萎缩和肩关节粘连的患者，需要配合艾灸、局部推拿以及摇动肩关节等措施。

操作方法：阳掌拍打疗法具体操作同上，每次拍打不超过 3 个部位，待瘀肿消退后同样部位才可再次拍打。对于肩关节粘连患者，适当摇动肩关节，活动操作时按压患肩（可由助手协助），同时另外平托患者肘部，以肩关节为中心，进行顺时针、逆时针及各方向抬举动作，逐渐活动关节，促进局部血运，防止粘连加剧。

3. 带状疱疹

适应证：带状疱疹出疹及后遗期。

主要拍打部位：带状疱疹出疹期选取疱疹周围部位，后遗症期可以选择疱疹消退部位和周围部位。

加减：带状疱疹在胁肋部位以肝胆经为主，选择胆经阳陵泉以清郁热；证属脾经湿热者，加用三阴交；腰腹部带状疱疹者，可加用章门、带脉等。

操作方法：带状疱疹出疹期间，皮损严重者要在皮疹周围拍打，但注意避免拍打加重皮损引起感染。皮疹消退后遗留顽固性神经疼痛，可以在原皮疹部位拍打。一般以拍打出瘀肿为主，待瘀肿自然消退，不需外涂其他药物。

（谭爕尧、张浣天、王进忠）

二十九、石氏伤科手法治疗颈椎病

石氏伤科是沪上著名伤科学术流派之一，具有近150多年的历史，2008年成功申报为国家级非物质文化遗产。追溯至20世纪30年代，以石筱山、石幼山为代表的第三代传人成为名闻江南的骨伤科医师，而第四代传人涌现出一批全国著名的临床大家，如石仰山、石印玉、施杞等。

石氏伤科倡导以“十三科一理贯之”的整体观念，创立了“三十二字学术思想”：治伤识人，以气为主，以血为先；复元图本，顾及兼邪，注重痰湿；内外并重，整体调治。

石氏伤科手法一般常以十二字为用，即拔、伸、捺、正、拽、搦、端、提、按、揉、摇、抖（亦作“转”）。拔、伸、捺、正主要用于正骨；拽、搦、端、提则主要用于上骱；按、揉、摇、抖多用于理筋。

石氏伤科手法诊疗颈椎病有其特色和优势。颈椎病的症状多样而复杂，其主要症状是头、颈、肩、背、手臂酸痛，颈部僵硬，活动受限。多数患者的症状开始较轻，以后逐渐加重。这与所患颈椎病的类型有关，但往往单纯的类型少，多以一个类型为主，多个类型混合。

（一）施术准备

1. 摸比诊断 手法首先是用于诊断的，比摸患处以了解伤情。

2. 摸比查体 患者正坐，双膝并拢，双手置于两膝之上。医者位于患者后侧，一手抚患者后头部，使患者颈椎处于过曲位，两眼直视两膝之间；另一手用食指和中指从大椎处沿脊柱两侧向上缓慢推行，观察行经路线是否有弯曲或上下起伏。再用拇指和其余四指分别置于颈椎棘突两侧，从颈枕部向下依次摸比两侧颈部肌肉。

（二）操作方法

1. 特点 顺络理筋；拔伸按揉；刚柔相济。

2. 操作要领

（1）准备：按揉两侧肩胛部和颈项部肌肉，使局部肌肉及韧带松弛。

（2）按揉：医者用一手掌心托住患者下颌，使患者头颈前屈并向一侧倾斜；另一手用拇指从颞枕部沿脊柱向下按揉一侧颈部近侧肌肉数次。同法按揉另一侧肌肉。

（3）按压：根据摸比情况，若患者有向一侧弯曲时，医者一手置于健侧肩部，另一手置于患侧头部，使颈椎侧屈至极，瞬间按压至“咔嚓”声为度。

（4）拔提：医者一肘屈曲120°左右，置于患者前胸部，托住患者下颌，使患者挺胸，两目正视前方：另一手置于患者后脑部，两手瞬间协力向上拔伸。然后医者站于患者正后方，两手拇指置于风池穴部（图29-1），两手掌置于侧颊部，两手同时瞬间用力向上提拔。

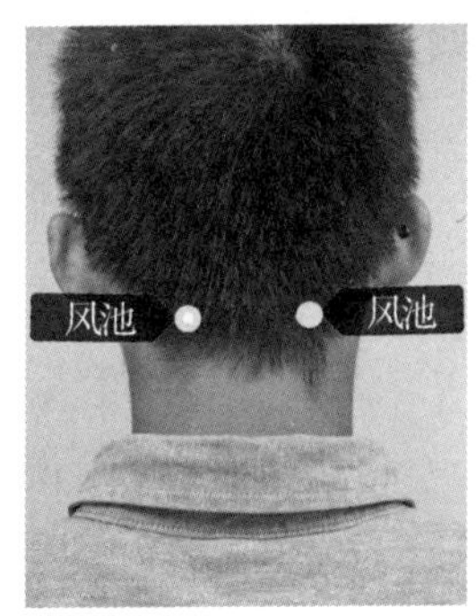

图29-1 风池穴位置图

（5）收功：用按、揉、摇、抖等手法调理经脉。

（三）适应证

适用于以颈部肌肉酸痛和颈部活动受限为主的各类颈椎病患者。

（四）禁忌证

1. 绝对禁忌证 难以除外椎管内肿瘤等病变者；椎体及附件有骨性破坏者；咽、喉、颈、枕部有急性炎症者；有明显神经官能症者；合并严重颈椎松动不稳症者；合并心脏病者；诊断不明者，均禁止使用任何推拿和正骨手法。

2. 相对禁忌证 医者经验不足；颈部活动强硬，稍加转动则疼痛剧烈；重度焦虑症，如更年期妇女；患者明确表示拒绝配合；椎动脉型、椎管发育狭窄者；有脊髓受压症状、后纵韧带骨化或颈椎畸形者均需要慎重。

（五）注意事项

1. 患者对手法治疗不了解，产生精神紧张、恐惧心理，出现头晕、乏力等症状时，应耐心解释，消除其紧张心理。

2. 过敏体质接受手法后，局部出现小片皮下出血；或因初次接受手法治疗后，在施术部位出现皮肤感觉过敏时，应停止手法，对症处理。

3. 施术不当、动作粗暴，因患者无法忍受而造成晕厥或局部皮肤破损，甚至骨折脱位时，应立即停止手法，采取唤醒、防感染、固定等进一步处理方法。

（六）临床应用举例

刘某，女，39 岁，因“左上肢痹痛 1 月”就诊。

病史：患者于 1 个月前劳累后，出现颈肩部疼痛，有紧张感，逐渐出现左上肢放射性疼痛。1 周前左上肢出现麻木，以前臂前侧、手掌为主，无头晕、恶心、呕吐。于外院就诊后，症状有所缓解，但左上肢麻木加重，遂来我院就诊。起病以来精神可，眠可，无脚踩棉花感，无腰部束带感，二便正常。舌质暗红，苔薄白，脉弦细。

体格检查：颈部活动尚可，压颈试验（+），左 Hoffman 征病理征（+），膝反射活跃，左上肢反射活跃。

中医诊断：痹证（脾虚湿阻）。

西医诊断：混合型颈椎病。

治疗原则：健脾祛湿，通络止痛。

治疗方案：①放松颈部肌肉，解除紧张；②行关节错缝术，纠正小关节错位；③微针治疗；④仰卧顺势拔伸牵引；⑤中药调理。

按语：针对该患者，先按摩解除颈部肌肉的紧张与痉挛、关节错缝术，短时间内可改善椎节序列、调节小关节的紊乱等，再使颈部前屈，配合仰卧牵引，可相应增大椎间孔的宽度和椎管容积。这些治疗的关键在于控制机械刺激，并且通过前屈牵引寻找出最适宜的体位角度，最大程度减轻症状。

（林定坤、赵兵德、侯宇、陈彦均、肖方骏）

三十、峨嵋“畅气通络”手法诊治颈椎病

峨嵋“畅气通络”推拿手法根源于峨嵋武术，为武、医、禅三者相融合的手法，其修炼讲究功法、心法、手法，三法合一。“畅气通络”施术力度柔和而透达，具有“轻而不浮”“重而不痛”“不重而重”“不动而动”等特点，其显著的临床疗效及舒适无痛的治疗过程，受到广大患者的一致好评。

郭程湘先生自幼习武，诚拜峨嵋派名师胡文龙先生学习武术、功法等，50多年来持之以恒，坚持修炼。同时精研中医理论，孜孜不倦，勤思善悟，把武术与传统医学融汇贯通，不断精进完善，融合了各家的精髓。现就“畅气通络”手法诊治颈椎病的经验，做一个简单介绍。

（一）病因病机

峨嵋派认为颈椎病的发生除与肝、脾、肾三脏有关外，更强调与经络、气血密切相关。《灵枢・本脏》曰：“经脉者，所以行气血而营阴阳，濡筋骨而利关节也。”督脉起于长强，入肾经腰、过脊、颈椎，止于龈交。督脉之阳气，为诸阳之主气，敷布太阳，通行少阴，濡润颈部经脉之气血。而颈椎之病，皆因经络气机不畅，使上下不交，气血不贯。概况起来，颈椎病发病主要有以下原因：①长期劳累，积劳损伤；②风寒湿邪，客于经脉；③反复外伤，瘀血阻络；④年老体弱，肝肾亏虚。

（二）诊断

颈椎病在临床上可分为不同的证型，即颈型、神经根型、脊髓型、椎动脉型、交感神经型及其他型（目前主要指食道压迫型）。上述各型可同时出现，不

易确切划分者，称之为“混合型”。常见的主要表现有颈项部酸痛不适，一侧或双侧上肢放射痛、麻木，进行性四肢感觉及运动功能障碍，头晕头痛，耳鸣耳聋，恶心呕吐，猝倒，视物模糊，眼窝胀痛，心跳加快，心率、血压失常，肢体发凉，多汗等症状。

（三）治疗

大部分颈椎病经休息、按摩、牵引、针灸、穴位封闭等治疗后效果良好。峨嵋推拿流派根据经络气机不畅、气血瘀阻的颈椎病发病机制，开创了武医结合的峨嵋派“畅气通络”手法。通过该手法的揉按、拿捏、弹拨、点颤、瞬间牵拉以达气血畅通，筋络疏通之效，并使“筋跳槽、骨错缝”得到有效纠正，临床安全性高，疗效确切。

1. 俯卧位 患者俯卧，全身自然放松，医者站于患者旁边或头上方。

（1）背部整体推揉：医者双手掌交叉重叠，从大椎穴开始由上往下推擦膀胱经和督脉至双足跟，随后用掌揉法揉按督脉及双侧膀胱经。揉按过程中应注意动作轻揉，腰部用力可加大，尤其是下腰段的用力要沉稳、渗透力强，骶尾处因肌肉较少而用力轻柔。

（2）肩部拿捏放松：医者双拇指在上，其余手指在下，揉按项背肌肉，用内劲缓缓拿捏肩井穴并持续 20 秒。注意拇指位于阳，内劲稍大；四指位于阴，内劲稍小。

（3）颈部点揉放松：医者立于患者头上方，从患者第四胸椎正中线往上开始点揉，直至风府。遇局部肌肉紧张、痉挛结节等处时应重点点按。随后从大椎旁的膀胱经开始，由下往上揉按椎旁软组织，边揉边弹拨，直达颅底。感觉手下组织有结节、沙粒样等变化时，须重点点揉，点按停留 1 ～ 2 分钟。

（4）重点穴位操作

①缺盆穴：医者双手拇指指腹分别点按患者左右缺盆穴，其余四指按于颈部阳侧，五指缓缓用力，意念带动丹田之气，缓慢点压，患者会有肩部麻胀得气

感。随着医者的内劲继续施压，患者麻胀得气感越来越明显，并往指尖放射。当患者手臂和指尖完全得气后，继续持续 30 秒，然后缓缓收回内劲，并轻揉按压。双手食指、中指、无名指伸直并拢，指腹按于颈椎两侧横突处，从下到上慢慢揉按，力量渗透直达横突。遇到手下有异常的组织时，应停留点按，直达下颌骨。

②风池穴：医者双拇指紧压风池穴，其余手指对称性地紧扣头部，双拇指边揉边按，由浅入深后稳住，十指同时收紧，缓缓运气，在意念带动下运注于双拇指尖，患者局部有酸胀麻感，随着运气的继续增大，酸胀麻感会向周围甚至鼻尖部放射，点压时间 1 分钟，点压运气的大小因人而异。

③风府穴：医者站左侧用右拇指，右侧用左拇指，拇指按于风府穴，其余四指按于头部，点揉方法同"风池穴"。

④哑门穴：医者以拇指尖按压哑门穴，其余四指轻轻环抱颈部，点揉方法同"风池穴"。

⑤头部诸穴：医者以十指用虎爪内劲缓缓点揉头顶百会、四神聪等穴，十指点按之处，患者感觉酸麻胀，松手后立感非常轻松，精神抖擞。

2. 仰卧位操作 患者仰卧位，医者坐位，位于患者头上方。

（1）颈背揉按放松：医者以双拇指点按并提拿肩井穴，提拿时拇指在上，其余手指在下，注意阴阳部位用劲的大小。医者一手托着患者后枕部，一手四指伸直并拢，从第四胸椎开始，由下往上揉按直达枕部。患者头侧向一侧，医者拇指从第七颈椎横突处开始，由下往上，揉按周围软组织，遇到肌肉紧张痉挛或者条索样改变时，则停留用气点压。四指伸直并拢，用指腹从锁骨上窝开始，往上揉按斜角肌、胸锁乳突肌。同样手法用于对侧，反复操作，直至局部疼痛痉挛减轻。

（2）头颈摆动放松：医者双掌根托住固定后枕部，双中指伸直，从第四胸椎椎旁开始，用双中指沿着椎旁双侧竖直肌往颅底方向揉按，边揉按边摆动，同时往上顶起，双手掌同时用劲往患者上方做纵向牵引。此法可松解椎旁的软组织，同时又能令紊乱的钩椎关节得以矫正。

（3）颈椎曲度调整：医者以右手托住患者下颌，左手按于患者颈部，左拇指竖起顶住椎间隙上，然后右手慢慢松开后枕部，让头部自然下垂，利用头部重力和左拇指按于椎体之间往上的相反力量，可增宽椎间隙，调节颈椎生理曲度。此方法从环枕关节开始由上往下至第七颈椎和第一胸椎之间。嘱咐患者慢慢转动头部向两侧至最大角度，看是否能旋转至正常角度，如有肌肉牵扯则继续松解。

（4）瞬间牵拉手法：医者左手食中指托住患者下颌，右手托住患者后枕，并嘱患者完全放松，双手同时轻微纵向牵引并左右旋转放松；在确认患者完全放松，无任何抵抗的条件下，在保持患者颈椎前屈15°姿势下，双手同时快速做一瞬间纵向牵引作用力，可听到颈椎“咔咔”的弹响声，此即表示松解复位成功。需注意的是，纵向牵引颈椎不应强行追求以弹响声为目的，牵引结束后嘱患者仰卧位休息3～5分钟。若患者上肢麻痹明显，可再行上肢的牵拉手法：双手握住患者腕部，轻轻晃动上肢，确认患者放松后，沿着上肢快速瞬间牵拉，患者可有上肢麻木明显的感觉，休息片刻后麻木感逐渐消失。

手法治疗宜根据个体情况适当控制力度，轻而不浮，重而不痛。难以除外椎管内肿瘤等病变者、椎管发育性狭窄者、有脊髓受压症状者、椎体及附件有骨性破坏者、后纵韧带骨化或颈椎畸形者、咽喉颈枕部有急性炎症者、有明显神经官能症者，以及诊断不明者，慎用或禁止使用任何推拿和正骨手法。

（四）练功调养

1. 双手拍打法 采取站立或端坐位，全身放松，双手自然下垂，右上肢屈曲后甩，利用惯性，使右手掌拍打左侧肩背，左手掌拍打右侧肩背，双手交替进行，以局部红润松软为度，时间约3分钟。

2. 太极托天法 站立位，身体尽量挺直，头部尽量后仰，双眼看天，双上肢伸直上举，双手交叉，掌心向上，双下肢轮回抬起、踏地，以颈部酸痛为度，时间约3分钟。

3. 全身运动法 跑步、游泳、球类等也是颈椎疾患常用的治疗性运动方式。

运动治疗可增强颈肩背肌的肌力，改善椎间各关节功能，减轻肌肉痉挛，消除疼痛等不适，矫正颈椎排列异常或畸形，纠正不良姿势，从而达到巩固疗效，减少复发的目的。

（五）预防

颈椎病的发生和生活工作习惯息息相关，慢性劳损、姿势不良、外伤等是其发病的主要原因，保持良好的工作和生活习惯，避免颈椎长期固定同一姿势，注意颈椎局部保暖，可有效降低颈椎病的发病率。

（郭程湘、杨仁轩、刘万鹏、邓特伟）

三十一、林氏颈椎正骨推拿手法

林氏颈椎正骨推拿手法是全国第三批名老中医、广东省名中医林应强教授所创，后经其弟子吴山教授不断完善总结而成。这是在运用整体发力原则及独特的矫正技巧下，运用林氏正骨推拿手法治疗颈椎及颈椎相关疾病的一项技术。其中包括一系列手法，如微屈位提拉旋转扳颈手法（适用于寰枕部及 C1–2 节段）、颈椎定点旋转手法（适用于 C3–5 节段）、前屈位提拉旋转扳颈手法（适用于 C6–T2 节段）。

（一）治疗椅选择

一般选择治疗椅的座高为 45cm 左右，宽度为 40 ～ 50cm 不等，椅背高度为 60 ～ 90cm 不等。

（二）操作方法

1. 施术部位选择 根据病情进行辨筋骨论治：辨别颈椎及颈椎相关疾病筋骨力学失衡及“骨错缝、筋出槽”情况，确定手法操作时是运用快扳技术还是缓扳技术。

2. 体位选择 患者选择坐位。医者根据触诊及影像学资料确定不同的颈椎病变节段，选择不同的颈椎前屈角度。

3. 整体发力原则 气沉丹田，蓄力下沉，手足相随，脊柱为轴，力透足底，贯于掌指，爆发力出。

4. 矫正技巧 初始以蓄力下沉为主，发力以爆发力为要，快扳技术结合缓扳技术。

5. 操作方法

（1）基础手法：弹拨手法和拔伸手法是治疗颈椎及颈椎相关疾病的基础手法。首先运用弹拨手法对患者颈部存在“筋结”“条索”的相关肌群进行软组织松解，然后采用拔伸法治疗前后错缝。拔伸手法借鉴“欲合先离”的理论，将病变间隙充分牵开，符合旋转手法全程是在牵引下操作的安全理念。

（2）微屈位提拉旋转扳颈法：治疗上段颈椎“骨错缝、筋出槽”。颈椎屈曲约 5°，并向左侧旋转 45°～ 60°。

以颈椎上段病变（C1–2）为例：患者端坐于治疗椅上，目光向前平视，双臂自然放松下垂，并拉住治疗椅下部。医者站立于患者后背偏左，右手拇指压住患者右侧颈椎第一、二间隙旁，其余四指环扣颈椎，固定患处；左手手臂环过患者下颌，手指略撑开，环抱患者枕后部并固定，使患者左侧颞部贴近施术者胸前，借助医者自身脊柱的旋转带动患者颈椎向上拔伸并由左向后旋转，蓄力并逐渐增大角度，感觉有阻力感时，给予一个快速稳重的力，此时可听到“咯哒”的声响，或手下有关节移动感。手法操作时，采用快扳结合慢扳技术（图 31–1）。

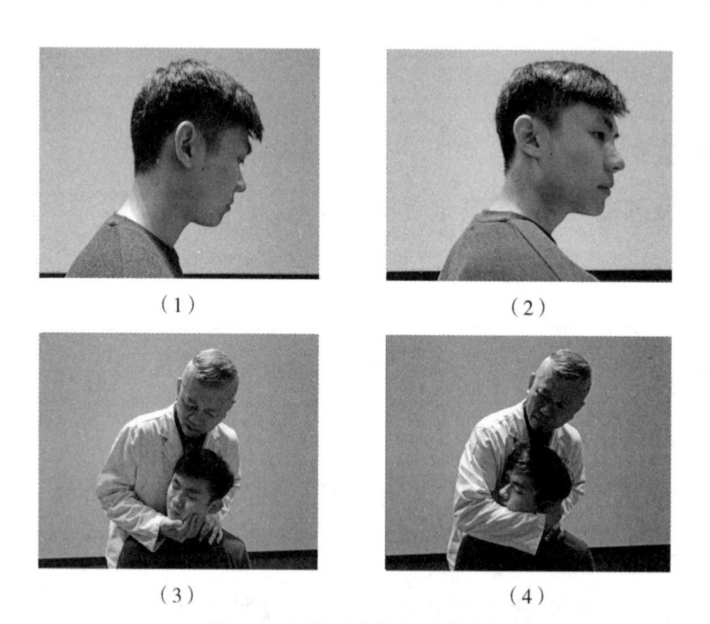

图 31–1　微屈位提拉旋转扳颈法

（3）颈椎定点旋转手法：治疗中段颈椎“骨错缝、筋出槽”。

以颈椎中段病变（C4–5）为例：颈椎屈曲 10°～20°，并向左侧旋转 45°～60°。患者端坐于治疗椅上，目光向前平视，双臂自然放松下垂，并拉住治疗椅下部。医者站立于患者后背偏左，右手拇指压住患者右侧颈椎第四、五间隙旁，其余四指环扣颈椎，固定患处；左手手臂环过患者下颌，手指略撑开，环抱患者枕后部并固定，使患者左侧颞部贴近施术者胸前，借助医者自身脊柱的旋转带动患者颈椎向左、向后旋转，蓄力并逐渐增大角度，当有阻力感时，给予一个快速稳重的力，此时可听到“咯哒”的声响，或手下有关节移动感。手法操作时，采用快扳结合慢扳技术。

（4）前屈位提拉旋转扳颈法：治疗下段颈椎“骨错缝、筋出槽”。颈椎屈曲 30°～45°（此为最大应力位置），并向左侧旋转 45°～60°。

以颈椎下段病变（C6–7）为例：患者端坐于治疗椅上，目光向前平视，双臂自然放松下垂，并拉住治疗椅下部。医者站立于患者后背偏左，右手拇指压住患者右侧颈椎第六、七间隙旁，其余四指环扣颈椎，固定患处；左手手臂环过患者下颌，手指略撑开，环抱患者枕后部并固定，使患者左侧颞部贴近医者胸前，借助医者自身脊柱的旋转带动患者颈椎向上拔伸并向左向后旋转，蓄力并逐渐增大角度，感觉有阻力感时（此为病变关节的锁定位），给予一个快速稳重的力，此时可听到“咯哒”的声响，或手下有关节移动感，手法结束。手法操作时，采用快扳结合慢扳技术。

（三）适应证

林氏颈椎正骨推拿手法适应证广泛，涉及颈椎病（颈型颈椎病、椎动脉型颈椎病、神经根型颈椎病、交感神经型颈椎病、脊髓型颈椎病）、颈椎椎间盘突出、颈椎椎管狭窄、颈部扭伤、寰枢关节紊乱、颈椎失稳、颈肩综合证以及颈源性头晕、头痛、失眠、血压异常、心悸等。

（四）禁忌证

1. 结核性疾病、骨肿瘤、出凝血疾病、脏器功能障碍者禁用。

2. 精神失常、癫痫者禁用。

3. 脑血管意外史，如脑出血、脑梗死病史者慎用。

4. 颈椎骨折、脱位、有颈椎手术病史、有内固定者禁用。

5. 严重骨质疏松、滑脱超过Ⅱ°者慎用。

（五）注意事项

1. 患者在过于饥饿、疲劳、醉酒、高热、精神过度紧张时，无法配合正骨手法，不宜立即进行手法操作；对于身体瘦弱、气虚血亏的患者，手法选择以缓扳技术为主。

2. 颈部皮肤有感染、出血、溃疡者，不宜手法操作。

3. 对年老体弱、不耐疼痛者，手法选择以缓扳技术为主。

4. 手法操作过程中出现局部软组织损伤、头晕、心悸、心慌等异常情况，当注意预防及处理。

5. 术后验证规程：①患椎棘突、横突、关节突等是否已恢复到正常的位置。② 颈部两侧颈肌张力是否恢复到正常。③患椎棘突、横突、关节突两侧软组织有无因肌肉紧张而形成的索条及压痛点。④患椎及其他各椎两侧椎板的倾斜度是否一致。⑤患者端坐，做颈椎前屈、后伸、侧屈、旋转等动作并前后对比。⑥头晕、头痛、颈肩痛等常见症状是否消失或者减轻。

（六）临床应用举例

1. 寰枢关节紊乱

适应证：寰枢关节紊乱所致颈痛、头痛、头晕。

主穴：风池、风府。

操作方法：首先运用弹拨手法对患者风池穴、风府穴“筋结”“条索”的相关肌群进行软组织松解 1 ～ 2 分钟，然后采用拔伸法治疗前后错缝。最后运用微屈位提拉旋转扳颈治疗上段颈椎“骨错缝、筋出槽”：颈椎屈曲约 5°，并向左侧旋转 45°～ 60°。

2. 神经根型颈椎病（C6–7 节段病变为例）

适应证：神经根型颈椎病的急性期、康复期。

主穴：颈椎夹脊、大椎。

操作方法：首先运用弹拨手法对患者颈椎夹脊穴、大椎穴“筋结”“条索”的相关肌群进行软组织松解 1 ～ 2 分钟，然后采用拔伸法治疗前后错缝。最后运用前屈位提拉旋转扳颈法治疗下段颈椎“骨错缝、筋出槽”：颈椎屈曲 30°～ 45°（此为最大应力位置），并向左侧旋转 45°～ 60°。

（范志勇、吴山）

三十二、东方柔性正骨疗法技术

东方柔性正骨疗法（oriental ultra light bone setting technique），简称“OUBT技术”。毛泰之先生以“骨结构的立体移位现象理论”为出发点，在精研传统中西医学与现代生物力学的基础上，将临床实践中探索出来的一系列人体骨与相关结构力学变化的生理病理规律与道家内丹学术的理法相结合，创造性地融汇于徒手医疗技术，创新出一整套既独具道家柔性文化与技法特色，又具有临床巨大实用价值的手法理法体系。

（一）物品选择

1. 无靠背凳子 2 张。

2. 带孔按摩床 1 张。

（二）操作准备

1. 三辨论治 根据临证的实际需要及柔性正骨技术本身的特点，主张以“辨构论治”为核心，并与“辨病论治”“辨证论治”相结合，以“三辨论治”诊疗疾病。

（1）辨构论治：运用人体生物力学原理对构成人体的骨、软组织、脏器等人体组织及器官的力学状态进行分析，发现紊乱的力学结构所在，从而诊断出疾病的力学结构性病因，然后采用相应的手法纠正紊乱的力学结构而达到治疗目标的一种诊断与治疗模式。“东方柔性正骨疗法”从三个方面进行辨构论治：首先是对构成人体筋骨系统的物质结构状态进行观察与分析；其次，是对组织器官所在之结构空间的力学状态进行观察与分析；其三，是对人体运动系统的功能状态进行观察与分析，了解运动系统构成结构力学状态及其功能状态之间的相应关系。辨构论治强调关注人体筋骨结构的生理病理状态，其诊断资料的收集仍然是通过望、闻、问、切来完成。

（2）辨病论治：根据诊断出的具体中西医学病名（疾病），全面、整体把握疾病过程并进行相应治疗。在“东方柔性正骨疗法”所适应的骨伤医学领域，由于中医筋骨病名宽泛、笼统，不利于对疾病的精准界定与整体把握，故我们主张采用现代医学的病名概念，尽可能地进行精准化辨病论治。

（3）辨证论治：“东方柔性正骨疗法”是中医传统骨伤医学体系中的疗法之一，临证时可以根据病情需要，采用中药进行治疗。

辨构、辨病、辨证三者的结合，可以使我们在传统与现代医学科学的范畴内，更确切地接近并揭示特定疾病的病因真相，更有效地设计治疗方案，从而对疾病的发生、发展及预后、转归有着更加全面、深入的控制与把握。

2. 体位选择 患者卧位（仰卧、侧卧、俯卧）、正坐、站立均可，根据患者病情、体质、患病部位、调整目标、环境条件等具体情况选择最佳体位。孕妇、婴儿、老人、行动严重受限者等不同人群的最佳适应体位选择各有不同，其选择原则：①能让患者身心状态保持良好、稳定，感觉舒适，易于放松肢体；②被调整的肢体结构四周尽可能少或没有外力的阻碍；③便于医者施行手法，方便操作。

（三）操作方法

1. 正骨技术

（1）指推技术系列

①静态指推法：医者运用手指，以轻柔之力来推动患者移位的目标骨结构，使之发生被动移动而达到手法操作目标的手法系列技术。

操作部位：医者操作部位为手指和手掌，以大拇指、食指、中指的指腹为主，手掌为辅。患者体表可触及的骨突、骨嵴、骨干、骨板等任何容易着力的骨结构部位，均可根据治疗需要而被选用。

操作方法：在指推口诀、柔性正骨技术特征及基本操作技巧的指导下，以医者的单手或双手手指，轻柔地直接推移患者的目标骨结构，使其被动蠕动、滑移，达到相关软硬结构整复归位的操作目标。

②动态指推法：又称“推摇法”。医者双手协同操作，以长短杠杆结合之力横向推摇目标关节，使关节面之间产生与关节生理运动方向成一定角度的横向或斜向相对运动，同时利用操作手在推摇时发出的局部针对性推动力、关节被推摇活动时关节间软组织的被动牵拉力，以及关节结构的解剖屏障，或在推摇时人为制造的阻挡屏障等反作用力，达成错位骨结构复位和关节周围软组织结构及功能状态恢复的手法系列技术。

操作部位：医者操作手为大拇指、食指和中指或手掌，辅助手通常为另一手的手掌指。患者颈椎、胸椎、腰椎、骨盆、肩、肘、腕、掌、指、髋、膝、踝、足等全身各大小关节部位。

操作方法：医者以辅助手把握或扶握住相应肢体远端，运用长杠杆力以一定幅度横向或斜向或环转推摇所扶握的骨结构，以带动患处的目标关节部骨结构发生被动运动。同时，操作手以大拇指、食指、中指或全掌从两侧以短杠杆力轻柔顶推病灶局部错位的目标骨结构，使其借推、摇结合之力的被动移动而归位。

③整体结构形变手法：通过手法调整人体多结构、多关节联接构成的箱型、桶状或笼状骨结构，使之发生多骨块同时被动蠕动，达成结构之整体性被动变形，使整体结构各关节的对合状态同时被调整，以恢复各细部结构位置、整体外部形态及其原有立体空间状态的指推系列技术。人体整体结构的部位主要指骨盆部、肋笼部及颅面骨部。

操作部位：医者操作部位为双手掌、指。患者被作用部位为颅面骨各部、肋笼各部、骨盆各部。

操作方法：以手指、手掌轻柔的推、挤法为主，双手掌指从目标骨结构的两侧或上下多点协同进行静态指推操作。

④摸骨整复：指推系列有形手法之最高境界。操作手法以捏、挤为主，其特点可以概括为：摸捏之间，整患骨于无形。

（2）掌压技术系列

①操作部位：医者操作部位以操作手的手掌小鱼际下端为主，手掌大小鱼际之间的软组织及手掌其他部位为辅。小鱼际下端的局部内在操作结构为小指指屈肌腱。患者的作用部位为腰背部的棘上韧带、棘突、横突、茎突、髁、踝、骨小头、嵴、骨结节等体表可触摸到的骨突、骨干、骨板等容易着力的骨结构部位。

②操作方法

静态掌压法：患者肢体处于以俯卧位为主的静止状态，医者以辅助手握持操作手前臂的远端，以操作手的手掌小鱼际下端按压、拨弄患者目标骨结构近体表之骨突，使其发生被动移动以整复骨结构归位，或掌压目标骨结构发生被动的与相邻骨结构相对的往返移动，以牵拉附着其上的软组织而释放异常黏滞的胶质屏障，进而恢复该软组织原有结构及功能状态，以辅助骨结构整复。

动态掌压法：患者肢体处于以俯卧位为主的静止状态，医者辅助手扶于欲掌压之目标骨结构附近的躯体部位并推摇之，以带动目标骨结构摇动。同时，医者操作手行单手掌压法，以小鱼际下端掌压、拨弄处于被动活动状态下的目标骨结构之骨突，使其复位；或掌压使目标骨结构发生被动的与相邻骨结构相对的往返移动，以牵拉附着其上的软组织而释放异常黏滞的胶质屏障，进而恢复该软组织原有结构及功能状态，以辅助骨结构整复。

2. 理筋技术

（1）椎管外理筋

1）直接理筋法

①抻法：是用轻柔的推按手法，以适度的力、持续一定时间，作用于结构状态异常的软组织，使其粘连处或伸展障碍处被向下、或向前、或向后、或向左、

或向右推开的力所作用而伸展，其异常黏滞屏障逐渐被点抻、线抻、面抻、肌束的整体抻解技术所释放。

②送筋：筋膜局部的挛缩，可通过筋膜链对相关远处或整体筋膜发生力学影响，以至远处相关区域或整体的筋膜张力异常增大。在手法操作时，除了在局部抻筋以恢复其结构状态外，还需要将受牵拉移位的相关筋膜送归原位。因此，送筋所解决的是筋膜链上不同区域张力异常的病理表现。

③展筋：展筋是送筋概念在面上与立体方向上的延伸。展筋的操作过程，可以通过被动伸展筋膜挛缩面所在的肢体，并同时进行手法抻解、送筋操作来达到。

④放线：特指在骨结构调移后，需要将与之随行的神经根、干进行配套调整，以能与筋骨移动后的肢体长度变化相配合。

2）间接理筋法：通过正骨手法推移骨结构后，改变骨结构的位置状态来调整附着其上的软组织应力状态，使其结构及功能恢复正常的方法。包括调骨间距、调骨旋转角度、骨结构的相对往复运动。

（2）椎管内理筋：所涉及之筋，包括椎管内及相邻椎体之间的软组织结构。最常用的手法技术是静态或动态下的掌压法，使局部关节开合，或使脊柱整体闪动。在间接理筋的方法上，运用最多的是“以骨调筋”，其中弹性牵引也可作为有效的辅助方法。

（3）分层次理筋：理筋的层次对象从结构而言，涉及浅筋膜、深筋膜、韧带、肌纤维、神经、血管、淋巴管、脏筋膜与脏器等皮里膜外不同层次的所有软组织。上述软组织的名称、结构与功能各不相同，位居人体内深浅的层次部位亦各有差别，应细细甄别以区别对待。

（四）技术要素

1. 短杠杆手法。

2. 身心融入，闭目操作。

3. 力轻质柔，轻推慢移。

4. 短暂的持续施力，势能向动能的转化。

5. 离而后动，缓施徐行。

6. 多点协同，目标集中。

7. 分层次精细化操作。

8. 规避反射。

9. 放眼整体，更得秋毫。

10. 策略性、系统性整复规划。

11. 指推法操作的力量在5kg以内；掌压法操作的力量在20kg以内；颅面骨指推力量在1kg以内。

（五）适应证

"东方柔性正骨疗法"技术适应证主要为"骨移位相关疾病"，包括常见的颈、肩、腰、臀、腿等肌肉骨骼系统疾患，绝大多数属于"东方柔性正骨疗法"的适应范围。此外，由于筋骨结构异常引起的内、外、妇、儿、神经、五官等临床各科疾病同样适用。

（六）禁忌证

1. 诊断不明确的进行性脊柱损伤伴有脊髓症状患者禁用。

2. 可以或已经明确诊断有骨关节或软组织肿瘤的患者禁用。

3. 骨关节结合、骨髓炎等严重骨病患者禁用。

4. 有出血倾向的血液病患者禁用。

5. 烧烫伤、传染性皮肤病患者禁用。

6. 必须隔离的传染病患者禁用。

7. 各类不能和医者合作的患者禁用。

（七）注意事项

1. 手法操作时，身心放松，呼吸自然，两目闭合，注意力专注于诊疗操作过程。

2. 筋骨结构喜柔喜温，忌锐忌冷。手法操作应缓慢柔和，渐进而行，切忌暴力，避免尖锐及寒冷刺激。

3. 手法的有效作用力虽轻柔，但必须尽可能精细化地落实于目标结构上。

4. 调整筋骨结构的力活而不僵，应兼顾骨、深浅筋膜、肌纤维等结构的同步移动。

5. 注意筋骨结构间的力学关系，手法调整注重结构的系统性。

6. 不可采用以意念导引行气的方法进行手法操作。

7. 手法操作时，尽可能避开患者私密敏感部位。

8. 尽可能在明确诊断前提下进行手法的治疗操作。

（八）临床应用举例

1. 脊柱疾病

辛某，男，36 岁。

主诉：右侧腰臀部及下肢后侧疼痛、麻木半年，加重 1 个月，咳嗽或打喷嚏时右下肢放射痛；坐久、站久或行走稍久后，右侧腰腿痛加重。二便正常。

查体：右下肢直腿抬高及加强试验（+），L4、L5 逆时针旋转及腰骶右侧棘突旁压痛（+++），右侧梨状肌压痛（++），右侧髂骨后下错位并骨盆整体逆时针旋移。

MRI 显示：L5/S1 椎间盘超大突出，突出物的直径超过中央椎管 1/2。

诊断：L5/S1 腰椎间盘突出症。

手法治疗：用端盆法及指推法纠正骨盆旋移，抻法松解腰部竖脊肌，指推法及掌压法纠正紊乱的腰骶序列，抻法松解坐骨神经出口处软组织。

结果：治疗3次，右臀部及下肢症状显著改善；治疗8次后，所有症状基本消失。

2. 四肢关节疾病

黎某，男，52岁。

主诉：右肩部剧烈疼痛伴活动受限1个月，加重1周。夜卧时肩部痛甚。1个月前提拿重物后发作。

查体：右手臂上举障碍，主要发生在右手臂外展上举超过90°时，疼痛部位在肩峰外侧下缘，即疼痛弧试验（+）。屈肘收缩肱二头肌时，肱骨结节间沟处疼痛，肱二头肌抗阻力试验（+）。右手后伸摸背时，手只能摸到腰骶部，且右肩前疼痛。触诊时发现，右肩关节间隙狭窄，右肱骨上移并内旋。颈椎曲度减小，颈椎整体逆时针旋转，颈椎中段序列紊乱，C5右横突前外侧压痛。臂丛神经牵拉试验（+）。

诊断：肩峰下撞击综合征、肱二头肌长头肌腱炎、神经根型颈椎病。

手法治疗：推摇法行颈椎曲度及序列的一揽子调整；皮外骨拿提手法向远端逐节下撤掌腕骨、尺桡骨及肱骨；指推法纠正肱骨旋转；掌压法弹性压肩峰；抻解肩袖；运动关节手法环转活动肩关节。

结果：第2次治疗完毕，患者手臂活动功能恢复大半，可以轻松上举，疼痛也显著减轻。至第5次治疗后，所有症状消失，肩部活动无碍。

（毛泰之、许鸿智、陈磊）

三十三、四维调曲牵引法

被誉为“中国整脊之夫”的韦以宗教授，师从葛宝丰、尚天裕、顾云伍，根据多年临床经验，创立“一圆一说两论”脊柱运动力学新理论（脊柱四维弯曲体圆运动规律、脊柱圆筒枢纽学说、脊柱轮廓平行四边形理论、椎曲论），在临床运用中取得了良好疗效。

韦以宗教授受元代医学家危亦林的脊柱悬吊复位法以及“攀索叠砖法”等内容的启法，结合临床经验得出脊柱疾病主要病因是椎骨关节错位，局部的错位在直立行走动态下，继发整体旋转移位——椎曲改变，椎间盘突出压迫神经，严重的椎管狭窄或椎体滑脱。导致椎骨移位的主要原因是支撑腰椎的四维肌力（腰大肌为前二维，竖脊肌为后二维）失衡引起，据此发明了“四维整脊治疗仪”。

该仪器主要是通过过伸悬吊牵引，使四维肌力平衡，椎骨复位，椎曲纠正，改善或恢复脊柱骨关节的解剖生理关系，椎间盘随椎体的复位而复位；同时椎管增宽，滑脱也能复位。

（一）四维整脊治疗仪

“四维整脊治疗仪”经中国医学科学院查新为国内外首创，取得国家专利号两项：①专利号：ZL03261021.1；②专利号：ZL200702101109.5，获市场准入。同时于2012年被国家中医药管理局列为推广中医诊疗设备器械（图33–1）。

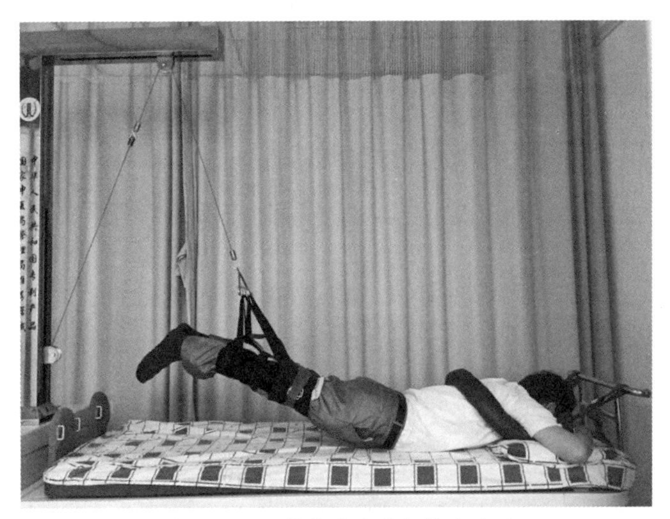

图 33–1　四维整脊治疗仪整体外观

1. 操作方法　所有操作均在上文提到的整脊治疗仪上进行。

（1）一维调曲牵引法：又称“俯卧骨盆牵引法”。

①患者俯卧于四维整脊治疗仪上，将上端牵引带束于胸下部，下端牵引带束于髂骨上，然后根据病情、体重等来调整重量进行纵轴牵引。

②牵引时间为 30 ～ 40 分钟，牵引重量为 20 ～ 40kg，每日 1 ～ 2 次（图 33–2）。

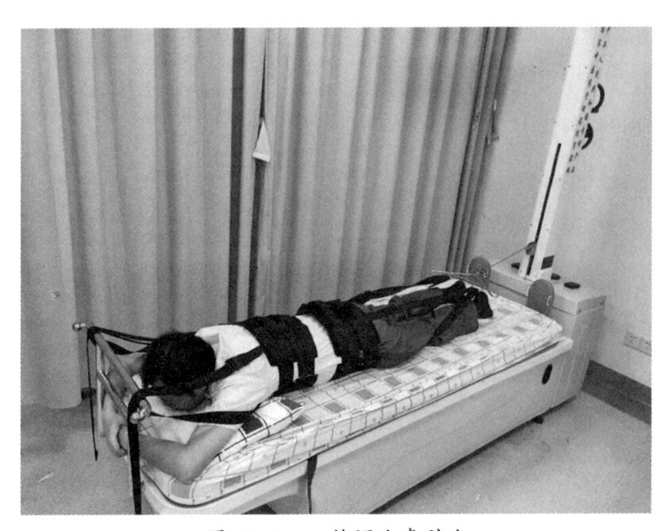

图 33–2　一维调曲牵引法

（2）二维调曲牵引法：又称“俯卧骨盆加痛肢外展牵引法”。

①患者俯卧于四维整脊治疗仪上，按照一维调曲牵引法固定好上、下两端牵引带，然后用单下肢牵引带束于有症状的下肢，并使其外展 30°。先按一维调曲牵引法调整好重量，牵引重量为 20 ～ 40kg，再调整痛肢牵引重量至 6 ～ 8kg，儿童患者重量酌减（图 33–3）。

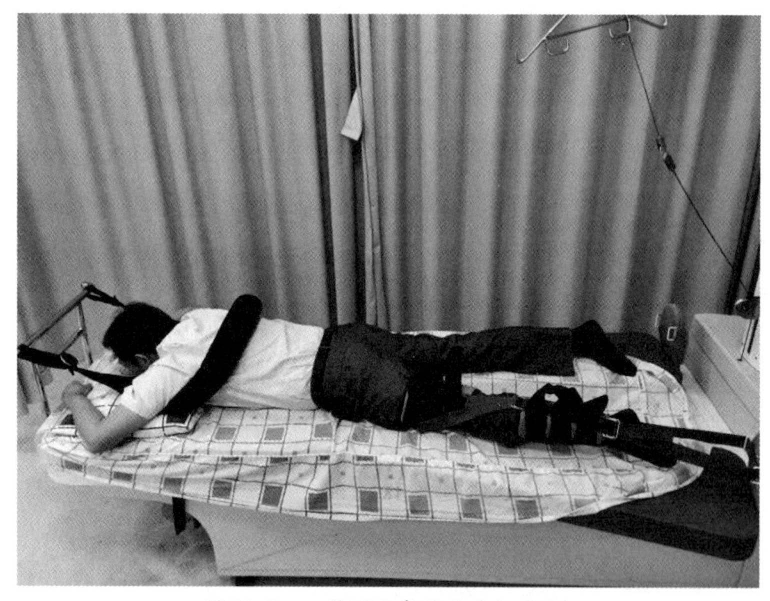

图 33–3　二维调曲牵引法（左下肢）

②牵引时间为 30 ～ 40 分钟，每日 1 次。

（3）三维调曲牵引法：又称“仰卧下肢悬吊牵引法”。

①患者仰卧于四维牵引整脊治疗仪上，将双下肢牵引带束于膝关节上、下两端。

②调整牵引治疗仪，使双下肢缓慢逐渐升起，随时观察患者表情的变化。

角度以下肢伸直，髋关节与躯干呈 90°为标准。牵引时间为 20 ～ 30 分钟，以患者耐受为度，每日 1 ～ 2 次（图 33–4）。

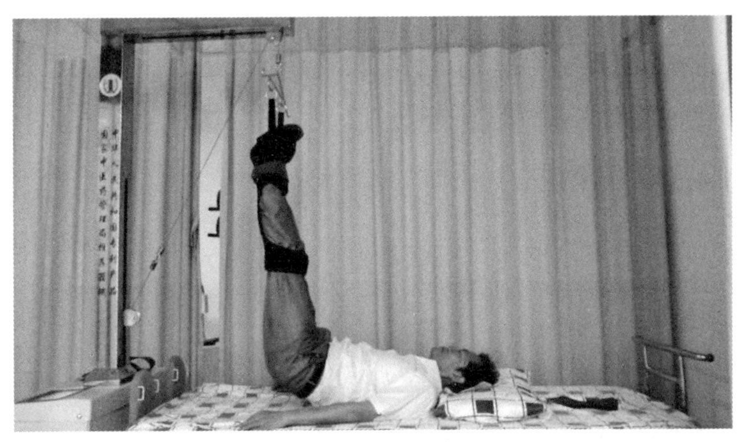

图 33–4 三维调曲牵引法

（5）四维调整牵引法：又称“俯卧过伸悬吊牵引法”。

①患者俯卧于四维整脊治疗仪上，将上半身用环套过腋下，双下肢牵引带束于膝关节上、下两端。

②用升降板将下半身托起，胸腰段与上半身呈 25°～ 45°，调整牵引仪，使双下肢缓慢逐渐升起，下肢与下半身呈悬吊状，后将托板放至离下肢约 30cm 处，以下腹部离开托板为宜（图 33–5）。

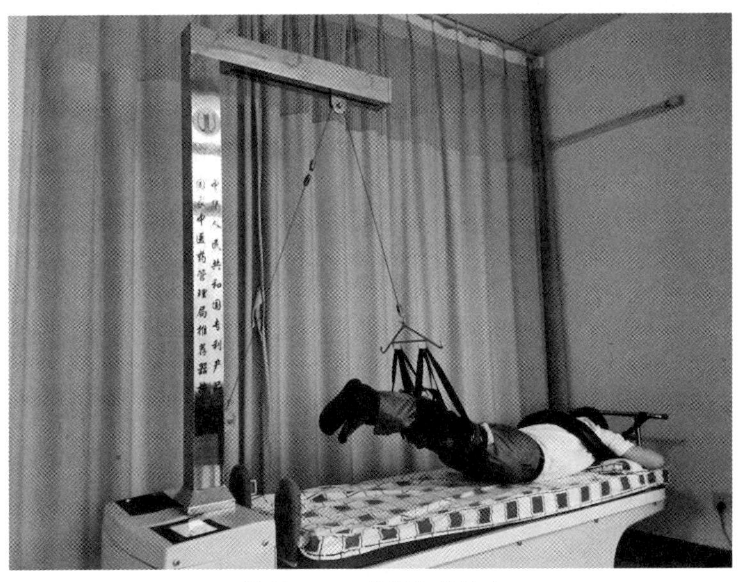

图 33–5 四维调曲牵引法

③下肢与牵引床的角度应根据患者腰椎曲度进行调整。一般情况下，力的支点作用在胸腰枢纽关节处。牵引时间为 20 ～ 30 分钟，以患者耐受为度，每日 1 ～ 2 次。

（三）适应证

1. 一维调曲牵引法

（1）胸、腰、骨盆损伤。

（2）腰椎间盘突出症。

（3）腰椎管狭窄症。

（4）腰椎滑脱症。

（5）脊柱侧弯症。

（6）腰骶关节病。

（7）脊源性月经紊乱症。

（8）脊源性下肢骨性关节炎。

（9）强直性脊柱炎脊柱畸形症。

2. 二维调曲牵引法

（1）腰椎间盘突出症伴有单侧下肢麻木或疼痛者。

（2）腰椎滑脱症伴有单侧下肢麻木或疼痛者。

（3）腰椎管狭窄症伴有单侧下肢麻木或疼痛者。

（4）脊柱侧弯症骨盆倾斜者。

3. 三维调曲牵引法

（1）腰椎滑脱症（图 33–6）。

（2）腰椎后关节错缝症。

（3）腰曲加大需要调曲类伤病。

（4）腰骶轴交角变小类伤病。

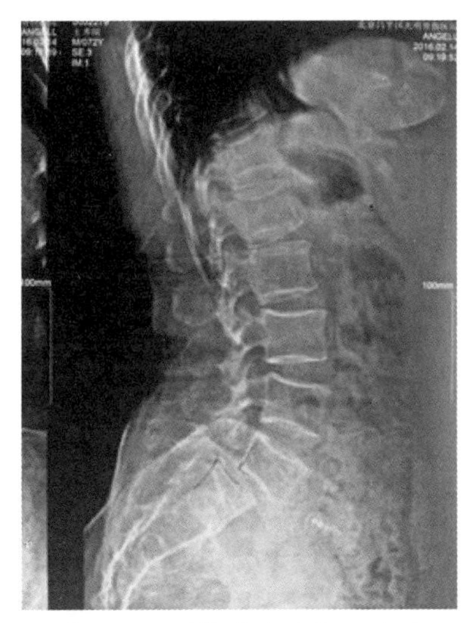

图 33-6　腰椎曲度过大 X 光片

4. 四维调曲牵引法

（1）屈曲型胸腰椎骨折脱位。

（2）腰椎曲度变直、反弓的腰椎间盘突出症。

（3）腰椎曲度变直、反弓的腰椎管狭窄症（图 33-7）。

（4）腰椎曲度变直、反弓的腰椎后关节错缝症。

（5）脊柱侧弯症。

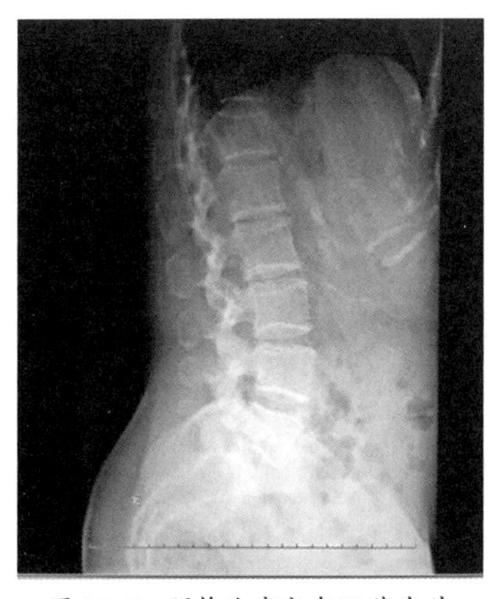

图 33-7　腰椎曲度变直 X 线光片

（四）禁忌证

1. 一维调曲牵引法

（1）诊断不明确，未具备 X 线照片诊断骨关节力学改变者。

（2）腰椎间盘突出症急性期牵引后疼痛加重者。

（3）合并严重高血压、心脏病、哮喘及甲亢者。

（4）孕妇及严重骨质疏松患者。

（5）腰椎手术后患者。

（6）脊柱骨结核。

（7）脊柱骨髓炎。

（8）脊柱骨肿瘤。

2. 二维调曲牵引法

同“一维调曲牵引法”。

3. 三维调曲牵引法

（1）同“一维调曲牵引法”。

（2）严重下肢骨性关节病患者。

（3）严重静脉曲张患者。

4. 四维调曲牵引法

同“三维调曲牵引法”。

（五）注意事项

1. 一维调曲牵引法

（1）牵引时应密切关注患者病情，若有疼痛、麻木加重者，及时撤除牵引。

（2）牵引时间和重量均应从最小值逐渐增加，儿童患者据体重酌减，最大牵引力不能超过体重的二分之一。

（3）牵引后需卧床休息应与牵引时间相同。

（4）老年患者可选用腋下牵引带。

2. 二维调曲牵引法

同“一维调曲牵引法”。患肢有严重骨性关节炎病者慎用。

3. 三维调曲牵引法

（1）束于下肢的带子不能固定在髌骨上，松紧要适度，不能太紧，以免影响血液循环。

（2）悬吊牵引的高度需逐步增加，并随时观察患者病情变化。

（3）悬吊牵引力的支点在腰骶枢纽关节处。

（4）牵引时间应逐渐增加，以患者能耐受为度。

（5）牵引时应密切观察患者足背动脉搏动情况。

（6）撤除牵引时要匀速、缓慢。

4. 四维调曲牵引法

（1）束于下肢的带子不能固定在髌骨上，松紧要适度，不能太紧，以免影响血液循环。

（2）双下肢悬吊的高度需逐步增加，并随时观察患者病情变化。

（3）牵引时间应逐渐增加，以患者能耐受为度。

（4）牵引时密切观察患者足背动脉的搏动情况。

（5）撤除牵引时要匀速、缓慢，解开下肢牵引带后应缓慢地将托板放下。

（六）临床应用举例

1. 腰椎滑脱症

（1）整脊学分型法

①关节不稳型：多见于椎弓峡部退化期，或一侧不全断裂或断裂期，又称“假性滑脱”。X线照片正位可有椎体轻度旋转，侧位椎曲增大；椎体呈阶梯状改变，过伸位X线片有滑移，斜位可见椎弓峡部带“银项圈”，或有一侧断裂。

②椎体旋移型：即椎体旋转向前移动。这种旋转型移位是由于椎弓峡部退变

或一侧椎弓峡部断裂导致椎体旋转，向前、向后或侧方滑移。

③椎体滑脱型：因双侧椎弓峡部裂或崩解，使椎体向前滑脱。X线正位片可示椎体旋转有侧弯，侧位片可见滑脱超过Ⅰ°以上，双侧斜位片可见椎弓峡部完全断裂或崩解。

④ 椎管狭窄型：因椎体滑脱、骨性椎体突入椎管，导致椎管管腔狭窄，压迫马尾神经，出现椎管狭窄的症状。

（2）辨证调曲法：如属关节不稳定型，可用俯卧位骨盆牵引；如属椎体旋移型和椎体滑脱型，则辨证施行四维牵引调曲复位法。

2. 退行性腰椎管狭窄症

（1）整脊学分型法

①椎间盘型：指多个椎间盘突出、退变，椎间突突入椎管，引起椎管狭窄。

多见于中青年人，其特点为：X线片示椎曲变直；MRI提示多个椎间盘突出，压迫硬膜囊。

②滑脱型：指腰椎椎弓裂致椎体滑脱，多见于中老年人。

③骨质疏松型：因多个椎体骨质疏松，椎体压缩、塌陷、椎曲紊乱，导致椎管狭窄，多见于中老年人。

④混合型：腰椎椎管狭窄同时存在颈椎椎管狭窄，此类型中老年人多见。

（2）辨证调曲法：一疗程为4～6周，如是混合型需6～8周。

①椎间盘型：椎曲变直者，辨证施行二维调曲牵引法和四维调曲牵引法。

②滑脱型：同“腰椎滑脱”。

③骨质疏松型：辨证选用一维调曲牵引法和三维调曲牵引法。

④ 混合型：首先调理腰椎，根据腰椎椎管狭窄症的分型施法。2周后再调理颈椎，颈椎则配合整脊手法以及牵引治疗达到调曲的目的。

3. 腰椎间盘突出症

（1）整脊学分型法

①椎间孔型：指椎间盘突出于后外侧椎间孔部位，压迫到神经根。症见单

下肢放射性疼痛、麻痹，直腿抬高试验阳性，CT 可显示椎间盘突出压迫椎间孔。

②椎管型：指椎间盘突出于后方突入椎管，压迫硬脊膜、马尾神经，也称“中央型”，CT 和 MRI 可显示突出的椎间盘的形态及对硬脊膜的压迫程度。

③退化刺激型：指椎间盘退化，自身的炎症刺激脊神经，引起以腰痛为主，并单下肢放射性麻痹；X 线片示椎曲轻度改变，侧弯不明显；CT、MRI 可显示突出的椎间盘是否有坏死或囊性气泡。

（2）辨证调曲法：青壮年患者可先行一维调曲牵引法，后改用四维调曲牵引法。中老年患者可选用二维调曲牵引法和四维调曲牵引法。

（韦以宗、陈文治、王慧敏、肖镇泓）

三十四、罗氏正骨法治疗锁骨远端骨折/脱位

罗氏伤科起源于清朝中期，距今已有200余年历史，传至20世纪上叶，已到第五代，代表人物就是闻名遐迩的民间正骨大师罗有明女士。罗有明生于河南省夏邑县罗楼村一个正骨世家，在四世单传的祖母陈氏身边长大。罗有明自小十分聪敏，刻苦好学，在她很小的时候，祖母陈氏就手把手教她摸骨，找感觉，听声音，看反应，言传身教。罗老专注、刻苦又善于思考，加之祖母言传身教的医术医道和禀承罗氏乐善好施的行医之德，在家乡远近闻名。

一个以济世救人为己任的百岁老人，一个淡泊名利却名闻天下的正骨名医，一个得到周恩来总理亲口取名的世家传人，世人称其为“双桥老太太”的正骨大师罗有明，其第六代传人以罗金官教授和冯天有教授为代表。经邓铁涛教授引荐，广东省中医院的中西医结合骨伤科中青年专家刘军、许树柴等拜师罗金官教授学习罗氏中医正骨法，成为了罗氏正骨第七代传承人。

罗有明大师以“手法诊断，手法治疗，诊断奇效，治愈奇速”著称，堪称“国宝”，患者称她的手为“圣手”，无论患者伤在何处，伤轻伤重，她用手轻轻触摸，听其伤处细微的声响，观察患者的表情变化，感受受伤部位的寒热程度，再用手指的力度和感觉，综合分析判断，不用看X光片就能诊断是骨断、骨碎、骨歪、脱臼、错缝、筋出槽或软组织挫伤。同时还能诊断出患者是否有骨质增生、钝厚、变硬、萎缩、弹性减小、凹凸生理曲线变异等症状。甚至有些在X线光片上检查不出的伤情，她用手法就能辨别出来。

罗氏正骨手法是一整套对治疗各种骨折、脱位、闭合性软组织损伤、骨关节病、颈椎病、腰椎病等诊治的手法，是传统的中医正骨诊疗法，具有传统中医正骨的特色。特定对症的应用和固定方法是罗氏正骨特有的治疗方法，对骨伤诊治

迅速、方便、有效。

罗氏正骨对各类骨科病证，都有配套的治疗手法，人体肢体部位的方位、方向、骨折点、姿势、角度等决定手法配伍的基础。同时根据患者不同的身体条件和年龄，可采用适宜手法治疗，解除病证。因而有许多快速有效的治疗手法在社会上流传，如很多颈椎病、腰椎病患者可以做到“躺着进来，走着出去”。

在手法治疗过程中，须借患者之力，用患者之实，治之才能得心应手，轻而有力。手法应用必须对症，须注意老弱幼之不同，注意骨折疾病整复时机等。只有手法应用合理，方能达到对证治疗效果。人体骨骼复位后，患者生理功能恢复快、痛苦少，显示出中医正骨的特点。

罗氏正骨手法讲究运用到位、方向对头、体位结合病证、姿势与角度合理利用，同时还须深刻理解骨折部位的分类、骨与局部肌肉力学原理，应用适当的手法治疗，最终达到中医正骨特定手法效能的。手法治疗前须对病例X光片反复阅读，多揣摩，多临证，及时随访，最后总结，才能游刃有余。

罗氏正骨同样讲究望、闻、问、切四诊法。望诊：形态功能、查体征，根据患者不同的年龄、损伤时间、部位、程度都有相应的治疗方法。问诊：要询问患者是否有内脏病、病症的轻重、体质的强弱等，做到心中有数，对症下药并配伍适当的手法给予治疗。因而根据病或证的轻重，罗氏正骨手法都相应有三种层次的手法治疗——轻手法、一般手法、重型手法。一个部位的病证常用三种手法治疗，由人体生理功能部位、骨折的类别和错位程度决定手法治疗，同时确定固定方位和方式。在错位、错缝、全错位等关节病上，同样需要结合四诊纲要，所应用的手法也各不相同。

罗氏正骨手法讲究手法到位，是指某一个部位骨折要按照该部位生理功能、骨折的伤情、方位的姿势、手法部位的方向、牵引力点和手法横力点的应用。人体不同类别的骨折错位决定手法配伍，除注意外伤和软组织损伤治疗外，采用“骨当正、筋当顺”的原则，是骨折前期手法治疗的重要环节，是治疗各种骨折的前提。

罗氏正骨的另一个特点，是对于解剖形态多变处，常使用“软式固定”，如垫片、纸板、长带等。

罗氏正骨手法讲究一个“巧”字。在利用手法的同时，“借患者之力，用患者之实”，使“骨当正，筋当顺”，从而达到复位的效果。特别是对待老弱病残患者，更要着重手法到位。手法灵活而轻巧，要量力而行，不能用强行手法，内含一个“巧”字。手法力度适量一个“轻”字。

针对骨折患者，罗氏正骨强调第一次接骨手法必须到位，复位理想，使患者免于痛苦。重复多次复位不利于骨痂生长，恢复慢。要使骨折脱位手法接骨到位，一是手法应用力点布局合理，手法须结合人体生理功能骨折部位、方位和姿势；二是结合骨折部位，手法采用适当的力点、力度、方向，接骨复位理想。手法到位，用药合理，加上固定适宜合理，骨折患者大都能顺利康复。

（一）物品选择

方巾包裹棉团，直径 4 ～ 5cm，约 2.2 米长；硬纸板、胶布、棉垫、驳骨油纱、绷带、三角巾或者前臂吊带等；肩关节多功能固定带。

（二）操作方法

1. 锁骨远端骨折 指锁骨外侧 1/3 骨折，在整个锁骨骨折中较为少见，以青壮年多见（图 34–1）。其临床特征是肩部外伤后，锁骨远端疼痛、肿胀、畸形，可及骨擦音，甚至锁骨远端上翘，按琴征阳性。锁骨骨折是较常见的骨折，约占全身骨折的 5%左右。

（1）手法复位：患者坐凳上。医者站在患肢的侧方，用手扣摸肩部，查清锁骨远端骨折的断端情况。

医者把脚蹬在凳上，膝部顶住患者的后胸，患者头偏向健侧，可使骨折断端拉开。一手握拿患肢的肘关节往斜后上方推，另一手压于肩胛部，拇指压锁骨远端骨折处，往后、外、下方用力推压。按骨折的断端捏合对位，听到响声后，畸形变平复位。

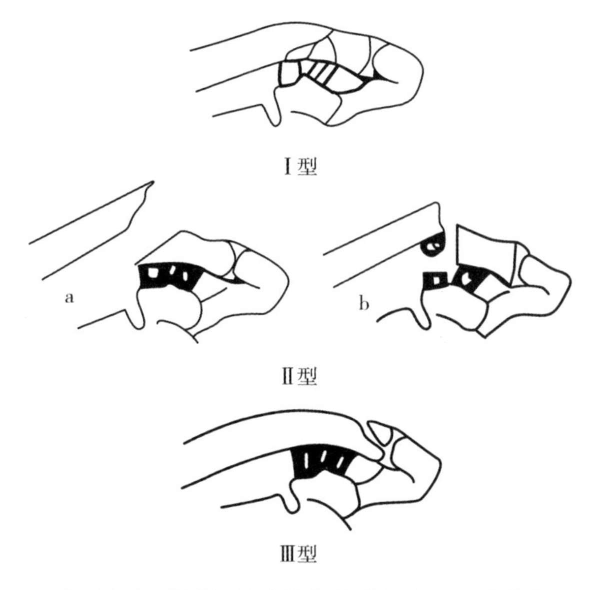

图 34–1 锁骨远端骨折分型（Rockwood 分型）

（2）固定：按锁骨远端骨折的形状要求剪一硬纸板，一般为月牙形，长短与锁骨的长短相当，在断端的两侧内加稳骨垫并用胶布贴好。稳骨垫的外面用胶布将硬纸板用“十”字交叉形按一定方向拉紧贴好，两头贴紧。再用方巾包裹棉团，直径 4 ～ 5cm，约 2.2 米长，按斜“∞”字形绷带固定法固定，结扎。再用后“∞”字绷带保持挺胸姿势，患肢用三角巾悬挂胸前。压骨垫要稳固可靠，以免错位。通过广东省中医院骨科研发，使罗氏正骨的斜 8 字绷带固定法变成临床治疗的专利产品，现也方便临床采用。

（三）适应证

锁骨远端骨折 Rockwood 分Ⅰ型或Ⅱ型。

（四）禁忌证

手术需要进行坚强的内固定者，如有职业要求的运动员、合并有神经血管损伤的 Rockwood Ⅱ型分类病例的成年人、有严重局部软组织损伤不适合做外固定者禁用。

（五）注意事项

初期每 3 ～ 4 天随诊 1 次，以后每周检查 1 次。固定期间，保持患者挺胸。整复后两周内的睡眠要取半仰卧位，不能平卧和侧卧，如果平卧则需要胸背放一小枕头，使胸部后伸。必要时复查 X 片，确认复位情况。固定时间：小儿 2 周，少年 3 周，成人 4 ～ 6 周，视病情解除固定，稍加制动。

（罗金官、刘军、许树柴、刘洪亮）

三十五、孙氏旋转手法治神经根型颈椎病

神经根型颈椎病是颈椎间盘退行性病变，为继发性椎间关节退行性病变累及颈脊神经根而出现的一种临床综合征，临床表现以颈、肩、臂、手等部位的疼痛、麻木为主，是颈椎病中发病率最高的一种类型。随着伏案工作的日益增多，神经根型颈椎病的发病率不断上升，且发病年龄呈现年轻化趋势，严重影响了人们的工作和生活。

孙氏旋转手法是中国中医科学院首席研究员、全国名中医孙树椿教授根据自己多年临床经验，对神经根型颈椎病有独特的诊断和治疗方法，在国内中医界独树一帜。这是通过他“机触于外、巧生于内、手随心转、法从手出”的正骨手法要旨，调整神经根和椎间盘的位置，解除对神经根的压迫，利于静脉回流，消除神经根周围炎，减轻神经、血管等组织的刺激和压迫，从而达到治疗目的的一种治疗手法。该手法操作简便，见效快，成为临床广泛应用的治疗方法。

（一）诊断标准

1. 颈痛伴上肢放射痛。

2. 受压神经根皮肤节段分布区感觉减弱，腱反射异常，肌萎缩，肌力减退。

3. 牵拉试验、压头试验阳性。

4. 颈椎 X 线平片，可显示颈椎曲度改变、椎节不稳及骨刺形成。

5. 颈椎 MRI 检查，可清晰地显示局部的病理解剖状态，包括髓核的突出与脱出、脊神经根受累的部位与程度等。

（二）适应证

1. 发病年龄为 25 ～ 65 岁。

2. 符合神经根型颈椎病诊断及中医辨证标准分期的非急性期患者。

（三）禁忌证

1. 眼源性、耳源性眩晕禁用。

2. 急性期疼痛严重者禁用。

3. 疑有或已确诊的颈椎及椎管内肿瘤者禁用。

4. 有出血倾向的血液病患者禁用。

5. 骨关节结核、骨髓炎及老年性骨质疏松等患者禁用。

6. 诊断不明确的脊柱损伤伴脊髓损伤症状患者禁用。

7. 严重的心、肺、脑疾病患者禁用。

8. 手法部位有严重皮肤损伤或皮肤病患者禁用。

9. 妊娠 3 个月左右的孕妇禁用。

（四）操作方法

1. 操作步骤

（1）检查手法：患者坐位，放松颈肩部肌肉。医者站在患者后方，一手托扶下颌，另一手拇指指腹沿颈后 3 条线，即颈正中线（项韧带）、左右颈旁线（颈正中线旁开 4cm，两侧小关节突位置）自上而下轻轻平按，沿正中线平按检查各个棘突的位置和软组织情况，并向左右 2cm 小范围内按压触诊。然后将拇、中指置于两侧椎板部，将头部稍向两侧转动 80°，后伸 45°，前屈 45°，检查颈椎的活动情况，并两侧对比有无疼痛、上肢麻木、眩晕等症。同时，检查两侧椎板的倾斜度及局部软组织张力是否对称。其次，将拇指在离棘突约 4cm 处向前触诊，触摸一侧的关节突关节是否平坦，关节囊等软组织有无肿胀、肥厚、条索样组织及压痛等病理改变。同样检查另一侧的关节突关节，注意其位置是否在同一条直线上，确定病变位置。

（2）理筋手法：①以拇指揉捻检查出患部，以拇指和患部组织纤维呈垂直方向作揉、按及弹拨治疗，主要包括棘突及周围软组织、两侧后关节囊、后颈部肌肉及肩胛骨内上缘肩胛提肌附着部等部位，病变部位手下感觉有不光滑、小条索状或块状增生性改变，纤维变性的肌肉组织有压痛感；在侧后方关节囊病变部及关节突对位不良的部位常有明显压痛。直至病变组织平复，患部压痛感减轻或消失为止。②用一拇指指腹沿项韧带自上而下揉、按，力量持久、均匀，反复5遍，时间约3分钟。③用双手拇指指腹交替在两侧颈部颈旁肌、胸锁乳突肌自上而下做回旋揉、捻，反复5遍，力量深达肌肉，时间5分钟。④用滚法放松颈部、肩部、上肢肌肉，力量连绵不断，用力由轻到重，再由重到轻，反复5遍，时间3分钟。⑤用拇指与其他四指相对，捏住颈部棘突两侧肌肉进行一松一紧的拿、捏，反复10遍，时间3分钟。⑥沿膀胱经、督脉在颈部的走行方向，用双手拇指指腹进行揉、搓，并按揉肩井、风池、肩髃、天鼎、曲池、合谷等穴位，反复5遍，时间3分钟。

经以上手法治疗，可放松肌肉、松解组织粘连，为下一步旋转手法作准备。

（3）旋转手法：①以右旋为例，用右前臂置于患者颌下，左手托住枕部。②将颈椎置于功能位，在此位置向上牵引，牵引力为6～10kg，时间30秒（可使病变椎间隙充分张开）。③保持牵引力，使患者的头部转向右侧，旋转至极限角度（约80°），达到有固定感，同时迅速准确地做同向旋转。操作成功时，可以听到一声或多声弹响，一般以响声清脆者为疗效佳。④一般先旋健侧，后旋患侧。

2. 治疗时间及疗程 每周3次，2周为1个疗程，共治疗2个疗程。

3. 关键技术环节

（1）孙氏旋转法的操作质量控制：该手法操作者均为经过孙树椿主任医师亲自指导或参加学习培训的医师。

①滚法：用指背掌指关节部分附着于病变部位上，通过腕关节连续的屈伸及前臂的旋转运动，使手背呈滚动状。其压力是由前臂的压力和身体前倾的压力组

成，压力、频率、摆动的幅度要均匀、协调而有节律，压力为 5.5±0.5kg，频率为每分钟 40 ～ 60 次，时间 0.45±0.15 秒，上下滚动的幅度为 120° ±10°，同时肩臂放松，肘关节微屈约 120°。手法作用的部位要紧贴体表，不能拖动、粘动，更不能跳动。

②揉捻法：拇指轻按在穴位或病变部位，以腕部为支点，做轻柔的、小幅度的回旋运动。压力、频率、摆动的幅度要均匀、协调而有节律，压力要轻柔，垂直强度 1.5±0.25kg，频率为每分钟 60 ～ 80 次，时间 0.45±0.15 秒，上下推动的幅度为 20° ±5°。

③捏拿法：以拇指与其他四指捏住病变部位，逐渐用力提起，进行一松一紧的拿捏，拿捏颈项两侧的肌肉以缓解痉挛。此法刺激稍强，垂直压力强度为 8.5±0.5kg，频率为每分钟 20 ～ 30 次，时间 2.5±0.5 秒。

④弹拨法：用指端按于病变部位，适当用力下压后，再做与肌肉纤维或肌腱成垂直方向的来回拨动。操作时拇指着力，其余四指抵住一端，垂直压力强度 4.5±0.25 kg，频率为每分钟 60 ～ 80 次，时间 0.5±0.15 秒，上下弹拨的幅度为 90° ±5°。

（2）孙氏旋转法的操作质量检查：手法操作后，可检查以下内容，以验证是否达到治疗效果。①患椎棘突是否已恢复到正常的位置。②后颈部两侧颈肌的张力在治疗前较高，如复位正确、软组织治疗手法适当，两侧颈肌应恢复到正常或近于正常的张力。③检查时以左手掌托扶患者下颌，固定患者颈部，使颈椎稍呈后伸位。医者右手拇指及中指轻轻按压患椎棘突两侧软组织，包括椎板后方及两侧的肌肉组织，有无肌肉紧张而形成的条索及压痛。④用拇指及中指指腹触诊患椎及其他各椎两侧椎板，其倾斜度是否一致。如复位正确，两侧椎板的倾斜度，亦即手指触及的两侧椎板的深浅度应对称。⑤双侧椎板触诊检查完毕，仍以拇、中指指腹触诊检查患椎及其他颈椎部双侧关节突及关节囊。如复位正确，颈椎两侧关节突关节光滑，局部压痛减轻。⑥最后让患者坐正，嘱其做颈椎前屈、后伸及两侧旋转活动，如治疗手法适当，解除了主要病因，则患者的颈椎功能活动有明显改善，疼痛亦减轻。

（五）注意事项

1. 明确诊断，对病情有充分了解，如病位、损伤程度、病程长短、病情轻重及有无神经血管损伤和骨折等。

2. 对手法的步骤心中有数，对患者的体位、助手的配合、各种手法的应用次序要统筹安排。

3. 应用手法时，用力要轻重适当，避免因过猛、过重而加重原有的损伤。对急性损伤，局部肿胀重者，手法要轻；对慢性劳损者，手法可重一些。在手法应用过程中要注意观察患者的反应。

4. 手法操作要做到熟练灵活，敏捷准确，尽量使患者不受痛苦或少受痛苦。

5. 应用手法时，思想要集中，态度应从容，取得患者的信赖和配合，减轻患者的紧张情绪。

6. 应用手法时，患者的体位要适当，患部肌肉应充分放松。医者也要选择便于操作的合适体位。

7. 应用手法时，要注意局部的解剖结构和关节的正常活动范围，避免手法操作过度而致神经血管或关节结构的损伤。

8. 注意保护皮肤，以免擦伤。

（孙树椿、陈海云、魏力）

三十六、小儿推拿疗法

小儿推拿疗法，是中医推拿疗法中的重要组成部分，又称“小儿按摩疗法”。该疗法通过运用特定的手法，刺激某些穴位或部位，调节、改善其自身机能，进而达到治疗疾病的目的；是一种非药物疗法，无需打针、用药，既可治疗，也可保健。具有操作方法简单，疗效明显，无痛苦，患儿依从性好等特点。

王立新教授是世界中医药学会联合会小儿推拿专业委员会会长，是该领域的知名专家之一。小儿推拿疗法由两大基本要素构成：一是手法，常用的手法有7种，操作时强调“轻快柔和，平稳着实”；二是穴位，常用的穴位有80余个，其中多数穴位为特定穴，是小儿推拿所独有的穴位。

小儿推拿疗法主要应用于儿童，3周岁以内患儿的疗效尤其明显。部分穴位可应用于年龄较大的患者（甚至成人），但在穴位操作的时间或次数上应适当增加。

（一）物品选择、用物准备、器具选择

按摩床、凳子、推拿介质、听诊器、叩诊锤、脉枕、压舌板、手电筒、消毒凝胶、抗菌洗手液、处方纸。

（二）操作方法

1. 基本原则

（1）手法要点：轻快柔和，平稳着实。

“轻”指手法力度轻，“快”指手法频率快，“柔和”指手法均匀柔和，“平

稳”指操作时力度和频率始终如一，“着实”指操作时紧贴穴位表面、轻而不浮。

（2）常用操作顺序：①先上肢，后头面；后躯干，后下肢。②先主穴，后配穴。③先刺激量小的穴位，后刺激量大的穴位。

上肢穴位一般只推左手，无男女之分；其他部位多为双侧穴位，均可推拿。

（3）常用取穴方法

①自然标志取穴：根据躯体固定标志取穴，如五官、毛发、爪甲、骨节凸起或凹陷等；或根据躯体活动标志取穴，如关节、肌肉、皮肤随活动而出现的孔隙、凹陷、皱纹等。

②手指同身寸取穴：以小儿本人手的中指中节长度为 1 寸；或以拇指指关节的横度为 1 寸；或以食、中、无名、小指相并，以掌指第一指间关节横纹（中指）为准线，量取四指宽度为 3 寸，三指宽度为 2 寸，两指宽度为 1.5 寸。

（4）补泻原则：除某些穴位有不同的补泻定义外，多数穴位的补泻应遵循以下原则：①向心为补，离心为泻（除清天河水向心为清外）；②手法力度轻为补，重为泻；③手法频率慢为补，快为泻；④时间长偏于补，时间短偏于泻。

（5）体位要求：患儿根据年龄大小及推拿穴位处方，可以选择仰卧位、俯卧位、坐位等，以患者舒适及方便医师操作为主。年龄较小的婴幼儿，可选择家长抱位进行推拿。

2. 手法种类

小儿推拿的手法最早可追溯到 2000 多年前，发展至今，临床常用手法有以下 7 种。

（1）推法：以拇指或食、中指的螺纹面着力，附着在患儿体表一定的穴位或部位上，做单方向的直线移动，称为“推法”，分直推法和分推法两种。

直推法：用拇指桡侧缘或指面或食、中二指指面贴在穴位上，做由此及彼的单方向直线移动，称“直推法”。每分钟 120 ～ 150 次。

分推法：用双手拇指桡侧缘或指面或食、中二指指面贴在穴位上做由穴位中央向两侧方向的推动，称“分推法”。每分钟 100 ～ 120 次。

动作要领：

①操作时，拇指或食、中二指指间关节自然伸直，不可有意屈曲，主要是靠肘、腕关节或掌指关节的屈伸或内外伸展来带动，肩臂要自然放松。

②清代熊运英说：“凡推动向前者，必期如线之直，勿得斜曲，恐伤动别经而招患也。”因此，推法操作时，应呈线条状单方向运行推动。

③推动时要有节律，用力要均匀、柔和，始终如一。同时注意不要带动皮下组织。

（2）揉法：用拇指或中指指端吸定于穴位上，以腕关节回旋活动，或以腕关节和掌指关节屈伸旋转为主动，带动前臂做顺时针或逆时针方向旋转活动，称“揉法”。分顺揉和逆揉两种。

动作要领：

①揉法操作时，压力要轻柔而均匀，动作要有节律，力达深透。

②吸定处不要离开接触的皮肤，使该处皮下组织随着揉动而滑动，但不要在皮肤上摩擦。频率每分钟 120 ～ 150 次。

（3）运法：以拇指或中指指端在一定穴位上由此及彼地做弧形或环形的顺时针或逆时针方向移动，称“运法”。分逆运和顺运两种。

动作要领：

①运法宜轻不宜重，宜缓不宜急，是用指端在体表做旋转摩擦移动，不带动深层肌肉组织，力与速度均匀。

②频率为每分钟 100 ～ 120 次。

（4）摩法：以食、中、无名指、小指的指面或掌面着力，附着在患儿体表一定的穴位或部位上，做环形而有节律的移动摩擦，称为“摩法”。

指摩法：食指、中指、无名指、小指四指并拢，掌指关节自然伸直，腕部微悬屈，以指面着力，附着于施术部位上，做顺时针或逆时针方向的环形移动摩擦。

掌摩法：指掌自然伸直，腕部微背伸，用掌面着力，附着于施术部位，以前臂连同腕关节及着力部分做顺时针或逆时针方向的环形移动摩擦。

动作要领：

①《石室秘录》："摩法不宜急，不宜缓，不宜轻，不宜重，以中和之义施之。"

②指、掌在体表做环旋抚摩时，注意不要带动皮下组织，即"皮动肉不动"。

③用力柔和自然，速度均匀协调，压力大小适当。

④频率为每分钟 80 ～ 100 次。

（5）捣法：用中指中节做有节奏的叩击穴位，称为"捣法"。

动作要领：

①捣击时，肩肘关节放松，以腕关节活动为主。

②捣击时，穴位应准确，用力要均匀一致。

③频率为每分钟 50 ～ 100 次。

（6）擦法：用手掌或大鱼际或小鱼际在体表一定部位或穴位上来回快速摩擦，称"擦法"。

动作要领：

①擦时不论是上下方向还是左右方向，都应直线往返，不可歪斜，往返距离要拉长。

②着力部位要紧贴皮肤，但不要用蛮力，以免破皮。

③用力要稳，动作均匀、连续。频率每分钟 100 次左右。

（7）捏法：

以双手的拇指与食、中两指或拇指与四指的指面做对称性着力，夹持住患儿的肌肤，相对用力挤压并一紧一松逐渐移动，称为"捏法"。

两指捏脊法：双手食指屈曲，用食指桡侧缘顶住皮肤，拇指前按，二指同时用力提拿皮肤，双手交替捻动向前。

三指捏脊法：用双手拇指桡侧缘顶住皮肤，食、中二指前按，三指用力捏拿皮肤，双手交替捻动向前。

动作要领：

①拇食二指或拇、食、中三指捏拿皮肤的程度多少及用力大小要适当，切不可带有拧转动作，提拿过多则手法不易向前捻动推进，提拿过少则容易滑脱导致手法失败。

②捻动向前时，双手交替使用，不可间断，直线前进不可歪斜。

③捏脊的方向由下向上。

（三）适应证

1. 常用保健 强壮身体、易感儿、早产儿、营养不良、贫血、睡眠等。

2. 呼吸系统疾病 感冒、发烧、咳嗽、哮喘、鼻炎等。

3. 消化系统疾病 呕吐、腹泻、腹胀、腹痛、厌食、便秘、流涎等。

4. 泌尿系统疾病 遗尿、尿频等。

5. 小儿常见杂病 夜啼、口疮、脑瘫、湿疹、肌性斜颈、多动症等。

（四）禁忌证

1. 皮肤问题 皮肤发生烧伤、烫伤、擦伤、裂伤或生有疮疖等，局部不宜按摩。

2. 传染或感染性疾病 急性传染病，如手足口病、猩红热、水痘、肝炎、肺结核等，注意防止传染；急性感染性疾病，如蜂窝织炎、骨结核、骨髓炎、丹毒等，局部不宜用推。

3. 肿瘤或骨折 各种恶性肿瘤、骨折、脱位等局部明显水肿者，局部不宜用推。

4. 出血性疾病 患出血性疾病或正在出血或内有出血的部位，不宜推拿。

5. 其他 极度虚弱的危重病患儿和严重的心、肝、肾疾病，需酌情使用。

（五）注意事项

1. 专注 推拿过程中，应认真操作、态度和蔼、耐心细致、仔细观察。

2. 清洁 操作者应保持两手清洁，指甲修剪圆润，防止操作时伤及小儿；室内空气流通，温度适宜，清静整洁。

3. 保暖 推拿后应避免吹风，以免复感外邪。小儿进食后不宜马上推拿腹部，推后半小时内也不宜进食。如果推拿后小儿出汗较多，应避风，适当补充水分，避免复感外邪。

4. 防护

（1）操作时，尽量使小儿保持安静，在有利于手法操作的前提下，使小儿保持尽可能舒适的体位，常用体位有俯卧位、仰卧位、母抱位、坐位、站立位等。

（2）捏脊适用于会翻身自行俯卧的婴儿。对于尚不能翻身的小儿，应注意操作力度和幅度，同时避免口鼻长时间接触床面或衣被，以免影响小儿呼吸。新生儿（28 天内）一般不捏脊，如需用时，改为轻轻揉脊。

5. 善后

（1）推拿后可见局部皮肤适度充血泛红，片刻后可恢复正常，一般不需处理；如操作时力度过大，导致小儿皮下出血，少量皮下出血时可不予特殊处理，让其自行吸收；瘀血较多者，应适当予以活血疗伤药物处理；推拿导致皮肤破损者，应对局部进行消毒处理，防止感染。

（2）个别推拿手法可导致小儿出汗，只要适度掌握出汗程度则无碍；操作完毕后，应将小儿的汗液擦干，避免寒冷刺激。

（六）临床应用举例

1. 感冒

（1）常见症状：怕冷、发热、鼻塞、流涕、喷嚏，可伴咳嗽、呕吐、腹泻等。

（2）治疗原则：疏风解表。

（3）推拿处方

主穴：开天门 300 次，推坎宫 300 次，推太阳 300 次，揉耳后高骨 300 次，以上四穴简称为“四大手法”；清肺平肝 300 次，擦肺俞至局部潮红发热。

配穴：顺运内八卦 300 次，揉板门 200 次。

（4）注意：风寒者，加揉一窝风、推三关；风热者，加清天河水、擦大椎；伴咳嗽、呕吐时，改为逆运内八卦；痰多咳嗽，加揉掌小横纹、擦膻中；食欲不振或呕吐，加摩腹、揉中脘；如果发热较高，或以前有高热惊厥史者，应根据体温及时就医。

2. 发热

（1）常见症状：发热、头痛、无汗、口干、精神不振、大便不通等。

（2）治疗原则：清热解表，发散外邪。

（3）推拿处方

主穴：逆运内八卦 600 次，清肺平肝 300 次，清天河水 300 ～ 500 次，退六腑 150 ～ 300 次，揉涌泉各 200 次，推背 50 ～ 100 次。

配穴：清胃 300 次，顺揉一窝风 300 次，逆揉小天心 300 次。

（4）注意：持续高热超过 2 ～ 3 天或体温超过 40℃，出现嗜睡、异常烦躁等情况时，应到医院就诊。

3. 消化不良

（1）常见症状：身形偏瘦，体重偏轻，时间长可导致身高、体重不达标，面色偏黄。

（2）治疗原则：健脾和胃，消食化积。

（3）推拿处方

主穴：逆运内八卦 500 次，清胃 150 次，清脾 150 次，补脾 200 次，清大肠 150 次，揉足三里 150 次，捏脊 3 ～ 10 次。

配穴：顺揉外劳宫 150 次，揉板门 300 次。

（4）注意：如小儿近日大便次数多，或有腹泻时先顺运内八卦，再适当加强补脾经；大便不通者，加揉中脘、天枢，拨阳池；虚者加推三关，揉中脘、脾俞。

（王立新、蔡坚雄、吴大嵘、路桃影、尹翎嘉）

三十七、双臂血压脏腑平衡诊断法

体循环动脉血压简称“血压（BP）”。血压是血液在血管内流动时，作用于血管壁的压力，它是推动血液在血管内流动的动力。心室收缩，血液从心室流入动脉，此时血液对动脉的压力最高，称为“收缩压（SBP）”。心室舒张，动脉血管弹性回缩，血液仍慢慢继续向前流动，但血压下降，此时的压力称为“舒张压（DBP）”。收缩压与舒张压的差值，称为“脉搏压”，简称“脉压”。

双臂电子血压计（图 37–1）是一种可以同步测量左、右上臂血压值和脉率值的数字化医疗器械，是用于统计测算双臂血压差和脉率差的平衡诊断工具。

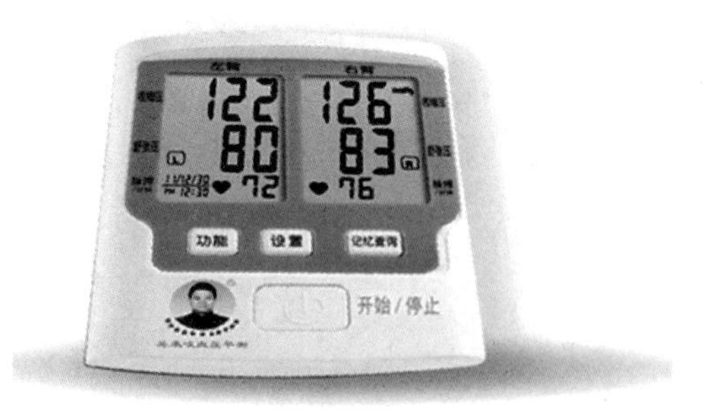

图 37–1　双臂电子血压计

双臂血压脏腑平衡诊断法，包括脏腑平衡诊断和疗效判断两个方面。将血压升高视为脏腑功能失衡的身体警告，本质上是生命复杂系统整体自组织评价技术，代表健康评价研究的国际发展趋势。

（一）技术标准

1. 双臂血压检测

检测工具：标准双臂电子血压计。

检测部位：人体左、右上臂肘关节内侧肱动脉。

检测方法：双侧同时同步测量左、右上臂收缩压值、舒张压值、脉率值，共获得6项数据；自然不间断连续重复测量5次，共获得30项数据。

核心算法：收缩压加权取平均值，舒张压加权取平均值，脉率加权取平均值，并将最高值减最低值所得的差值。

2. 脏腑区域组织

肺区：包括肺、脑、面部、双眼、双耳、鼻子、口腔、咽喉、食道、气管、颈项、胸部、乳房、颈椎、双肩、上背部、两侧上肢区域组织。

肾区：包括双肾、膀胱、生殖系统、肚脐周围以下、两侧下肢区域组织。

脾区：包括脾脏、胰腺、胃部、十二指肠、左侧脘部区域组织。

肝区：包括肝脏、胆囊、胃部、十二指肠、胰腺、右侧脘部区域组织。

心区：包括人体外周血液循环、脏腑血液循环和脑神经指令动态运行区域组织。

3. 血压对应区域组织

左手收缩压对应肺区，包括肺、脑、面部、双眼、双耳、鼻子、口腔、咽喉、食道、气管、颈项、胸部、乳房、颈椎、双肩、上背部、两侧上肢区域组织。

右手收缩压对应肾区，包括双肾、膀胱、生殖系统、肚脐周围以下、两侧下肢区域组织。

左手舒张压对应脾区，包括脾脏、胰腺、胃部、十二指肠、左侧脘部区域组织。

右手舒张压对应肝区，包括肝脏、胆囊、胃部、十二指肠、胰腺、右侧脘部区域组织。

脉率对应心区，包括人体外周血液循环、脏腑血液循环和脑神经指令动态运行区域组织。

4. 平衡基准值

收缩压基准值 =100 mmHg

舒张压基准值 =58 mmHg

脉率基准值 =65 次 / 分

整体熵（Sz）基准值 = 收缩压 / 舒张压 = 1.72

区域熵（Sq）基准值 = 最高值 – 最低值≤ 3

5. 整体熵偏离度（Szp）

算法公式：整体熵偏离度（Szp）= 收缩压加权平均值 ÷ 舒张压加权平均值 –1.72

收缩压是人体的外周循环阻抗指标，舒张压是人体的内循环阻抗指标。整体熵（Sz）偏离基准值 1.72 时，表示内外循环失平衡。偏离程度越大，表示内外循环失平衡越严重。

整体熵偏离度（Szp）小于 1.72（负值）表示舒张压阻抗过高，是以心脏、肝、脾为主的消化系统、淋巴系统、免疫系统、神经系统、生殖系统、出现内循环障碍。

整体熵偏离度（Szp）大于 1.72（正值）时，表示收缩压阻抗过高，是以心、肺、脑、肾为主的运动系统、骨骼系统、经络系统、神经系统、生殖系统出现外周循环障碍。

6. 区域熵偏离度（Sqp）

算法公式：区域熵偏离度（Sqp）= 最高值 – 最低值 –3

注：最高值减最低值的差小于等于 3 为平衡，大于 3 为失平衡，差值越大，偏离程度越高。

心区熵偏离度 = 脉率最高值 – 脉率最低值 –3

脾区熵偏离度 = 左手舒张压最高值 – 左手舒张压最低值 –3

肝区熵偏离度 = 右手舒张压最高值 – 右手舒张压最低值 –3

肺区熵偏离度 = 左手收缩压最高值 – 左手收缩压最低值 –3

肾区熵偏离度 = 右手收缩压最高值 – 右手收缩压最低值 –3

（二）注意事项

1. 请勿于过低（低于 10oC/50oF）、过高（高于 40oC/104oF）或湿度超出 85% 之环境下进行血压测量，极端的环境条件可能导致血压计失准。建议测量场所保持安静，维持 25℃左右室温。

2. 请于测量血压前，先休息 5 ～ 10 分钟。饮食、抽烟或运动后，请休息 30 ～ 45 分钟，再进行血压测量。血压会受到压力、饮食、吸烟、饮酒、用药、运动等因素而不断变化，一天之中，工作时血压值较高，睡眠时血压值最低，建议每日定时测量血压。前后对比性测量，“连续 5 次双臂血压”的测量时间应选择每日相同时间段进行。

3. 测量中请勿交谈或移动、晃动血压计和手臂，手部放松，掌心朝上与心脏齐平；测量中请将双脚平放于地面，手肘置于桌面，切勿交叉叠放双腿。

4. 连续 5 次测量双臂血压时，应自然连续进行，中途不要拆解袖带。每一次测量双臂血压，包括记录时间为 65 ～ 70 秒，其中打气时间≤ 20 秒，随后泄气到停止时间 45 ～ 50 秒，血液流动从泄气开始恢复，随后可进入下一次测量。

5. 连续 5 次测量双臂血压，如果中途出现单侧或双侧的血压、脉率测不到，通常情况是当时被测者的气弱血虚所致，应视为真实有效测量。

6. 过于频繁测量，可能增加血液流动的压力，致使肢体感觉不适，产生微血管受损出血，或测量部位暂时麻痹等症状。一般短时间内会自行恢复正常，若不适感持续不退，可就医寻求协助。

（三）临床应用举例

双臂血压“脏腑平衡诊断”“疗效判断”范例

<table>
<tr><td>病例号</td><td colspan="2">1133</td><td>性别：女</td><td>出生：1996.8.8</td></tr>
<tr><td>初诊时间</td><td colspan="2">2016. 7.21　16：02</td><td colspan="2">脏腑平衡诊断</td></tr>
<tr><td>双臂血压检测：收缩压/舒张压/脉率</td><td>L
100/79/81
106/74/81
112/76/90
105/73/92
106/69/87</td><td>R
98/78/96
109/71/81
109/73/92
117/72/88
106/72/91</td><td colspan="2">整体熵偏离度（Szp）=106.8/73.7–1.72=–0.27
心区（Sqp）=92–81–3=8
脾区（Sqp）=79–69–3=7
肝区（Sqp）=78–71–3=4
肾区（Sqp）=117–98–3=16
肺区（Sqp）=112–100–3=9</td></tr>
<tr><td>血常规单
2016. 06.18</td><td colspan="4">中性粒细胞百分率：33.6%（参考范围：50% ～ 70%）
淋巴细胞百分率：52.7%（参考范围：20% ～ 40%）</td></tr>
<tr><td>西医诊断</td><td colspan="4">甲状腺功能亢进（患者已连续服用甲亢西药 6 个月）</td></tr>
<tr><td>平衡诊断分析处置</td><td colspan="4">舒张压阻抗高，内循环差以肾区、肺区失衡严重
西医血常规检查：中性粒细胞、淋巴细胞显著异常（对应脏腑平衡诊断）
治疗：每天 1 次药物蒸汽机熏蒸（处方编号：121），每次 20 ～ 30 分钟</td></tr>
<tr><td>复诊时间</td><td colspan="2">2016. 11.2　16：12</td><td colspan="2">疗效判断</td></tr>
<tr><td>双臂血压检测：收缩压/舒张压/脉率</td><td>L
113/77/81
109/76/91
109/73/91
109/69/81
115/68/86</td><td>R
106/77/88
107/75/91
105/74/91
108/71/86
108/68/87</td><td colspan="2">整体熵偏离度（Szp）=108.9/72.8–1.72=–0.22
心区（Sqp）=91–81–3=7
脾区（Sqp）=77–68–3=6
肝区（Sqp）=77–68–3=6
肾区（Sqp）=108–105–3=0
肺区（Sqp）=115–109–3=3</td></tr>
<tr><td>血常规单
2016. 10.31</td><td colspan="4">中性粒细胞百分率：57.4%（参考范围：50% ～ 70%）
淋巴细胞百分率：33.7%（参考范围：20% ～ 40%）</td></tr>
<tr><td>疗效判断分析处置</td><td colspan="4">舒张压阻抗下降，内循环改善，肾区、肺区基本恢复平衡。治疗效果显著
西医血常规检查：中性粒细胞、淋巴细胞均恢复正常（对应疗效判断）
治疗：停止用药</td></tr>
</table>

续表

复诊时间	2016. 11.2　16：12	疗效判断
血常规单 2017. 02.14	中性粒细胞百分率：45.7%（参考范围：50% ～ 70%） 淋巴细胞百分率：39.7%（参考范围：20% ～ 40%）	
研究分析	➢ 中性粒细胞和淋巴细胞指数对癌症早期诊断有重要价值 ➢ 结合双臂 5 次同测血压值，尤其是肾区、肺区数值，平衡诊断法可以使我们早期发现癌症；对应西医血常规检查，可以提前获得诊断与治疗的宝贵时间 ➢ 两个月的治疗让她的中性粒细胞和淋巴细胞指数恢复正常，停药 4 个月，中性粒细胞和淋巴细胞指数再次趋向恶化，说明 2 个月的治疗对数值的改变是暂时性的，要完全治愈需要更长的治疗时间	

（吴秉峻、胡丽娜）

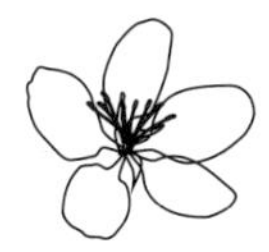

三十八、藏医喋巴（火灸）疗法

藏医喋巴（火灸）疗法是将烙器或艾绒根据病证不同，直接或间接置于穴位上施灸，用来防治疾病的一种方法。该疗法是藏族医务人员在自己实践的基础上，不断吸收中医和外来医学的精华，充实和丰富自己的临床经验，使之日臻完善。《四部医典》有专门介绍火灸法的篇章。

藏医理论中根据不同的病种和火力的大小，操作方法可分煮法、烧法、烤法、拟法 4 种。其中煮法是适用于疖痈、痞瘤；烧法适用于黄水病、心风等；烤法适用于癃病、虫病及大小便闭塞不通；拟法则适用于儿童。按灸位分类：四门穴宜用烤法；下体穴宜用烧法；上体穴宜用煮法；白脉或筋腹部位宜用拟法。灸脊椎各穴，只宜用煮法，烤法或烧法易伤及白脉引起瘫痪或脊椎僵硬。

（一）火灸穴位

火灸穴位有患者自诉穴位（也就是阿是穴）和医生特定穴位，后者是医生根据五脏六腑所选取的特定穴位，《四部医典》中关于艾灸穴的记载有 71 个。

1. 躯干背部

躯干后背从第一椎突（相当于第七颈椎棘突）到二十椎突。每一椎突都是不同疾病的相应治疗部位，每椎突顶和左、右旁开 1 寸，三处都可烙治，其治疗效果相同。

第一椎突： 属“龙”病，可治疯、狂、癫、呕及龙疾所属的寒证。

第二椎突： 属“赤巴”病，治赤巴病引起的一切虚热。

第三椎突： 属“培根”性疾病，治寒、湿证和心肺疾病，聚集于头部的培根性疾病。

第四、五椎突：属肺，治肺的各种寒证。

第六、七椎突：属心（具有思维，与中医学的心相同）。治“培根”“龙”相合而致的寒证和疯、癫、记忆力减退。

第八、九椎：第八椎突属膈，第九椎突属肝，治呃逆、呕吐等肝被“龙”“培根”所侵疾患。

第十椎突：属胆，治胆结石、胆汁阻塞、消化功能减退。

第十一椎突：属脾，治腹胀、腹泄、肠鸣、脾胃功能下降。

第十二椎突：属脾，治食积不消、运化阻滞、食瘤、长期腹泻。

第十三椎突：属卵巢（女）、睾丸（男），治遗精、月经不调、子宫肌瘤、精神不振及“龙”“培根”过盛而致的疾病。

第十四椎突：属肾，治肾寒、肾虚、腰肌劳损、腰酸背痛。

第十五椎突：属五脏六腑总部位，治一切寒证。但左右旁开 1 寸处有肾，禁烙。

第十六椎突：属大肠，治肠瘤、肠寒、泄泻、痢疾。

第十八椎突：属膀胱，治尿频、尿急、尿痛、尿路结石。

第十九椎突：属性腺，治遗精、阳痿、腰肌劳损。

第二十椎突：属气性“龙”，治溏泄、便秘。

2. 躯干前面

胸骨上凹（中医天突穴）：治积、黄水、打嗝不止、咽喉肿痛。

心中（男性、未婚女性两乳头连线与腹正中线交点）：治精神病、颤抖、情绪低落。

剑突下凹（剑突下 1 寸）：治胃瘤、胃火不足、吞酸、胃痛、胃寒。

脐下 1 寸处：治腹胀、腹泻、胀气、满闷。

脐左右 1 寸处：治大肠瘤、肠鸣、下腹痛、泄泻。

脐下 1 寸处：治肠寒、腹痛、痢疾、腹泻。

脐下 2 寸：治尿痛、尿频、遗尿。

前发际向后四横指、后发际向前四横指、头顶发旋窝三处：分别治疯癫、瘫痪、神志不清。

外踝上四横指处：治喑哑无语。

脚大趾关节横纹处：治颈直、肿、疯、哑。

腕横纹上四指处：治神智昏蒙、痰迷心窍。

（二）物品选择

1. 烙铁及着烙垫（图 38–1、图 38–2） 烙灸所采用的烙铁是藏医民间流传至今的一种特殊的医疗器械，可由黄金、白银、铁、铜、青铜等铸造而成，又称“砭针”“熨针”等。由于最常用的材料是铁，故而统称“烙铁”。烙铁分头、体、尾（手柄）三部分。尾部是医者在熨治时的手持部位，长 10 ～ 15cm，此部有独特的装饰，雕有龙、虎、狮子等猛兽头像；体部是全烙铁最长的一段，长 35 ～ 40cm，出自猛兽头像的口腔，此段为柱形，如细棍直径 0.5 ～ 1cm；头部是最短部分，与体部垂直相连，长 1 ～ 3cm，直径与体部相同，顶端是接触患者体表的部位，表面光滑平整。与烙铁相应的器械着烙垫是烙铁的配用器械。头部有梅花图案，花心带孔，体部与尾部跟烙铁相同，是置于患者体表施治部位，使烙铁的头从烙垫的梅花孔穿过，起到稳定烙治部位的作用。

此外，还有其他材质制作而成的烙器：①金烙：用弯头金箸做烙器，烧烙有关穴位，称之“金烙”。用以驱邪、预防瘟疫等，具有保护识觉之功效。②银烙：用银箸做烙器，烙治可干脓水、去腐肌、治疖痈，治疗效果与金烙相似。③铜烙：用黄铜做烙器，可愈伤、治痈、杀虫。④铁烙：用铁做烙器，可防骨刺、破胃部癥瘕。⑤木烙：用柏木、桦木等阳木，柳木、短叶锦鸡木等阴木，沙棘、枸子等子木或文冠木，小檗等三黄水药木于木板上猛烈摩擦直到冒烟时熨在穴位上，根据木质性质对症灸治直候病、痹证、白脉病、血管疾病、皮肤病、黄水病、创伤和炎肿等疾患。⑥角烙：用动物犄角（特别是种羊角等雄性动物角）烧热烙之，效果相当于木烙。⑦石烙：将滑石、松耳石和玛瑙等石类或宝石类涂上油脂，用火烧烫置于穴位，对痨病、疖痈、肿瘤、炭疽、痹证、黄水病和中风等有效。⑧布烙：将布块或羊毛等于火硝水中浸煮，取出后用棺木炭火烤干变硬，卷在沉香木上，干后点燃，以不烫伤皮肤为度，熄火后置于穴位上烙之，对黑痣、鸡眼、脑病和偏头痛等有效。⑨油脂烙：以融化的蜂蜡、酥油、蔗糖、山羊油、鹿油等适量烙于相应穴位，对痔疮、淋巴结炎、阴部瘘管、外窍处生疮等有效。⑩牙烙：将虎豹的犬齿于青油和水的混合液中浸煮后，置于穴位烙之，对陈旧疮伤及疖痈、癥瘕等有效。⑪ 光烙：用电灯灯光等烤灼穴位，对疮口和肿毒等有效。

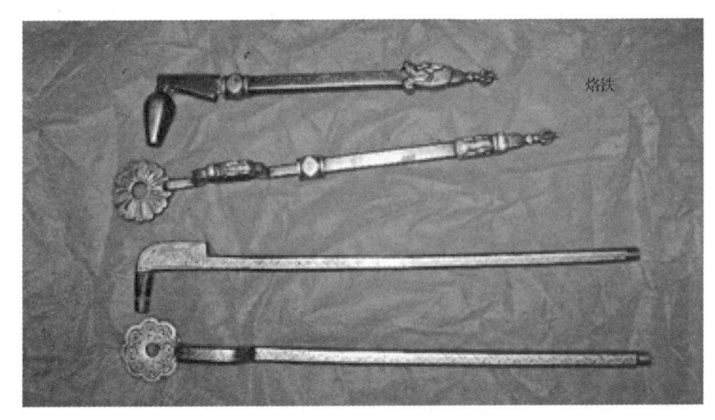

图 38–1　烙铁

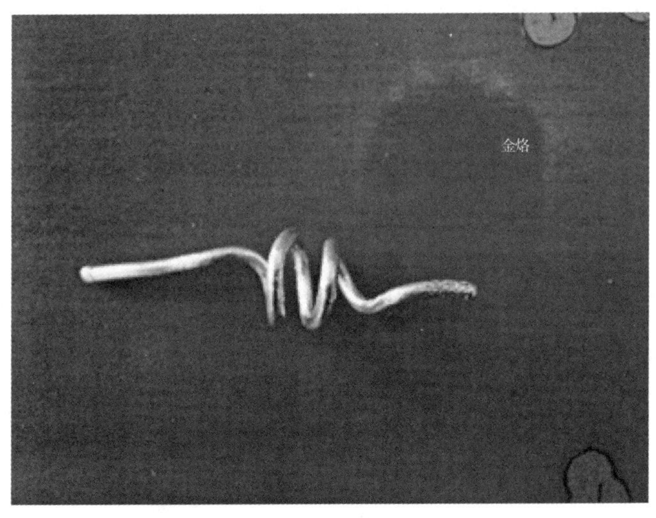

图 38–2　金烙

2. 辅助用品 加热器、测量线、75%酒精或安尔碘，弯盘、无菌棉签，记号笔，安神熏香散等。

（三）操作方法

1. 确定患者病情、年龄、体质的适应证和禁忌证，患者生辰日期作为治疗日期。

2. 根据病证选好穴位后，于局部用酒精常规消毒。

3. 将加热后烙器顶部点于穴位上，同时念“阿弥阿吽”以把握时间。烙灸是根据不同病证选取烙灸器械后，在铜炉中烧木炭加热至烙器变红，温度越高，烙器越红，对患者灼痛感越小。如果温度把握不好，会将金烙烧熔而破坏器械。

4. 在穴位上涂烫伤藏药，患者略做运动，灸感可沿一定方向传导。比如灸后背而前身略感疼痛，灸前身而后背略感疼痛，当天不得进冷食、饮凉茶，以免热力散失。

（四）适应证

主治胃火衰微、浮肿、腹水、黄水病、白脉（神经）病、痛风及关节炎、精神病、健忘、昏厥、习惯性关节半脱位、烦躁、恍惚、抑郁、白昼嗜睡、癫痫、脑萎缩、脑梗死、脑溢血后遗症、面瘫等有明显的防治效果。

（五）禁忌证

孕妇腹部禁烙，婴幼儿禁烙，老弱体虚患者不宜多次烙熨治疗；暴饮、饱餐后胃及六腑体表部位禁烙；颜面五官之上（如眼珠）、生殖器表面禁烙治；藏历每月的十五及三十禁烙。

（六）可能的意外情况及处理方案

如出现烙治部位化脓、局部红肿热痛时，予消毒换药，保持伤口清洁，并予抗感染治疗。

（七）临床应用举例

李某，女，23 岁，因“反复头痛半年，加重 1 周”就诊。

病史：患者于半年前因工作劳累出现头痛，时断时续，胀痛明显，以头顶为甚。近一周工作劳累，头痛加重伴少许头晕，神疲肢倦，纳呆，眠欠佳，二便调，舌质淡，苔薄白，脉沉细。

中医诊断：内伤头痛（气血两虚证）。

西医诊断：头痛。

治疗原则：益气补血。

主穴：百会。

治法：小金烙百会，一年 1 ～ 2 次。

按语：患者本次发病是因劳倦太过伤脾，脾气虚弱，运化失调，气血生化乏源，不能上奉于脑，脑络失于滋养而出现头痛。治疗以补益气血，升阳止痛为原则。藏医传统医学认为，百会是肌肉、骨、脑三者之脉络所在，灸治头晕头痛、昏厥倒仆、神志不清、健忘等。中医认为百会穴位居颠顶部，髓海为各经脉气会聚之处，穴性属阳，阳中寓阴，故能通达阴阳脉络，连贯周身经穴，对于调节机体的阴阳平衡起着重要的作用。

（次旦朗杰、钱鑫）

三十九、壮医棍针与藤炭灸技术

壮医棍针与藤炭灸技术，是中医钱卫东将壮医前辈所传的棍针和藤炭灸改良结合而成，它是以棍针在人体的病痛周围施行推拨病筋，后以藤炭施灸的操作手法，能促使筋络疏通，缓解肌肉神经痉挛状态，达到以痛为腧、以外治内、通则不痛的治疗效果。壮医就在针灸推拿的基础上，就地取材，利用水牛角制成壮医棍针工具，在病痛部位进行推、拨、按。壮医棍针与藤炭灸疗法是通过长期实践和摸索对传统针灸推拿疗法进行继承和创新而成的方法。

（一）工具选择

1. 棍针　可选用边缘圆钝的水牛角或在烧瓷中添加大量的含电离子的磁性物质和火山矿物泥黏土烧制而成陶瓷棍针（图 39–1）。

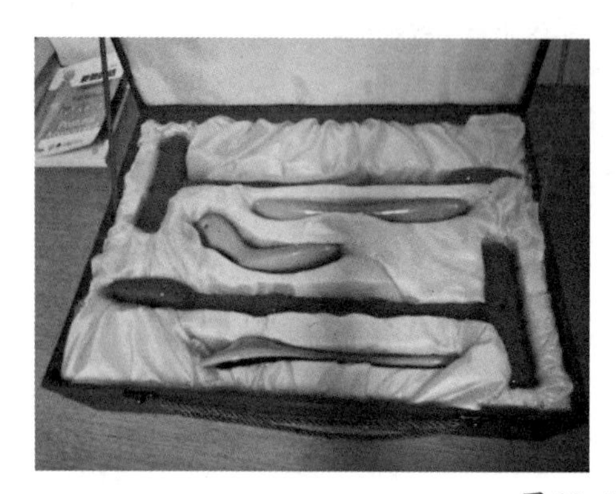

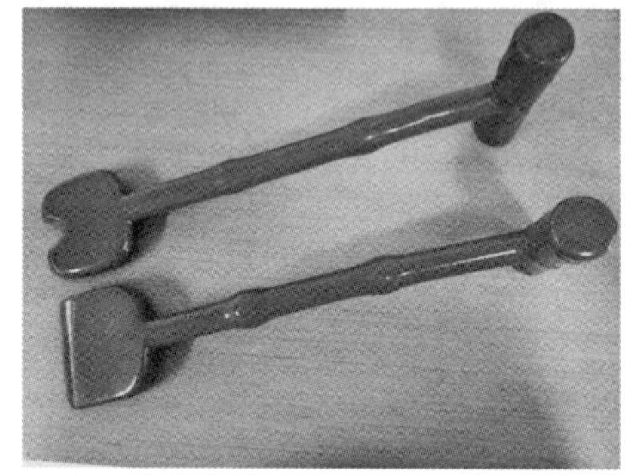

图 39–1　棍针

2. 藤炭灸　选用壮族和瑶族的常用药藤类药物制成藤炭粉（图 39–2）及盛粉工具笊篱（图 39–3）。

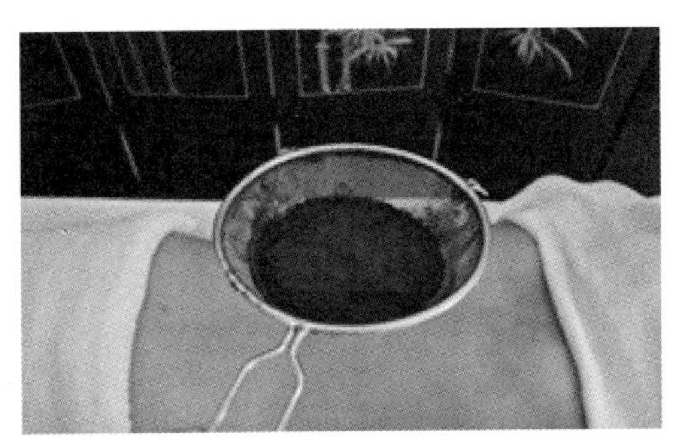

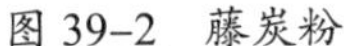
图 39-2　藤炭粉

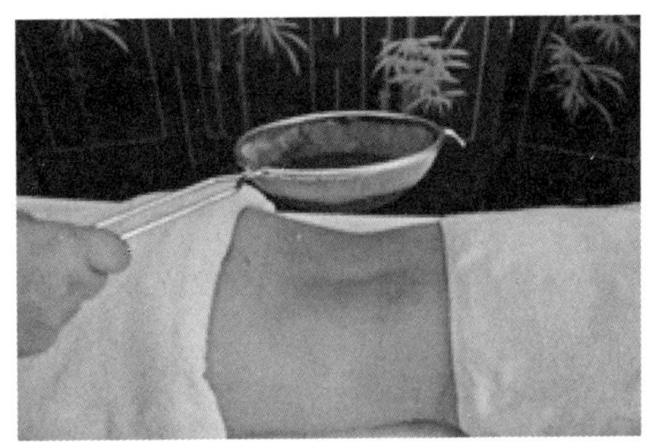

图 39-3　笊篱

（二）操作方法

1. 施术部位的选择　首先可根据患者症状找准病筋部位，辨别疾病所属经络、肌肉走向；其次通过推拨的手法在病筋周围进行拨筋，确定病筋种类，分为筋扭、筋粗、筋断、筋缩、筋强、筋弛，同时找到阿是穴。

2. 体位选择和抹油　根据病筋位置选取不同体位，如仰卧位、侧卧位、俯卧位、仰靠坐位、侧伏坐位、俯伏坐位等；体位确定后，以甘油、红花油等润滑剂涂抹局部皮肤。

3. 操作方法

（1）棍针：包括推拨法、挑拨法、点按法、顶推法、压揉法。

①推拨法：由轻到重，用棍针在肌肉表面顺肌肉方向缓慢向前推拨，一般推拨 2 ～ 3 遍，常用大推铲作用于肩部、腰背部、腿部等肌群。

②挑拨法：用棍针在病筋的部位来回挑拨，边挑拨，边移动位置，直至把所有的病筋都拨到，常用大叉铲作用于病筋处及脊柱。

③点按法：像臀部的病筋往往很深，很难根根地去找，只能以棍针代手指进行点按，可起省力的作用，常用棍针大脚丫及传统棍针作用于身体各部位病筋及肌肉丰厚处。

④顶推法：用棍针钝圆端沿骨缝处向前向上顶推，常用棍针大脚丫作用于项平面、枕后隆突下、膝关节等处。

⑤压揉法：用棍针平面或有棱角处压住皮肤平面顺时针压揉，常用小叉铲作用于疼痛不耐受者或筋包处。

上述五种手法在治病时往往交替进行，一次次地深入。

（2）藤炭灸：棍针疗法后，在拨筋处施以藤炭灸法。先将藤炭粉装入笊篱中，然后用火在笊篱下将藤炭阴燃（没有火焰的缓慢燃烧），对准拨筋处皮肤，距离 10cm 左右，上下缓慢摇动。根据患者感受，适当调整高度，以患者感受舒适为宜，每次施灸 5 ～ 10 分钟。

（三）适应证

棍针技术适应证广泛，涉及急证、痛证、心脑病证、肝胆脾胃病证、肾膀胱病证等，根据人体解剖部位，分为以下四个部分。

1. 头部 高血压、血压偏低、头晕、偏头痛、颈椎病、颅神经疾病等。

2. 腰背部 坐骨神经痛、骨质增生、多年的体态变形、腰背痛。

3. 四肢部 偏瘫、肘膝关节炎、酸麻肌无力、肩周炎。

4. 胸腹部 胸膈痛、腹肌痛、胃下垂、慢性胃炎、尿频。

（四）禁忌证

1. 患者在过于饥饿、疲劳、精神过度紧张时，不宜立即进行壮医棍针与藤炭灸治疗。

2. 严重心血管疾病、肝肾功能不全、出血倾向疾病、感染性疾病、极度虚弱、皮肤疖肿包块、皮肤过敏者禁用。

3. 皮肤肿胀破溃者禁用。

4. 患者不配合，如醉酒、精神分裂症、抽搐等禁用。

5. 孕妇的腹部、腰骶部禁用。

6. 在壮医棍针与藤炭灸治疗过程中，若出现头晕、目眩、心慌、出冷汗、面色苍白、恶心欲吐，甚至神昏仆倒等现象，应立即停止治疗，取平卧位并立刻通知医者，配合处理。

7. 骨折、骨结核、骨肿瘤者禁用。

（五）注意事项

1. 壮医棍针与藤炭灸疗法重视强刺激，用力稍大是有好处的，但应以患者能耐受为度，藤炭灸以患者舒适热度为宜。

2. 对于每一部位的推拨时间不宜过长，否则会使局部发生水肿，一般 1 ～ 2 分钟即可。

3. 病情较重者，以每日 1 次为宜，也可隔日或 3 天 1 次。第一次推拨后，病筋和表皮会有些肿胀，再推更痛，故可休息 1 天。

4. 冬季注意保暖，可用热水浸泡棍针预热后为患者治疗。

5. 藤炭灸操作时不要高频摇晃，以免炭灰掉落，烫伤皮肤；距离皮肤不要过近，以免引起烫伤，如出现小水疱时，可自行吸收，大水疱则要用消毒液消毒后用注射器抽吸后纱块覆盖。

6. 治疗后注意保暖，避免吹风受凉，4 ～ 6 小时后方可洗澡。

7. 做好消毒隔离，一人一具，用毕消毒。

（六）临床应用举例

1. 高血压

（1）适应证：适合各种类型高血压。血压太高者需服用降压药降压后方可治疗。

（2）操作方法

①用棍针端沿筋垂直的方向，从患者右边的脑门开始向右耳廓→风池→左耳廓→左脑门→前额（仰头做前额的病筋）→右循环一周。推拨时，耳后降压沟一定要重点推拨。

②用棍针对睛明穴上的筋挑拨几次。

③用一手掌按住百会穴处，另一手托住患者的下巴，轻轻将患者的头部左右晃两下，再前后俯仰 3 次，仰头静 2 分钟。

④高血压的患者常伴有两腮肿大，用手按之很痛，要经常用棍针去推两腮的病筋，直到肿消为止，否则将来影响到口腔发音。

⑤藤炭灸对准拨筋部位施灸 5 ～ 10 分钟。

2. 腰背疼痛

（1）适应证：椎间关节炎、尾椎损伤、腰椎弯曲等引起的腰背疼痛，坐骨神经痛、腰痛引起的腿痛。

（2）操作方法

①用棍针从颈椎开始，顺脊柱逐个进行推拨，直到尾椎。若脊柱表面光滑为正常；若脊柱表面分布有许多竖直方向凸出的细筋，而且推拨起来会感到痛，这就是找到了病筋，要好好把病筋推拨开来。

③用棍针从颈椎开始，顺脊柱两侧肌肉向下推拨到腰部。

③用棍针在背阔肌上，特别注意要在每根肋骨上逐个进行推拨。在肋骨表面上若有不光滑的一条条细筋则为病筋，要认真地一个个进行推拨。

④用棍针的从骶骨开始，沿髂骨进行推拨。若发现有肿胀的、发痛的筋则为病筋，要认真推拨。

⑤用棍针在腰眼周围进行推拨。若在腰眼部位能拨到凸起的硬筋，用棍针推拨时有痛点，这就是病筋。要认真进行推拨。

⑥将身体平卧，用棍针在前锯肌、腹外斜肌和臀中肌处进行推拨，遇到细小疼痛的筋则为病筋。

⑦对于腰痛引起的腿痛，进而腿部肌肉萎缩，可用棍针推拨大腿各筋，使腿部肌肉功能恢复。

⑧藤炭灸对准拨筋部位施灸 5 ～ 10 分钟。

3. 颈椎病

（1）适应证：各种颈椎病引起的疼痛。

（2）操作方法

①用棍针从第一颈椎起往下推拨，可推拨至骶骨。在棘突和椎板上常可拨到像条索状的病筋，要仔细推拨开。

②以风池穴、头半棘肌为起点，顺颈椎两侧（俗称“颈椎大筋”）向下推拨至第七颈椎，若筋面上能拨找到一些小的痛筋即病筋，要仔细推拨。

③从耳垂后侧沿肩峰方向进行推拨。

④必要时也要对锁骨周围的筋进行推拨。

⑤藤炭灸对准拨筋部位施灸 5 ～ 10 分钟。

对于经常低头工作者，用棍针经常推拨上述部位，可以预防颈椎病的发生。

（钱卫东、林美珍、吴少霞、杨志敬、李宝、黎玉明、马越）

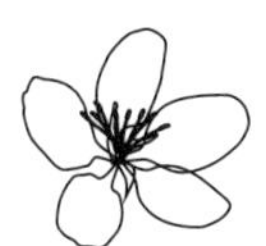

四十、壮医药线点灸疗法

壮医药线点灸疗法是采用广西壮族地区出产的壮药泡制成的药线，点燃后直接灼灸人体体表一定穴位或部位，以治疗和预防疾病的一种治疗方法。该疗法流传于壮族民间，经龙覃氏、龙见浤、龙玉乾、黄瑾明、黄汉儒、黄鼎坚、林辰、滕红丽等历代壮医人挖掘整理、研究提高，可用于临床各科多种疾病的治疗，尤其对属畏寒、发热、肿块、疼痛、痿痹、麻木、瘙痒者效果显著。临床和实验研究表明，壮医药线点灸疗法能通痹、止痛、止痒、祛风、消炎、活血化瘀、消肿散结及通调龙路、火路，提高机体免疫力。该疗法具有简、便、廉、验、捷的特点。壮医药线点灸疗法已入选第三批“国家级非物质文化遗产名录”，获得国家版权局计算机软件著作权，列入国家中医药管理局民族医药适宜技术推广项目。该疗法在国家自然科学基金、国家科技支撑计划课题、国家中医药管理局中医药科技专项及民族医药适宜技术筛选推广项目、广西自然科学基金、广西科技攻关项目等资助立项的基础上，开展了基础和临床研究，部分成果已通过有关部门组织的专家鉴定，先后荣获省部级“科技进步奖”“医药卫生适宜技术推广奖”等奖项。

（一）物品器具

1. 备好火源 一般使用酒精灯将药线点燃。

2. 备好药线 Ⅰ号药线适用于皮肤较厚处的穴位；Ⅱ号药线最常用；Ⅲ号药线适用于点灸皮肤较薄处的穴位。

（二）操作方法

1. 合理选穴组方 取准穴位。

2. 选好体位 一般宜用坐位或卧位，使穴位充分显露，力求舒适，避免用强迫体位。

3. 施术方法 分为四步进行。

一是整线，把松散的药线搓紧。

二是持线，用食指和拇指持线的一端，露出线头 1 ～ 2cm。

三是点火，将露出的线端在灯火上点燃，如有火焰必须扑灭，只需线头有炭火星即可。

四是施灸，将有火星线端对准穴位，顺应腕和拇指屈曲动作，拇指指腹稳重而敏捷地将有火星线头直接点按于穴位上，一按火灭即起为一壮，一般一穴点灸一壮即可。灸处可有轻微灼热感。

（三）适应证

胃痛、呃逆、慢性浅表性胃炎、急性胃肠炎、胃与十二指肠溃疡病、胃下垂、呕吐、泄泻、痢疾、便秘、汗病、癃闭、前列腺炎、阳痿、肾炎、结石、感冒、咳嗽、支气管炎、哮喘、眩晕、头痛、面瘫（周围性面神经麻痹）、胸痹、腰痛、痹证、落枕、痿证、发烧、不寐、郁证、甲状腺肿大、疔疮、无名肿毒、老鼠疮、膝结毒（鹤膝风、膝关节结核）、荨麻疹、猪头肥（痄腮、流行性腮腺炎）、乳痈、乳癖、淋巴结炎、腱鞘囊肿、脂肪瘤、甲状腺腺瘤、鸡眼、疣、神经性皮炎、皮肌炎、硬皮病、瘙痒症、银屑病、玫瑰糠疹、天疱疮、脂溢性皮炎、痤疮、白癜风、老年性白斑、毛囊炎、铜钱癣、蝴蝶斑、月经病、痛经、闭经、不孕症、产后风湿、产后大便难、子宫肌瘤、疳积、厌食症、小儿脑性瘫痪、小儿麻痹后遗症、鼻炎等。

（四）禁忌证

1. 妊娠或哺乳期妇女，对本疗法过敏者禁用。

2. 合并心血管、肝、肾和造血系统等严重原发性疾病及精神病患者等禁用。

（五）注意事项

1. 持线对着火端必须露出线头，以略长于拇指端即可，太长不便点火，太短易烧到术者指头。

2. 必须掌握火候，施灸时以线头火星最旺时为点按良机，将有火星线端对准穴位，注意点按力度及时间，避免灼伤皮肤。

3. 施灸手法是决定疗效的重要因素，必须注意严格掌握“以轻应轻，以重对重”的原则。施灸时，以火星接触穴位时间短者为轻，长者为重。因此，快速扣压，珠火接触穴位即灭为轻；缓慢扣压，珠火较长时间接触穴位为重。施灸手法的原则也可概括为“以快应轻，以慢对重”。轻即轻病，重则重症。此外，对药线的运用也要讲究，做到因时、因人、因病而异。天气寒冷，可用一号药线或二号药线施灸；天气炎热，一般使用二号药线施灸；成年人患皮肤病时，可用一号药线或二号药线施灸；小孩皮肤幼嫩，很敏感，可特制比较细的三号药线施灸；手、足掌等部位，可用一号药线或二号药线施灸；面部等处则一般用二号药线施灸。线条搓得紧致为宜，如经浸泡后出现松开现象，施灸时要重新捻紧再用，以免影响珠火的形成。

4. 灸后局部有蚁咬感、灼热感或痒感，不要用手抓破，以免感染。

5. 眼球及孕妇禁灸，实热证慎用。

（滕红丽、马碧如）